Carl-Auer

Meinen Eltern
Hanna und Henryk
gewidmet,
in Dankbarkeit für die vielen Jahre
der Unterstützung und Liebe

Krzysztof Klajs

Klienten kennenlernen – Diagnosen dynamisch utilisieren

Aus dem Polnischen von Henrietta Meyer

2020

Themenreihe: »Hypnose und Hypnotherapie«
hrsg. von Bernhard Trenkle
Reihengestaltung: Uwe Göbel
Umschlagfoto: © 4FR/iStock
Satz: Drißner-Design u. DTP, Meßstetten
Printed in Germany
Druck und Bindung: CPI books GmbH, Leck

MIX
Papier aus verantwortungsvollen Quellen
FSC® C083411
www.fsc.org

CPI klimaneutral
Mehr Bäume.Weniger CO_2

Erste Auflage, 2020
ISBN 978-3-8497-0330-1 (Printausgabe)
ISBN 978-3-8497-8209-2 (ePUB)

Die Originalausgabe erschien unter dem Titel »Poznawanie pacjenta w psychoterapii ericksonowskiej« im Verlag Zysk i S-ka, Poznan
© Krzysztof Klajs, 2017

Aus dem Polnischen übersetzt von Henrietta Meyer

Bibliografische Information der Deutschen Nationalbibliothek:
Die Deutsche Nationalbibliothek verzeichnet diese Publikation in der Deutschen Nationalbibliografie; detaillierte bibliografische Daten sind im Internet über http://dnb.d-nb.de abrufbar.

Informationen zu unserem gesamten Programm, unseren Autoren und zum Verlag finden Sie unter: **https://www.carl-auer.de/**
Wenn Sie Interesse an unseren monatlichen Nachrichten haben, können Sie dort auch den Newsletter abonnieren.

Carl-Auer Verlag GmbH
Vangerowstraße 14 • 69115 Heidelberg
Tel. +49 6221 6438-0 • Fax +49 6221 6438-22
info@carl-auer.de

Inhalt

Vorwort

In einem Augenblick der Verzweiflung lehnte ich mich an die erstbeste Tür. Ich landete in einem großen Saal. Und blieb länger. An jenem Morgen war ich erfolglos nach den Vorlesungen auf der Suche gewesen, die ich vorher sorgfältig ausgewählt hatte. Lange Flure, brauner Marmor, Treppen, Glastafeln und reihenweise einander ähnelnde Türen.

Es war an einem heiteren Maimorgen im Jahr 1987 im tschechischen Prag. Ein Kongress zur Familientherapie: »Wege, die verbinden«. Es klang einladend, genauso wie auch die außergewöhnliche Möglichkeit, die weite Welt kennenzulernen, die sich, woran ich fest glaubte, außerhalb der engen Grenzen des damaligen Polens erstreckte. Die Tschechoslowakei schien günstig. Dort lebte der Autor des einzigen Buches über Psychotherapie[1], das während meiner Studienzeit auf Polnisch erhältlich gewesen war. Und obwohl schon beinahe zehn Jahre vergangen waren, seit ich meine Arbeit als Therapeut begonnen hatte, und ich inzwischen am Lehrstuhl für Psychiatrie lehrte, hatte sich diesbezüglich nicht viel geändert. Fachzeitschriften trafen in der Unibibliothek mit einjähriger Verspätung ein, und im Übrigen handelte es sich hierbei auch nur um wenige, nicht unbedingt bedeutende Titel. Fremdsprachige Publikationen waren im Grunde nicht zugänglich, und polnische Publikationen gab es nicht. In dieser Situation war die Gelegenheit, Therapeuten aus anderen Ländern persönlich zu treffen und sich zumindest anzuhören, was in der Welt geschah, wie die Aussicht, nach einem unendlich langen Wintersmog klare Frühlingsluft zu atmen. Der Kulturpalast – ein Ort für Feierlichkeiten der Partei. Die Altstadt und der Blick auf den Fluss. Der Kongress. Nach dem Vortrag im riesigen Konferenzsaal über ein Dutzend Workshops, Diskussionsrunden und Live-Demonstrationen parallel. Zum ersten Mal hatte ich die Möglichkeit, an solch einem Treffen teilzunehmen, und niemand konnte zu dieser Zeit wissen, ob sich eine derartige Chance je wiederholen würde. So viele interessante Themen, wie sollte man da eine Auswahl treffen? Gar nicht so einfach. Noch schwieriger ist es aber zuweilen, das, was man ausgewählt hat, auch zu finden.

1 *Psychotherapia* von Stanislav Kratochvil.

Ich lehnte mich also an die Tür. Sie öffnete sich, und ich landete im Saal. Bernhard Trenkle und Gunther Schmidt sprachen gerade über die ericksonsche Therapie. Ich blieb bis zum Schluss, und in gewisser Weise verweile ich weiterhin in diesem Vortrag, auch wenn ich heute selbst ähnliche Vorträge halte. Auch später hatte ich oft das Glück, vielen guten, wunderbaren und hilfsbereiten Menschen zu begegnen. Ohne diese Menschen wäre nicht nur dieses Buch nicht entstanden, es wäre auch nicht zur Gründung des polnischen Milton H. Erickson Instituts gekommen. Auch würde es nicht solch eine große Anzahl an Therapeuten geben, die aus dem Erbe Milton H. Ericksons Inspiration für ihre therapeutische Arbeit schöpfen. Wenn wir die Summe all dessen sind, was wir aus Begegnungen mit wichtigen Menschen verinnerlicht, und dessen, was wir daraus gemacht haben, so müsste eine recht große Gruppe von Menschen nicht nur für die glücklichen Umstände jenes Frühlingsmorgens dankbar sein, nicht nur Milton H. Erickson, den sie nie persönlich kennengelernt haben, sondern müsste vor allem auch den vielen wohlwollenden Lehrern gegenüber Dankbarkeit empfinden. All diesen Lehrern, auch wenn ich sie hier nicht alle namentlich erwähne, möchte ich herzlich danken.

Einigen Personen möchte ich jedoch ganz besonderen Dank erweisen. Neben meinem langjährigen Freund Bernhard Trenkle, der mich mit Ausdauer und Geduld auf die Pfade verschiedener Geschichten, Länder und Kulturen führt, verdanke ich auch sehr viel der Freundschaft und Unterstützung von Dr. Jeffrey Zeig – dem Direktor der *Milton H. Erickson Foundation*. Ganz herzlich möchte ich mich auch bei Brent Geary, Betty Alice Erickson, Wolf Buenting und Jerry Koganow bedanken.

Ohne die Kreativität der Gruppe von Therapeuten am polnischen Milton H. Erickson Institut, ohne den Mut und die Offenheit meiner Schüler und Supervisanden, ihre zuweilen schwierigen klinischen Erfahrungen zu teilen, und vor allem ohne den heiteren Optimismus und die positive Einstellung von Katarzyna Szymańska, die gemeinsam mit mir das polnische Milton H. Erickson Institut leitet, hätte dieses Buch niemals entstehen können.

Ebenso möchte ich mich bei Frau Dr. Anna Pohorecka und bei Frau Dr. Celina Brykczyńska für die hilfreichen und wohlwollenden Hinweise während meiner Arbeit an diesem Buch bedanken.

An jenem Frühlingsmorgen öffneten sich Türen für viele zukünftige Begegnungen, für Gespräche, Schulungen, Kongresse und

Workshops, die schrittweise auch dadurch möglich wurden, dass sich Europa und die Welt auf freundschaftliche Weise auch für diejenigen öffnete, die schlechte Ausbildungsbedingungen hatten, die in den Bibliotheken keine Bücher finden konnten, die sie interessiert hätten, die nicht einmal deren Titel kannten oder etwas über die Autoren wussten, und denen nur die Hoffnung blieb, dass solche Bücher überhaupt existierten.

An jenem Tag machte ich auch die bewegende Erfahrung, dass man einer vom Unbewussten getroffenen Entscheidung vertrauen und sich von ihr leiten lassen kann. Dass eine solche Entscheidung Früchte trägt, an denen man sich später wird erfreuen können.

Die Überlegungen, die ich in dieser Arbeit anführe, sind der Versuch einer Synthese meiner langjährigen Arbeit als Therapeut, Supervisor und Lehrtherapeut.

Der erste Teil beinhaltet allgemeine Reflexionen zum Thema Diagnoseprozess.

Im zweiten Teil geht es darum, die fünf Bereiche der ericksonschen Diagnostik zu verstehen und zu beschreiben: Diagnosekategorien, Trancephänomene, Systemreflexion, Ressourcen und Motivation.

Ich konzentriere mich in diesem Buch auf die Darstellung von Methoden zum Kennenlernen und Verstehen des Klienten und möchte zeigen, wie der Therapeut seine eigene Arbeit wahrnimmt. Beschäftigt man sich mit den zahlreichen Beispielen der Therapie, wie sie Milton Erickson und seine Nachfolger durchführten, könnte man den Eindruck gewinnen, alles sei im Prinzip nur eine Frage der Intuition oder etwa eines schwer zu erfassenden unbewussten Denkprozesses beim Therapeuten. Vom Standpunkt des Therapeuten aus steht hinter dem konkreten Handeln jedoch immer eine fundierte Reflexion bezüglich der Diagnostik. Diese Publikation zeigt die Denkweise des Therapeuten auf, blickt darauf, wo seine Schwerpunkte liegen und welche Bedeutung er dem zuschreibt, was er sieht, hört und fühlt. Beispiele aus der therapeutischen Praxis veranschaulichen das.

Erickson hinterließ viele gut dokumentierte Mitschriften zu den Therapiesitzungen, die er durchführte. Allerdings hinterließ er kein grundlegendes Werk, kein Lehrbuch, keine Zusammenstellung, in der er seine eigene Arbeit zusammenfasste. Einige empfinden das als einschränkende Schwierigkeit, andere wiederum als Anreiz, dieses Thema weiterzuentwickeln und Grenzen zu überschreiten, die immer dann entstehen, wenn Dogmen, feste Glaubenssätze und grundlegende Prinzipien aufgestellt werden.

Den Klienten kennenzulernen ist eine faszinierende Reise mit dem Ziel, therapeutische Veränderungen herbeizuführen und einen Weg einzuschlagen, der zu Gesundheit, Wachstum und Entwicklung führt. Ich hoffe, dass dieses Buch dabei helfen kann, zum Ziel zu gelangen und wünsche eine angenehme und interessante Reise.

Krzysztof Klajs
Łódź, im März 2017

1 Die Diagnose

»Er erhielt zahlreiche Diagnosen. Es hat ihm nichts geholfen.«
Joe Wright: *Der Solist*

1.1 Was ist eine Diagnose?

Der Begriff Diagnose unterliegt einer ständigen Reflexion, sowohl auf theoretischer Ebene als auch in seiner Funktion als nützliches Werkzeug des Therapeuten. Hierbei geht es auch um die Frage, ob es eine Grenze zwischen Gesundheit und Krankheit gibt und ob diese Bereiche deutlich voneinander getrennt sind. Die Ansichten hierzu sind sehr unterschiedlich. Jerzy Aleksandrowicz (2013) etwa meint, dass

> »man mehr oder weniger krank sein kann, diese Kategorie scheint abstufbar zu sein, Gesundheit dagegen wird eher als Zustand definiert und zwar als nicht abstufbarer Zustand«.[2]

Die Behauptung allerdings, dass

> »ein Kontinuum zwischen Gesundheit und Krankheit existiert«,

bezeichnet Aleksandrowicz als Irrtum.

Andere Ansichten betonen dagegen, dass der Übergang zwischen Gesundheit und Krankheit fließend sei, oder, anders ausgedrückt: Jeder ist ein bisschen gesund und ein bisschen krank. Wichtig ist jedoch, an welchem Ende des Kontinuums (Gesundheit oder Krankheit) die Person näher ist, mit der wir arbeiten, in welche Richtung sie sich bewegt, ob sie gesund wird oder ob ihre Gesundheit leidet (Klajs 2011).

Es lohnt, sich mit der Frage zu befassen, was der Begriff Diagnose bedeutet und welchen Zielen er dient. Bogdan de Barbaro (2013) unterscheidet fünf Funktionen der Diagnose. Dementsprechend stellt die Diagnose Folgendes dar:

---

2 Wo deutsche Übersetzungen bereits vorlagen, wurde daraus zitiert. Zitate, die aus englisch- oder polnischsprachigen Quellen entnommen sind, wurden im Zuge der Übersetzung dieses Werkes mitübersetzt.

- Sie ist Ausgangspunkt für ein Gespräch zwischen Therapeuten und hilft ihnen, sich untereinander zu verständigen. Die Diagnose stützt sich auf die Beschreibung der Symptome.
- Sie drückt die Macht desjenigen aus, der sie stellt. Wer eine Diagnose stellt, verfügt über Wissen, womit auch Macht einhergeht (Foucault 1987). Eine qualifizierte Person stellt eine Diagnose bei einer weniger qualifizierten Person. Eine Person, die als gesund gilt, stellt eine Diagnose bei einer erkrankten Person.
- Die Diagnose übernimmt die Funktion eines Vermittlers zwischen dem Klienten und den Institutionen, die für die Vergabe von Sozialleistungen verantwortlich sind, wie z. B. Rentenstellen, die über Berentung oder Arbeitsunfähigkeit entscheiden oder Institutionen, die über besondere Prüfungsbestimmungen oder sonderpädagogische Förderung entscheiden.
- Sie dient der medizinischen Statistik und vereinfacht die Planung im Gesundheitswesen.
- Bei der Funktion der Diagnose spielt auch eine Rolle, dass die Einteilung in gesund und krank festgelegt und in der Kultur verankert ist und sich darüber hinaus in Abhängigkeit von Ort und Zeit verändert.

Es mag überraschen, dass unter den hier angeführten Funktionen nicht auch auftaucht, dass die Diagnose zu einer Verbesserung der Verständigung zwischen Therapeut[3] und Klient führen sollte. Diese Funktion der Diagnose ist wohl eher Wunschdenken als Realität (Dyga i Opoczyńska 2015a).

Die Diagnose ist also sowohl für den Therapeuten als auch für den Klienten von Nutzen. Auch für Institutionen, die zwischen Therapeuten und Klienten vermitteln, ist die Diagnose wichtig. Eine Diagnose zu stellen ist in dem Sinne also wie ein unverzichtbares Ritual. Das Gesundheitssystem beginnt zu handeln, und der Therapeut erhält von der vermittelnden Behörde das Honorar für seine Arbeit. Im Prinzip ist dies eine logische Abfolge: Ohne Diagnose gibt es keine Krankheit, ohne Krankheit keine Behandlung und ohne Behandlung kein Gehalt. Das mag zwar ganz vernünftig erscheinen, es stützt sich jedoch auf

3 Bei der Verwendung des Begriffs Therapeut beziehe ich mich im gesamten Buch auf den Beruf des Therapeuten, unabhängig vom Geschlecht der Person, die diesen Beruf ausübt. Ebenso verwende ich hier den Begriff Klient bzw. Patient für Hilfesuchende unabhängig ihres Geschlechts.

die zweifelhafte Annahme, dass so etwas wie Verhaltensstörungen oder leichte depressive Episoden tatsächlich auch existieren. Dabei sind das nur theoretische Begriffe, in Wirklichkeit gibt es nichts dergleichen, zumindest nicht in dem Sinne, in dem man beispielsweise präzise einen Bruch des Oberschenkelknochens oder Darmkrebs diagnostizieren kann. Die Diagnose dient also dazu, den Klienten für administrative und statistische Zwecke zu klassifizieren.

Eine andere Frage ist die, ob die Beschreibung des Klienten und die diagnostischen Betrachtungen ein Erkennen der Wahrheit oder zumindest eine Annäherung daran ermöglichen sollten – der Wahrheit in Bezug auf Mechanismen und Ursachen der Störung. Dienen diagnostische Untersuchungen auch dazu, Lösungen und anwendbare Möglichkeiten zu finden, die im Therapieprozess hilfreich sein können? Wie Adamowicz (2014) betont, sollte die »natürliche Sensibilität des Begriffs Wahrheit« diesen Begriff nicht aus der Psychotherapie verbannen, sondern zu einer sorgfältigen und umsichtigen Unterscheidung zwischen der Sprache und der mithilfe der Sprache beschriebenen Wirklichkeit führen.

Auch über die Konsequenzen, die ein Erweitern des Bereichs der psychiatrischen Diagnose nach sich zieht, sollte nachgedacht werden. Dieses Phänomen wird seit Jahren beobachtet. Die neuen Ausgaben des Klassifikationssystems für psychische Störungen *(Diagnostic and Statistical Manual of Mental Disorders – DSM)* zählen immer mehr Seiten und enthalten immer mehr Krankheitsbilder – ein Ausdruck der Medikalisierung des Lebens, die metaphorisch zuweilen auch als »psychiatrischer Imperialismus« bezeichnet wird. Eine viel diskutierte negative Folge dieses Phänomens ist das Relativieren und Minimieren des Bereichs des Bösen, verursacht dadurch, dass man das Böse in den Kategorien einer Krankheit beschreibt. Eine weitere Folge besteht darin, dass Verhaltensweisen in Kategorien der Pathologie beschrieben werden, die in früheren Zeiten einfach als Charaktereigenschaften einer Person galten. Was heute beispielsweise soziale Angst genannt wird, war früher einfach Schüchternheit.

Krankheitsbilder in der Psychiatrie sind nichts anderes als theoretische Konstrukte, die willkürlich von einer ausgewählten Gruppe von Spezialisten angenommen und in Kategorien und Unterkategorien eingeteilt wurden. Die Einteilung ist festgelegt, und die Klassifizierungen ändern sich alle paar Jahre. Neue Krankheitsbilder tauchen auf, andere wiederum werden von der Liste gestrichen. Bei dieser festgelegten und in bestimmten Zeitabständen korrigierten Liste von Krankheitsbildern handelt es sich wohl eher um eine in einem bestimmten Kreis von Fachleuten getroffene Vereinbarung, um eine Übereinkunft, die definiert, wie gewisse Erscheinungen in den folgenden Jahren beschrieben und benannt werden sollen.

Allerdings droht es, gefährlich zu werden, wenn willkürlich definierte Begriffe als Wirklichkeit angenommen werden. Im Kontext der im ericksonschen Ansatz verwendeten Termini wäre dies eine Halluzination – die Idee wird mit der Wirklichkeit verwechselt. Für die Klienten aber entstehen hierdurch reale Einschränkungen oder reale Vorteile. Sie sind Folge von Entscheidungen der Verwaltungsorgane oder Krankenkassen, die genau auf diesen nosologischen Klassifizierungen basieren. Werden beispielsweise bestimmte Verhaltensweisen eines Kindes als Schulphobie diagnostiziert, kann das zur Folge haben, dass sonderpädagogische Förderung, Hausunterricht oder eine medikamentöse Therapie empfohlen wird. Die gleichen Verhaltensweisen des Kindes aber, dargestellt als Reaktion auf Ängste bei der Mutter sowie deren individueller Dynamik, die in einem bestimmten Moment im Familienlebenszyklus verstärkt auftritt, führen zu Überlegungen bezüglich einer Einzeltherapie der Mutter oder einer Familientherapie.

Jay Haley (Yapko 2007) beschreibt einen weiteren demotivierenden Aspekt der psychiatrischen Diagnose. Manche Diagnosen lassen annehmen, dass eine Heilung des Klienten schwierig oder gar unmöglich sei. Diagnosen wie etwa Borderline-Persönlichkeit, Schizophrenie oder Autismusspektrumsstörung führen dazu, dass viele Therapeuten mehr die Krankheit sehen (die in diesem Fall nicht Wirklichkeit, sondern nur ein theoretisches Konstrukt – eine Zusammenstellung von Ideen ist) als die reale Person. Normalerweise ist es möglich, einem Menschen dabei zu helfen, zumindest einige Verhaltensweisen zu ändern, besonders, wenn systembedingte zwischenmenschliche Beziehungen berücksichtigt werden. Jemanden dagegen von einer Krankheit zu heilen, die als nicht therapierbar gilt, ist bedeutend schwieriger. Solch eine Diagnose erschwert das Wahrnehmen der Person und erzeugt beim Therapeuten oft ein Gefühl von Machtlosigkeit.

Verhaltensweisen in Kategorien einzuordnen, die als Symptome bezeichnet werden und diese dann höheren Kategorien zuzuordnen, die man psychische Störungen nennt, führt zuweilen dazu, dass sich der Therapeut und oft auch der Klient erst einmal beruhigt fühlt. Der Klient ist überzeugt, dass der Therapeut, der ja schließlich eine

Diagnose gestellt hat, auch entsprechende Behandlungsmethoden anwenden wird. Hierdurch scheint die Wirklichkeit verständlicher, die Illusion, man könne die Welt durch ihre Strukturierung besser verstehen, erleichtert die Arbeit.

Das Stellen einer Diagnose kann als Prozess gesehen werden, in dem der Therapeut den Klienten kennenlernt. Er macht sich mit der Person, die er untersucht, vertraut. Betrachtet man den Diagnoseprozess als Weg zum Kennenlernen einer Person, so wird klar, dass es nicht nur darum geht, beim Klienten Symptome und Beschwerden zu erkennen. Vielmehr geht es darum, dass eine Basis geschaffen wird, um sowohl den Klienten zu verstehen als auch das, was durch seine Symptome zum Ausdruck kommt.

Der Therapeut trägt aktiv Informationen über den Klienten zusammen und entscheidet dabei, welche er für wichtig erachtet. Dieser Prozess ruft wiederum eine Reaktion bei der untersuchten Person hervor, so wie immer, wenn Interesse an einer anderen Person gezeigt wird. Der Klient, den der Therapeut untersucht, ist kein passives Objekt des Interesses, sondern gestaltet aktiv den Inhalt der Informationen, die er über sich selbst liefert. Einige Informationen gibt er preis und baut sie aus, andere wiederum werden zurückgehalten oder nur begrenzt preisgegeben. Dieser Prozess ist ein komplexer beidseitiger (oder im Fall einer Familiendiagnose ein vielseitiger) Austausch. Mit der Zeit üben beide Seiten zunehmend Einfluss aufeinander aus.

Wichtig ist auch die Frage, was im Endeffekt vom Therapeuten diagnostiziert wird: Gesundheit oder Krankheit. Im ersten Fall konzentriert sich der Therapeut mehr auf die Beschreibung der Ressourcen, der Stärken sowie auf Lösungen, die früher beim Klienten gut funktioniert haben. Im zweiten Fall richtet er seine Aufmerksamkeit vor allem auf den Bereich der Beschwerden, des Unvermögens und der Einschränkungen des Klienten.

1.2 Die Diagnose in der Psychotherapie

Den ersten wichtigen Schritt im Diagnoseprozess bildet die Entscheidung des Therapeuten darüber, ob eine Psychotherapie als Hilfestellung für den Klienten geeignet ist. Alle Überlegungen in diesem Buch beziehen sich auf den Teil des Diagnoseprozesses, in dem über die Strategie der therapeutischen Arbeit entschieden wird. Die Entscheidung, dass eine Psychotherapie durchgeführt werden soll, wurde hier bereits getroffen.[4]

Stellt der Therapeut im Rahmen einer Psychotherapie eine Diagnose, so sollte er sich von anderen Funktionen der Diagnose (z. B. von statistischen oder mit dem Erhalt von Leistungen im sozialen oder medizinischen Bereich zusammenhängenden Funktionen), mit denen der Diagnoseprozess und die Auswirkungen dieses Prozesses verknüpft sind, befreien. Wichtig ist es dagegen, die spezifischen diagnostischen Aspekte, die in der Psychotherapie von Bedeutung sind, zu stärken.

Die Arbeiten von Milton H. Erickson lassen ein pragmatisches Konzept bezüglich der Diagnostik erkennen. Die Probleme des Klienten werden auf eine Weise definiert und beschrieben, die eine praktische Lösung dieser Probleme ermöglicht (Reichport-Haley a. Carlson 2010).

Die Diagnose, mit der wir es für gewöhnlich in der Psychologie und vor allem in der Psychiatrie zu tun haben, unterliegt hinsichtlich des psychotherapeutischen Prozesses drei wesentlichen Einschränkungen:

- Sie konzentriert sich auf Defizite des Klienten (sie beschreibt Krankheit und nicht Gesundheit, Symptome und nicht Ressourcen).
- Sie konzentriert sich übermäßig auf die Vergangenheit.
- Sie bezieht sich auf den Einzelnen und ignoriert das soziale System.

Die Diagnose im traditionellen Sinne konzentriert sich also auf die Psychopathologie. Sie bezieht sich auf die Symptome, deren Genese und Gegebenheiten. Das Wissen um Symptomatik und Defizite ist jedoch nicht ausreichend, um eine Psychotherapie zu beginnen. Der Therapeut benötigt breitere Kenntnisse, die sowohl die Defizite als auch die Chancen und Möglichkeiten des Klienten, sein Entwicklungspotenzial und seine Perspektiven einbeziehen.

Der zweite Punkt benennt die Konzentration der Diagnose auf die Vergangenheit. Ein auf die Vergangenheit bezogenes Narrativ ergibt

4 Die diagnostischen Aspekte anzuführen, die für eine Psychotherapie sprechen, würde den Rahmen dieser Arbeit sprengen und eine eigene Abhandlung erfordern.

nur dann einen Sinn, wenn das Erzählte auch Entwicklungsmöglichkeiten und Potenzial des Einzelnen (und des Systems) aufzeigt. Auf diese Weise wird deutlich, welche Strategien erfolgversprechend sind und welche der Klient besser meiden sollte, da sie sich in der Vergangenheit als nicht wirksam herausgestellt haben.

Erickson meint

> »… in der Therapie geht es vor allem darum, dass die Menschen lernen, adäquat zur Wirklichkeit, in der sie leben, zu funktionieren. Die Rahmenbedingungen der Wirklichkeit werden durch simple Tätigkeiten bestimmt, die sowohl die Gegenwart berücksichtigen, als auch die Zukunft, die erwartet wird. Diese Tätigkeiten beziehen sich auf den Alltag und sind mit dem Leben verbunden, wie zum Beispiel die Nahrungsaufnahme« (Haley 1985, p. 8).

Nutzt der Therapeut einen Teil seiner Arbeit dazu, die Vergangenheit des Klienten zu untersuchen, so richtet sich seine Aufmerksamkeit – und damit auch die Aufmerksamkeit des Klienten – auf Vergangenes. In den seltensten Fällen beginnen Klienten eine Therapie, um zu verstehen, welche Vorfälle und vergangenen Ereignisse ihr Leiden verursacht haben. Solche Anforderungen werden dagegen im Verlauf von Lehrtherapien oft vonseiten des Therapeuten gestellt. Personen, die sich für von einer Krankheit betroffen halten mit einer bestimmten Diagnose zur psychotherapeutischen Behandlung überwiesen werden, erwarten eine Verbesserung ihres Befindens, möchten gesund werden und, nachdem sie die Therapie abgeschlossen haben, ein besseres Leben führen.

Die meisten Ausbildungssysteme und Zertifizierungscurricula verlangen eine Therapie des Therapeuten selbst. Dies gründet in der Annahme, dass das Kennenlernen der eigenen Person, der eigenen Einschränkungen und des eigenen Potenzials eine notwendige Erfahrung und die stetige Selbstreflexion in diesem Beruf unverzichtbar sind. Um diese Aktivitäten von einer Therapie zu unterscheiden, die ein Klient beginnt, werden hierfür Begriffe wie Lehrtherapie oder Selbsterfahrung verwendet. Therapeuten hegen zwar zu Beginn ihres Berufslebens oft eine innere Abneigung gegen diese Anforderungen, geben ihnen aber formal dennoch nach. Sie haben diesbezüglich auch keine Wahl. Eine mögliche Strategie, sich dem Druck dieser von außen auferlegten Anforderungen zu widersetzen, besteht in der Flucht in Vergangenheitsbezüge. Es scheint viel unverfänglicher zu sein, Vergangenes zu analysieren, als sich mit der Gegenwart auseinanderzusetzen. Ein Therapeut mit über dreißigjähriger Berufserfahrung beschrieb nach vielen Jahren seine eigene Therapie so:

> »Einmal pro Woche ging ich zu meiner eigenen Therapie. Dies war langwierig. Es hat sich nichts geändert, wir haben viel analysiert – vor allem die Vergangenheit. Ich war sehr frustriert. Ich hatte den Eindruck, meine Therapeutin ebenso. Einmal sagte sie: ›Eric, ich habe eine gute Nachricht für dich, in drei Monaten gehe ich in Rente. Ich habe nicht die Absicht, auch nur einen Tag länger zu arbeiten. Um dich zu ändern, bräuchte man wahrscheinlich eine Atombombe.‹ Ich ging nach Hause. Die Worte der Therapeutin ließen mir keine Ruhe und zum ersten Mal dachte ich darüber nach, was ich selbst von der Therapie erwartete. In den nächsten drei Monaten machte ich mehr, als in den vorhergehenden sieben Jahren« (Greenleaf 2015).

Das hier beschriebene Beispiel illustriert auch gut, welche Rolle die Motivation im Veränderungsprozess spielt. Dieser Frage widmet sich Kapitel 6.

Martin Seligmann (2009) betont, dass die Vergangenheit in der Psychotherapie auch deshalb überbewertet wird, weil wissenschaftliche Instrumente fehlen, um mögliche zukünftige Ereignisse vorherzubestimmen, während umgekehrt unzählige Untersuchungen dazu existieren, wie Ereignisse aus der Vergangenheit das spätere Funktionieren beeinflussen.

All denen, die mit Kindern, Jugendlichen und Familien zusammenarbeiten, dürften die Schwierigkeiten, die dabei auftreten, wenn man sich auf ein Individuum konzentriert, wohlvertraut sein. Im Entwicklungsprozess lässt sich keine Störung als Norm oder Krankheit an sich beschreiben, alles muss im Kontext der Familie und der Situation betrachtet werden. Manchmal weicht das Verhalten eines Kindes, das laut psychiatrischer Diagnose als krank gilt, im Schulalltag überhaupt nicht vom Verhalten der anderen Kinder ab. Das Kind erzielt gute Leistungen und zeigt keinerlei Auffälligkeiten. Dagegen verhält es sich zu Hause und außerhalb der Schule aggressiv oder autoaggressiv. Ärzte und Lehrer können den Erzählungen der Eltern kaum glauben. Natürlich gibt es auch die umgekehrte Variante: Das Kind verhält sich zu Hause völlig unauffällig, zeigt jedoch im schulischen Umfeld ein von seinen Altersgenossen derart abweichendes Verhalten, dass es bei den Pädagogen Besorgnis und Unruhe hervorruft. Die Eltern dagegen sind erstaunt, was die Lehrer über ihr Kind zu berichten haben. Ohne den situationsbedingten und sozialen Kontext ist dies nur schwer zu verstehen. Jay Haley beschreibt Erfahrungen von Therapeuten, die mit Familien zusammenarbeiten, folgendermaßen:

> »Die Symptome einer einzelnen Person sind adäquat zur aktuellen Familiensituation. Das ist ein überzeugendes Argument dafür, diese Situation zu ändern« (Elkaim 2007, p. 138).

Hier ist eine Diagnose erforderlich, die das gesamte familiäre System einbezieht.

Darüber hinaus stellt sich die Frage, ob die Diagnose bei einer, zwei oder mehreren Personen gestellt werden soll, die zur selben Zeit leiden und derselben Familie angehören. Sobald der Therapeut gezwungen ist, einen breiteren Kontext als nur den einer Einzelperson zu berücksichtigen, stellt sich die Frage, was in den Diagnoserahmen fällt: Die Familie, ein über die Familie hinausgehendes System, oder auch die gegenseitigen Beziehungen zwischen diesen beiden Elementen.

1.3 Diagnose und Suggestion

> *»Möchten Sie den Klienten bereits bei der zweiten Therapiesitzung zu seiner Vergangenheit befragen, dann sollten Sie dafür einen wirklich triftigen Grund haben.«*
> Norma Barretta

Die Beziehung zwischen der Person, die die Diagnose stellt und der Person, bei der die Diagnose gestellt wird, ordnet sich in einen breiteren Kontext hinsichtlich der Beziehung von Beobachter und beobachtetem Objekt ein. Auf der einen Seite dieser Beziehung steht die Forderung, dass der Beobachter dem beobachteten Objekt gegenüber neutral bleiben sollte, dass er nicht modifiziert und keinerlei Einfluss nimmt, sondern ausschließlich registriert.

Auf der anderen Seite dagegen steht die Überzeugung, dass durch den bloßen Fakt der Interaktion Beobachter und beobachtetes Objekt in einer solch starken Beziehung zueinander stehen, dass sie ohne einander gar nicht existieren würden. Die Position eines objektiven Beobachters, der keinen Einfluss auf den beobachteten Raum nimmt, ist somit reine Illusion. Die heisenbergsche Unschärferelation sagt aus, dass man Eigenschaften von Objekten unmöglich definieren kann, solange keine Beobachtung erfolgt. Dieses Prinzip gilt zwar für die Quantenphysik, kann aber auch hier als sinnvolle Metapher dienen. Der Therapeut, der den Klienten kennenlernt und beschreibt, beeinflusst den Klienten und wird gleichzeitig auch selbst von ihm beeinflusst.

Ähnlich ist auch die Musik nicht nur eine präzise Aufzeichnung von Noten, sondern eine subjektiv erlebte innere Erfahrung des Zuhörers. So sind die Erfahrungen zweier Personen, die dasselbe Musikstück gehört haben, in ihrem Wesen nicht miteinander vergleichbar. Ein jeder erlebt die Musik individuell. So verleiht allein der Empfänger – durch den bloßen Akt des Zuhörens – den Tönen einen einzigartigen inneren Klang (Botstein 2014). Ebenso behaupten viele Künstler, die im Bereich der bildender Kunst tätig sind, dass ihre Arbeit lediglich den Rahmen darstellt, den Ausgangspunkt für einen Dialog mit dem Empfänger. Ohne diesen Dialog existiert die Arbeit nicht. Der Betrachter belebt das Bild durch seine ganz individuelle Wahrnehmung, er verleiht dem Werk einen eigenen und einmaligen Ausdruck. Da jeder Betrachter eine andere Sichtweise hat, kann niemals nur von einem Kunstwerk gesprochen werden, vielmehr existieren so viele Werke, wie es Betrachter gibt (Rottenberg 2016).

Der Diagnoseprozess kann auch als Raum zwischen zwei Polen betrachtet werden: Zwischen dem Pol der völligen Neutralität des Therapeuten und dem Pol einer absoluten Abhängigkeit beider Seiten voneinander.

Trägt der Therapeut Informationen zum Klienten zusammen, so ist er weder objektiv noch neutral. Unmöglich ist aber auch, dass der Therapeut am entgegengesetzten Pol verweilt, an dem beide Seiten des Diagnoseprozesses – der Therapeut und der Klient – in einem Maße voneinander abhängig sind, das ein Kennenlernen der jeweils anderen Person ausschließt. Der Klient existiert schließlich unabhängig vom Therapeuten und der Therapeut unabhängig vom Klienten. Sowohl die Beschwerden als auch das gesundheitsförderliche Potenzial der erkrankten Person existieren unabhängig davon, ob sich diese im Diagnose- und Therapieprozess befindet oder nicht.

Begegnen sich unterschiedliche Personen und treten in eine Interaktion miteinander, beeinflussen sie sich gegenseitig. Lernt der Therapeut eine Person mit Beschwerden kennen, sollte er sich dessen bewusst sein, dass beim Diagnoseprozess und durch die Diagnose, die gestellt wurde, immer eine Einflussnahme auf den Klienten stattfindet. Dieser Einfluss zeigt sich auf unterschiedliche Art.

Ein Teil der Informationen, auf deren Grundlage die Diagnose gestellt wird, stammt aus den Antworten des Klienten auf die Fragen, die ihm gestellt wurden. Jede Frage, jede Intervention des Therapeuten steuert die Aufmerksamkeit des Klienten und übt somit Einfluss auf ihn aus. Die Psychotherapie kann als Prozess beschrieben werden, der die Aufmerksamkeit des Klienten in Richtung Gesundheit lenkt. In jeder Frage des Therapeuten ist eine Suggestion enthalten, zumindest die Suggestion, dass das, wonach der Therapeut fragt, wichtig für die Therapie ist. Wenn viele Fragen zur Vergangenheit gestellt werden, wird damit suggeriert, das frühere Geschehnisse eine grundlegende Bedeutung für Gesundheit und Heilung haben. Stellt der Therapeut Fragen zur Familie und zu Beziehungen zu nahestehenden Personen, dann lautet die unterschwellige Suggestion, dass familiäre und systemische Aspekte wichtig sind. Fragen zur Sexualität suggerieren, dass dieser Bereich von Bedeutung ist, Fragen zu Gefühlen unterstreichen die Wichtigkeit von Emotionen und Fragen zum Verständnis die Bedeutung kognitiver Prozesse. Genauso verhält es sich, wenn der Therapeut bestimmte Dinge nicht erfragt, dazu schweigt oder auf ein vom Klienten angesprochenes Thema nicht weiter eingeht. Damit sendet der Therapeut die Botschaft, dass dieses Gebiet nicht so wichtig sei. Spätestens mit der ersten Frage, die er dem Klienten stellt, entfernt sich der Therapeut von seiner Neutralität, vom objektiven Zusammentragen von Daten. Durch den Inhalt der Fragen, die Zeit, die er den einzelnen Themen widmet, durch die Art und Weise der Gesprächsführung sowie durch sich verstärkende oder abflauende Reaktionen, steuert der Therapeut (bewusst oder unbewusst) die Aufmerksamkeit der Person, mit der er sich im Gespräch befindet. Informationen zusammenzutragen ist nur scheinbar eine neutrale Tätigkeit. Indirekt präsentiert der Therapeut hierbei seine Ansichten zum Thema Gesundheit und Krankheit sowie zu seinem eigenen Wertesystem.

Selbst wenn der Therapeut während der ersten Sitzung nur wenige Fragen stellt, so suggeriert er doch indirekt, indem er bei gewissen Erzählsträngen länger oder aufmerksamer zuhört als bei anderen, was hörenswert und somit wichtig ist. Auf diese Weise beeinflusst er während der Therapiesitzung die Aufmerksamkeit des Klienten.

Auch das Zusammentragen von Informationen besitzt therapeutisches Potenzial, da hierbei die Aufmerksamkeit in Richtung des gewünschten Ziels gelenkt werden kann, wodurch das Erreichen dieses Ziels näher rückt.

Als Resultat des Diagnoseprozesses kann es dazu kommen, dass sich das Identitätsgefühl des Klienten verändert. Infolge der medizinischen Diagnose erfährt sich der Klient nicht nur als Person, die etwa an einer hartnäckigen und langwierigen Erkrankung leidet, sondern nimmt sich selbst als Alkoholiker (oder als erwachsenes Kind eines Alkoholikers) wahr, als Bulimikerin oder Epileptiker. Indem sie sich mit der Krankheit identifizieren, beschränken viele Menschen ihre Aktivitäten nicht nur auf eine Weise, die sich mit der Sorge um ihre Gesundheit begründen lässt, sondern ziehen sich aus vielen weiteren Lebensbereichen zurück. Oft geschieht dies ohne medizinische Notwendigkeit, sondern ist Ausdruck einer falschen und eingeschränkten Persönlichkeitsperspektive. Das Thema Persönlichkeitsaspekte der Diagnose ist besonders bei jungen Menschen wichtig, da sie gerade erst damit beginnen, ihr Selbstbild zu entwickeln. Auch in besonderen Entwicklungsmomenten, wenn das bisherige Selbstbild Veränderungen unterliegt, sollten derartige Überlegungen zum Thema berücksichtigt werden. Hier sind beispielsweise Veränderungen als Folge biologischer Prozesse wie Menopause oder Andropause gemeint, oder wichtige Ereignisse im Leben, wie etwa Mutterschaft oder Vaterschaft, Arbeitsplatzverlust, Eintritt ins Rentenalter oder Tod des Lebenspartners.

Die Diagnose, die ein Klient vernimmt, kann eine beruhigende Wirkung haben oder aber, ganz im Gegenteil, seine Besorgnis noch verstärken. Nachdem ihnen ihre Diagnose mitgeteilt wurde, atmen viele Klienten erst einmal erleichtert auf. Sie sind (wenn auch unbewusst) der Meinung, dass, wenn der Therapeut »weiß, was mit mir los ist, er auch weiß, wie man das therapieren kann. Er hat bei mir eine Krankheit festgestellt und gegen jede Krankheit gibt es schließlich Medikamente.« Zahlreiche Klienten hingegen machen sich Sorgen. Sie verleihen der vernommenen Diagnose eine negative Bedeutung, vor allem, wenn das Internet als Quelle aller möglichen Katastrophenszenarien zurate gezogen wird.

Es ließe sich die Aussage wagen, dass die Neutralität des Therapeuten wohl eher eine Illusion ist oder im besten Falle eine unmöglich zu erfüllende und dadurch zweifelhafte Forderung.

Das Zusammentragen von Informationen und das Untersuchen des Klienten verlaufen nicht spurlos, sie beinhalten Suggestionen und führen zu Veränderungen bei der Person, die untersucht wird. Die Aktivitäten des Therapeuten, der Informationen zum Klienten sammelt, greifen also in das untersuchte Gebiet ein und verändern es.

Wichtig ist auch die Frage nach der Parallelität von Diagnose- und Therapieprozess unter den eben behandelten Gesichtspunkten der Suggestion. Manche Therapeuten bemühen sich, den Diagnose- vom Therapieprozess zu trennen. Solch ein Konzept würde bedeuten, dass zuerst die Diagnose gestellt und später eine Hypothese aufgestellt und verifiziert wird. Danach wird ein therapeutischer Handlungsplan bestimmt und im nächsten Schritt mit der Therapie begonnen. Dieses Konzept stützt sich auf die Argumentation, dass es schließlich unmöglich sei, eine Behandlung durchzuführen, wenn nicht bekannt ist, was behandelt werden soll.

Eine solche Denkweise ist Ausdruck eines linearen Zeitverständnisses, obwohl ein lineares Zeitverständnis bei Weitem keine Selbstverständlichkeit ist.

Alltägliche klinische Erfahrungswerte zeigen, dass Diagnose- und Therapieprozess parallel verlaufen und miteinander, auch zeitlich, verbunden sind. Die zeitliche Parallelität dieser beiden Prozesse, der Diagnostik und der Therapie, zeigt sich beispielsweise dann, wenn der Therapeut die Reaktionen des Klienten bereits beobachtet, während er noch mit dem Zusammentragen von Informationen beschäftigt ist. Dies schafft die Möglichkeit schneller Interventionen und verkürzt den Behandlungsprozess.

Das in diesem Buch vorgestellte Diagnosekonzept wurde zum Gebrauch der Psychotherapie erstellt. Ziel ist es, dass der Therapeut mithilfe der diagnostischen Reflexion nützliche Hinweise dazu erhält, wie er vorgehen kann, damit diese seine weitere therapeutische Arbeit lenkt.

1.4 Die Diagnose in der ericksonschen Therapie

Wie Joseph R. Dunn (2006, p. 56) betont, erinnert der Begriff Diagnose sehr stark an die Beschreibung von Psychopathologie, in deren Rahmen eine bestimmte Krankheit diagnostiziert wird. Das Verständnis für den Klienten beschränkt sich meist darauf, dass er eine statistische Nummer für seine Krankheit erhält, und damit hat sich die Sache oft auch schon erledigt. Als Beispiel nennt der Autor den Umgang mit der Diagnose Depression. Infolge einer solchen Diagnose wird dem Klienten oft nur ein Standardmedikament gegen Depressionen verabreicht. Dabei ist eine medikamentöse Intervention nur einer von vielen Wegen, die zu einer Veränderung führen können. Im Falle einer Depression ist es ebenso wesentlich, Bereiche wie etwa Verhaltenssequenzen, Emotionen, Gedanken, innere Vorstellungen, die Einstellung des Klienten, den sozialen Kontext, interpersonale Beziehungen sowie geistige Aspekte zu erkennen, zu beschreiben und damit zu arbeiten.

Berücksichtigt man die hier dargestellten Überlegungen zur Suggestion und auch, dass der Therapeut seine Aufmerksamkeit im ericksonschen Ansatz eher auf die Chancen statt auf die Defizite, auf das Potenzial statt auf die Symptomatik sowie auf die Zukunft statt auf die Vergangenheit richtet, dann scheint es angebrachter, von »Erkennen« statt von »Diagnose« zu sprechen. Vielleicht kann dieses Wort, das sich ja darauf bezieht, dass etwas »erkannt« wird, die Gesamtheit des Prozesses beim Kennenlernen und Beschreiben des Klienten in der Psychotherapie besser wiedergeben. Außerdem umfasst der Begriff ein breiteres Gebiet, ist neutraler und weniger durch pathologische Aspekte der klinischen Diagnose belastet.

Sowohl Milton H. Erickson (Rossi, Erickson-Klein a. Rossi 2008b) als auch Haley (1985) konzentrierten sich auf Symptome oder bestimmte Verhaltensweisen, die im Zuge der Therapie modifiziert werden sollen und vermieden es, den Klienten mithilfe solch abstrakter Begriffe wie »gestörte Struktur« oder »Persönlichkeitsstörung« zu beschreiben. Erickson und Haley konkretisierten und präzisierten den Bereich der angestrebten Veränderungen, wodurch Kurzzeittherapien möglich wurden und die Behandlungskosten reduziert werden konnten (Zeig i Munion 2005).

Die Gedanken, die ich hier zum Thema Diagnose vorstellen möchte, stammen aus den Arbeiten Ericksons und seiner Schüler, die sein Konzept weiterentwickelten und im Umfeld der Erickson-Institute heute in über 130 Ländern der Erde tätig sind. Ich habe Milton H. Erickson persönlich nie kennengelernt. Zu seinen Lebzeiten hätte eine Reise von Polen nach Phoenix an ein Wunder gegrenzt. Jedoch hatte ich das Glück, vor vielen Jahren guten Lehrern und später guten Freunden zu begegnen, die es mir ermöglichten, mich über längere Zeit hinweg eingehend mit dem ericksonschen Ansatz zu beschäftigen. Dieses Buch bezieht sich größtenteils auf die wissenschaftlichen Arbeiten von Norma und Phil Barretta, Brent B. Geary, Eric Greenleaf,

Jay Haley, Betty Alice Erickson, Bernhard Trenkle, Ernest Rossi, Michael Yapko und Jeffrey K. Zeig.

Milton Hyland Erickson (1901–1980) hob immer wieder die Einzigartigkeit eines jeden Individuums hervor:

> »Im Alter von 26 Jahren beendete er sein Medizinstudium und wurde im gleichen Jahr auch Master of Arts in Psychologie. (…) Er selbst bezeichnete sich sowohl als Psychologe als auch als Psychiater« (Short, Erickson a. Erickson-Klein 2005, p. xx).

Mehr als fünfzig Jahre lang arbeitete Erickson mit Klienten. Er formulierte keine eindeutigen diagnostischen Kriterien, sondern hob die Eigenschaften einer Person hervor, die für die therapeutische Behandlung von Bedeutung sind. Er berief sich dabei mehr auf praktische therapeutische Erfahrungen als auf Theorien. Seine Herangehensweise gilt als heuristisch und pragmatisch, konzentrierte er sich doch hauptsächlich darauf, Lösungen zu finden, nicht nach Ursachen eines Leidens zu fahnden.

Erickson war der Meinung, dass

> »eine Therapie, wenn sie durch theoretische Vorgaben eingeschränkt wird, das Individuum und dessen innere Ressourcen nicht respektiert. So versuchte er, eine einzigartige Therapie für jeden Klienten, in Abhängigkeit von dessen konkreter Situation, zu entwickeln« (Zeig i Munion 2005, s. 51).

Er ordnete Klienten niemals in eine willkürlich übernommene Struktur theoretischer Konstrukte ein. Er formulierte keine eindeutigen diagnostischen Kriterien, um Eigenschaften des Klienten die für die Therapie wichtig sind, festzuhalten. Der hier unternommene Versuch, beim Klienten solche Eigenschaften zu bestimmen, zweifelt dieses Prinzip nicht an, sondern bemüht sich vielmehr, Grundlagen dieser Therapie in zugänglicher Weise zu vermitteln. Darüber hinaus soll hiermit auf die Forderung von Jay Haley und Madeleine Richport-Haley eingegangen werden,

> »ein diagnostisches Modell zu entwickeln, das nützliches Werkzeug für den Therapeuten (und nicht für die Verwaltung im Gesundheitssystem) ist, sodass Therapeuten praktische und gut verständliche Anweisungen nutzen können, die zu erfolgreichen Aktivitäten führen« (Haley a. Richport-Haley 2003, p. 6).

Die ericksonsche Therapie ist ein strategisches Konzept, bei dem die angestrebte Therapierichtung alle weiteren Arbeitsschritte vorgibt. Die Diagnose dient dazu, eine Strategie für Veränderungen aufzubauen, und wird eher mit einem bestimmten Ziel als aus einem bestimmten Grund gestellt. Der Therapeut wählt den Bereich aus, in dem er die Diagnose stellt und den Klienten beschreibt. Als Ziel einer solchen Strategie soll nicht etwa eine objektive Wahrheit festgelegt werden, vielmehr sollen mehrere mögliche Bereiche für ein gesundheitsförderliches Zusammenwirken gefunden werden, sodass der Klient, bewusst oder unbewusst, einen dieser Bereiche für die Zusammenarbeit auswählen kann.

Beschrieben werden hauptsächlich die aktuelle Aktivität des Klienten sowie der Bereich etwaiger Veränderungen. Wichtig ist nicht so sehr, welchen Einfluss vergangene Ereignisse auf das aktuelle Funktionieren des Klienten haben, sondern vielmehr, dass ein Verständnis für die aktuellen, individuellen und familiären Bedingungen vorhanden ist. Bestimmt wird sowohl, wie der Klient tatsächlich ist, als auch, wie er sein könnte. Es werden Hypothesen dazu aufgestellt, wie die Person (die Familie) eine gute Zukunft, mehr Lebensfreude und Zufriedenheit für sich schaffen kann, wie Krankheitssymptome abklingen können und wie der Klient wieder gesund wird. Die Vergangenheit des Klienten ist nur dann wichtig, wenn sie Informationen dazu liefert, was berücksichtigt werden muss, damit es nicht zu Rückfällen oder zum Weiterführen dessen kommt, was problematisch war (Rossi, Erickson-Klein a. Rossi 2008b). Außerdem kann auch das Kennenlernen der Vergangenheit des Klienten nützliche Informationen zu seinen Ressourcen liefern.

Im hier vorgestellten Modell umfasst die Diagnose in der ericksonschen Therapie fünf Bereiche:

- Diagnosekategorien
- Trancephänomene
- Systemreflexion
- Ressourcen
- Motivation

Einige dieser Bereiche können mehr und andere weniger ausgebaut werden, das hängt sowohl vom jeweiligen Klienten als auch von den Vorlieben des Therapeuten ab. Auch innerhalb jedes dieser fünf Bereiche ist es notwendig, dass der Therapeut auswählt, was Gegenstand der Beschreibung werden soll. Bei seiner Auswahl richtet er sich danach, was für die Psychotherapie, die durchgeführt werden soll, nützlich ist.

1.5 Zusammenfassung

Die Diagnose erfüllt also viele unterschiedliche Funktionen. Für den Therapeuten ist dabei am wichtigsten, welche anwendbaren Hinweise die Diagnose bezüglich der therapeutischen Arbeit liefert. Vom Klienten wird die Diagnose oft als Suggestion wahrgenommen, weshalb der Therapeut darauf achten sollte, dass die Diagnose Hoffnung beinhaltet und als gesundheitsförderlich, statt als Einschränkung oder Behinderung, empfunden wird. Im ericksonschen Ansatz wird die Diagnose in beschreibender Form angegeben. Das hier vorgestellte Modell umfasst fünf Bereiche: die Diagnosekategorien, die Trancephänomene, die Systemreflexion, die Beschreibung der Ressourcen sowie das Bestimmen der Motivation des Klienten. In diesen Bereichen kann sowohl bei einzelnen Klienten als auch bei einer in Therapie befindlichen Familie eine Diagnose gestellt werden.

2 Ausgewählte Diagnosekategorien

2.1 Einführung

Die von Jeffrey K. Zeig (1991) vorgeschlagenen diagnostischen Kategorien umfassen mehrere Ebenen. Die meisten dieser Kategorien können zwischen zwei entgegengesetzten Polen verortet werden. An einem Ende des Kontinuums befindet sich die maximale und am anderen Ende die minimale Ausprägung einer bestimmten Eigenschaft. Andere Kategorien wiederum sind beschreibend und spiegeln die Folgen wichtiger Lebenserfahrungen des Klienten wider. Die diagnostischen Kategorien nach Zeig beziehen sich auf wesentliche Aspekte des intra- und interpersonellen Funktionierens des Klienten. Sie sind ein Anhaltspunkt, der sowohl dabei hilft, eine Strategie aufzubauen, als auch dabei, verschiedene Interventionen zu formulieren, um eine gute Zusammenarbeit zu erreichen. Zeig schlägt vor, beim Beschreiben des Klienten etwa ein Dutzend Kategorien zu berücksichtigen. Dennoch kann jeder Therapeut seine eigene Liste mit den Bereichen erstellen, die er bei der Arbeit mit einer konkreten Person oder einer Familie für wichtig erachtet. Die Anzahl der Kategorien kann beliebig hoch sein, für gewöhnlich reduziert der Therapeut sie jedoch und wählt zwei oder drei Bereiche aus, in denen er die Diagnostik, und später die therapeutische Arbeit, durchführt. Der Therapeut richtet sich hierbei nach den Besonderheiten der Probleme seines Klienten sowie nach seinen eigenen therapeutischen Erfahrungen. Bei der therapeutischen Arbeit mit einer Adoptivfamilie beispielsweise ist es sehr wichtig, was die Eltern glauben, wie viel Einfluss sie auf die Erziehung ihres Adoptivkindes haben können. Adoptiveltern, die davon überzeugt sind, dass Genetik hierbei eine entscheidende Rolle spielt, werden sich anders verhalten als Eltern, die von der wirksamen Kraft der Liebe zu ihrem Kind überzeugt sind. Für die Arbeit mit Adoptivfamilien könnte man demzufolge eine diagnostische Kategorie verwenden, an deren einem Pol die Überzeugung der Eltern steht, alles sei genetisch vorherbestimmt, am anderen Pol dagegen der pädagogische Optimismus. Auch folgende Bereiche können bei der therapeutischen Arbeit mit einer Adoptivfamilie von Bedeutung sein: nach außen gerichtete Aufmerksamkeit – nach innen gerichtete

Aufmerksamkeit oder Gefühl von Handlungsfähigkeit – Gefühl von Machtlosigkeit.

Verfügt der Therapeut über eine gute Kenntnis der eigenen Person, die er aus Reflexionen zu seinen eigenen diagnostischen Kategorien erhält, so hilft ihm das dabei, eine gute Beziehung zum Klienten aufzubauen und dessen Einzigartigkeit, Individualität und Besonderheit zu respektieren. Im Folgenden möchte ich mich den Diagnosekategorien widmen, die in diesem Konzept häufig angewendet werden:

- die Aufmerksamkeit des Klienten
- das Verarbeiten von Ereignissen
- die Trancelogik
- Kategorien mit Bezug zum sozialen Funktionieren
- die Position in der Herkunftsfamilie
- das bevorzugte Wertesystem
- die Metapher in der Wahrnehmung des Klienten und des Therapeuten

2.2 Die Aufmerksamkeit des Klienten

Die Aufmerksamkeit ist ein Prozess, der von intentionalem oder unbeabsichtigtem, von automatischem oder unbewusstem Charakter sein kann (Lichtenberg et al. 2010). Die Aspekte, die hier bezüglich der Diagnose besprochen werden, beziehen sich auf unfreiwillige Prozesse, derer sich eine Person normalerweise nicht bewusst ist.

Die Aufmerksamkeit lässt sich auf unterschiedlichen Ebenen beschreiben, die eine praktische Bedeutung für die durchgeführte Therapie haben, so etwa über ihre Ausrichtung: Ist die Aufmerksamkeit des Klienten nach innen oder nach außen gerichtet? Eine Person, deren Aufmerksamkeit hauptsächlich nach außen gerichtet ist, achtet mehr auf die Bedürfnisse und die Wertigkeit anderer Menschen, als auf ihre eigenen Bedürfnisse und hat nur geringen Kontakt zu sich selbst. Es fällt dieser Person schwer, ein Behandlungsziel zu formulieren, das sich auf die eigenen Bedürfnisse und Wünsche bezieht. Fragt man nach dem Grund für die Therapie, so bekommt man oft zu hören, eine nahestehende Person oder ein behandelnder Arzt hätten sie zu einer Therapie bewegt. Während der Sitzungen berichtet die Person eher über Menschen aus ihrem Umfeld als über sich selbst. Außerdem wird sie versuchen, Bedürfnisse und Denkweisen des Therapeuten herauszufinden, um gut dazustehen und den Zuhörenden zufriedenzustellen. Die folgende kurze Anekdote zeigt eine typische Szene. Hier geht es um ein Kind, dessen Aufmerksamkeit nach außen gerichtet ist:

> Eine Mutter ruft ihren Sohn, der draußen im Hof spielt:
>
> »Jan, komm bitte schnell nach oben!«
>
> »Was ist denn mit mir?« fragt der Sohn. »Habe ich Hunger, ist mir kalt, oder muss ich Pipi?«

In der Anekdote wird ebenfalls deutlich, dass eine nach außen gerichtete Aufmerksamkeit häufig gemeinsam mit Dissoziation auftritt. Eine Person, deren Aufmerksamkeit nach außen gerichtet ist, nimmt Ereignisse meist folgendermaßen wahr: »Mir ist der Zug weggefahren«, »mir ist gekündigt worden«, »du verstehst mich nicht«, »heute früh hat mich der Wecker nicht geweckt« anstatt: »Ich bin zu spät zum Zug gekommen, »ich habe meinen Job verloren«, »wahrscheinlich habe ich mich nicht klar genug ausgedrückt« oder »ich habe heute morgen den Wecker nicht gehört« – was wiederum typisch für Personen wäre, deren Aufmerksamkeit nach innen gerichtet ist.

Langjährige Erfahrungen damit, ihre Aufmerksamkeit nach außen zu richten, haben beispielsweise koabhängige Personen oder Kinder aus Familien, in denen zumindest ein Elternteil von einer Suchterkrankung betroffen war.

Personen mit nach außen gerichteter Aufmerksamkeit tendieren dazu, ihr Umfeld für ihre Probleme, ihre Symptome oder ihr misslungenes Leben verantwortlich zu machen. Sie sind unzufrieden, denn sie wuchsen in einem toxischen Elternhaus auf, haben einen unausstehlichen Mann oder eine böse Frau, faule und aggressive Kinder – so behaupten sie zumindest –, und darüber sind sie bereit, stundenlang zu berichten. Die Aufmerksamkeit nach außen zu richten und seine Umgebung zu beschuldigen ist mit dem Trancephänomen der Altersregression verbunden und charakteristisch für einen nicht abgeschlossenen Entwicklungsprozess.

> Herr A. wirkte wie ein reizender Junge. Er war schlank, fast zierlich, elegant und sportlich gekleidet. Sein Alter – er war 40 Jahre alt – schien weder zu seinem Aussehen noch zu seinem jugendlichen Verhalten zu passen. Herr A. war berufstätig. Die Therapie begann er aufgrund

von Ängsten, zahlreichen Verletzungen sowie Beschwerden hypochondrischer Art. Er beklagte sich über die Ärzte, über seine Reha, über die Physiotherapeuten und deren Inkompetenz. Vor einigen Jahren hatte sich Herr A. von seiner Verlobten getrennt, seitdem lebte er wieder bei seinen Eltern. Verheiratet war er nie gewesen, Kinder hatte er ebenfalls keine. Auf Frauen wirkte Herr A. attraktiv. Über seine Beziehungen sprach er folgendermaßen: »(...) Meist läuft das so, dass ich eine Frau kennenlerne, die mir eigentlich gar nicht so richtig gefällt. Sie setzt mich aber so unter Druck ... wie lange kann man denn da standhalten? Ich möchte nicht, dass die Frau das spürt, wie wird sie sich denn da fühlen, wenn sie so zurückgewiesen wird, das würde ihr doch wehtun. Und dann hat sich alles schon so weit entwickelt, dann kann ich sowieso nichts mehr tun ...«.

Herr A. hatte einige längere Beziehungen hinter sich und war davon überzeugt, dass an deren Scheitern die Frauen Schuld gewesen seien. »Vor allem eine Beziehung war fast tödlich für mich. Meine Freundin hatte mich betrogen, daraufhin habe ich eine Hirnhautentzündung bekommen, die ich gerade so überlebt habe.« Er drückte es sogar so aus: »Diese Frau hat mein Gehirn geschädigt.« In den folgenden Sitzungen erzählte der Klient etwas mehr darüber, wie er aufgewachsen war. »Mein kleiner Bruder war das Kind vom Vater, ich von meiner Mutter. Nur von meiner Mutter, mein Vater hat nämlich getrunken, zwar heimlich, aber er hat getrunken.« In diesem Kontext war nun nicht mehr klar, welche Frau er beschuldigte, ihm das Gehirn geschädigt zu haben und dieser Satz von Herrn A. bekam damit metaphorische Bedeutung.

Die Aufmerksamkeit von Herrn A. war nach außen gerichtet. Auf deutliche Weise gab er anderen die Schuld, wenn bei ihm etwas schiefgegangen war. Dies spiegelte sich dann auch recht schnell in der therapeutischen Beziehung wider.[5]

Wird die individuelle Tendenz des Klienten, seine Aufmerksamkeit nach außen zu richten, nicht berücksichtigt oder unterschätzt, kann dies zu einem recht häufig begangenen Fehler führen, und der Klient erhält eine Überweisung zur Familien- oder Ehetherapie. Das geschieht dann, wenn der Therapeut nicht erkennt, dass die Beschwerden des Klienten auf dessen nach außen gerichtete Aufmerksamkeit

5 Die Initialen zur Bezeichnung der verschiedenen Klienten sind zufällig gewählt. In jedem Beispiel hat der Autor alles unternommen, um die Anonymität der beschriebenen Personen zu wahren.

zurückzuführen sind, und sie als Bereitschaft sowohl des Klienten als auch seiner Familie behandelt, gemeinsam an Veränderungen im System zu arbeiten.

Herr B. beklagte sich von der ersten Sitzung an darüber, unzufrieden mit seinem Familienleben zu sein. Vor allem mit seiner Frau würde er sich seit Jahren nicht verstehen. Die beiden hätten völlig unterschiedliche Vorstellungen über die Erziehung der gemeinsamen Kinder. Herr B. sprach ununterbrochen über die Unterschiede zwischen ihm und seiner Frau und die daraus resultierenden Probleme. Der Therapeut deutete dies als Bereitschaft zur Therapie und schlug vor, eine Paartherapie in Erwägung zu ziehen. Er selbst führte allerdings keine Paartherapien durch und wies darauf hin, dass dies ein anderer Therapeut übernehmen müsse. Voll Energie stimmte Herr B. dem zu und begab sich mit seiner Frau zu einer Spezialistin für Ehetherapie. Während der folgenden Sitzungen beklagte er sich über das aggressive Verhalten der Kinder, vor allem des älteren sechzehnjährigen Sohnes. Herr B. redete viel, seine Frau schwieg überwiegend. Sie machte den Eindruck einer gefälligen Person, die es allen recht machen möchte. Keiner der beiden sprach spontan über ihr Verhältnis zueinander. Herr und Frau B. kamen auch nicht miteinander ins Gespräch, es gab keinen Wortwechsel zwischen ihnen, sondern sie wandten sich an die Therapeutin oder in irgendeinen leeren Raum. Die Versuche der Therapeutin, die Aufmerksamkeit auf die eheliche Beziehung zu lenken, wurden von beiden einvernehmlich boykottiert. Der Mann beklagte sich über die Kinder, die Frau schwieg. Während der vierten Sitzung erklärte Herr B., sie seien nicht zufrieden, da sich die Therapie nicht damit befasse, womit sie sich eigentlich befassen sollte, nämlich, das aggressive Verhalten der Kinder zu ändern. Die Therapeutin schlug vor, über eine Familientherapie nachzudenken, bei der man das Verhalten der Kinder besser berücksichtigen könne. Energisch bestand Herr B. darauf, seine Frau stimmte schweigend zu. Sie begaben sich zur nächsten Spezialistin, diesmal gemeinsam mit den Kindern. Nach drei Sitzungen war für die Familientherapeutin klar, dass das Verhalten der Kinder nicht von der Entwicklungsnorm abwich und dass das, was der Vater als unerträgliche Aggression beschrieben hatte, ein gemäßigter Ausdruck von rebellischem Verhalten war, typisch für das Alter des Sohnes.

Die Kinder waren beliebt und hatten Freunde. Sie zeigten recht gute schulische Leistungen und seitens der Schule gab es keinerlei Beanstandungen. Im Verhalten der Kinder gab es nichts, was einer Veränderung bedurfte. Herr B., der sich als Ehemann über seine Frau und als Vater über seine Kinder beklagt hatte, war nach fast zehn Sitzungen bei drei verschiedenen Therapeuten genauso unzufrieden, wie während der ersten Sitzung seiner Einzeltherapie. Aufgrund seiner Tendenz, seine Aufmerksamkeit nach außen zu richteten, war er auch mit allen weiteren Therapeuten unzufrieden.

In der Paartherapie haben wir es häufig damit zu tun, dass die Aufmerksamkeit beider Partner nach außen (auf den Partner) gerichtet ist. Therapiesitzungen mit solchen Paaren sind für gewöhnlich konfliktgeladen und schwierig. Die Partner beschuldigen sich gegenseitig und schieben sich die Verantwortung zu. Die Anspannung und die intensiven Emotionen führen zu einer schnellen Eskalation, wobei sich beide Partner gegenseitig aufputschen. Erkennt der Therapeut rechtzeitig die betreffende Kategorie, kann er die Aufmerksamkeit beider Personen nach innen lenken und somit verhindern, dass der Konflikt während der Therapie eskaliert. Der Mann trinkt, weil seine Frau jeden seiner Schritte kontrolliert und dadurch solch unerträglichen Stress erzeugt, dass es nicht zum Aushalten ist. Die Frau kontrolliert ihren Mann deshalb, weil er trinkt und sie ihn demzufolge nicht aus den Augen lassen kann. Der Mann betrügt seine Frau, weil sie gefühlskalt ist, sie hingegen ist gefühlskalt, weil er sie betrügt. Solch typische Situationen sind Ausdruck davon, dass beide Partner ihre Aufmerksamkeit nach außen richten.

In einem Aphorismus von Julian Tuwim (2011) wird eine Person, die ihre Aufmerksamkeit nach außen richtet, sehr treffend beschrieben: »Ein Mann steht für gewöhnlich sehr lange unter dem Eindruck, den er auf eine Frau gemacht hat.«

Aufmerksamkeit, die nach außen gerichtet ist, lässt sich auch bei Personen beobachten, die von ihrer Umgebung völliges Verständnis, Fürsorge oder Unterordnung verlangen. Eine nach innen gerichtete Aufmerksamkeit ist wiederum mit Selbstbeschuldigungen und einem übersteigerten Schuldgefühl verbunden, was häufig bei Depressionen auftritt. Diese Ausrichtung der Aufmerksamkeit ist auch charakteristisch für Personen mit Anorexie, die sich intensiv auf ihren Körper und vor allem auf dessen Aussehen konzentrieren, dem sie eine gewaltige Bedeutung beimessen, bis hin zu einer übersteigerten Wertigkeit.

Die Richtung der Aufmerksamkeit – nach außen oder nach innen – ist eine häufig angewendete diagnostische Kategorie und stellt einen klare Hinweis für die Behandlungsstrategie sowie für den Aufbau von Suggestion und Hypnoseinduktion dar. Einer Person, deren Aufmerksamkeit nach innen gerichtet ist, und die demzufolge mehr auf sich selbst als auf andere hört, wird es viel leichter fallen, mit dem Therapeuten zusammenzuarbeiten, wenn er vorwiegend indirekte Botschaften oder Metaphern verwendet. In diesem Fall hilft es auch, wenn sich der Therapeut auf die individuellen Erfahrungen des Klienten beruft. Personen, deren Aufmerksamkeit nach außen gerichtet ist, reagieren dagegen besser auf direkte Botschaften. Erickson betonte, wichtig es sei, ganz genau zu beobachten, in welcher Weise eine Person darauf reagiert, was andere Menschen sagen. Er bezeichnete das als »reaktionsbereite« Aufmerksamkeit (»response attentivenesse«, vgl. Rossi, Erickson-Klein a. Rossi 2010e, p. 16).

Die Aufmerksamkeit des Klienten kann darüber hinaus als fokussiert oder zerstreut, linear oder mosaikartig bezeichnet werden. Eine mosaikartige Aufmerksamkeit bedeutet, dass die Wirklichkeit aus Elementen zusammengesetzt wird, die gar nicht zueinander zu passen scheinen, was typisch für die Phase der Adoleszenz ist. In dieser Phase ist die Aufmerksamkeit stark nach außen gerichtet, weshalb auf Kränkungen seitens Gleichaltriger so empfindlich reagiert wird, die Meinung des Umfelds und die Position in der Gruppe so wichtig sind und die starke Überzeugung herrscht, Aussehen und Verhalten des Heranwachsenden wären für seine Umgebung von großer Bedeutung.

2.3 Das Verarbeiten von Ereignissen

Diese Kategorie beschreibt, wie ein Individuum sich seine eigene und einzigartige innere Landkarte erstellt, die es dann im täglichen Leben nutzt. Sie lässt sich auf drei Ebenen beschreiben, die sich auf das Verarbeiten von Ereignissen beziehen:

- Ereignisse erschaffen
- Ereignisse verzerren *(distorting)*
- Ereignisse ausblenden, ignorieren *(deleting)*

Eine Person, die Ereignisse erschafft, ist beispielsweise ein Klient mit Angststörung. Der depressive Klient ignoriert (reduziert) Ereignisse und ein Klient mit der Diagnose Borderline tendiert dazu, Ereignisse zu verzerren.

Die Wirklichkeit verzerrt wahrzunehmen ist auch typisch für Personen mit Essstörungen. Die meisten Personen mit Anorexie nehmen ihren Körper als schwerer und massiver wahr, als er es in Wirklichkeit ist, was sich entweder auf die gesamte Figur oder aber auf einzelne Körperregionen wie Oberschenkel, Po, Taille oder Bauch bezieht. Das ist aber nicht die einzige Dimension, in der sie die Wirklichkeit verzerrt wahrnehmen. Die Aufmerksamkeit dieser Personen lässt sich als gleichzeitig nach innen und nach außen gerichtet beschreiben. Sie ist nach innen gerichtet – so lässt sich das übermäßige Interesse am Aussehen des eigenen Körpers verstehen. Gleichzeitig aber ist die Aufmerksamkeit nach außen gerichtet, was bedeutet, dass diese Personen ihren Körper als etwas Getrenntes wahrnehmen, das im Konflikt mit der Psyche steht oder dieser zu Diensten sein soll und irgendwie außerhalb der Struktur des »Ich« existiert. Der Körper hat zur Verfügung zu stehen und seine Funktion ordentlich zu erfüllen. Er soll Blicke anziehen, Bewunderung hervorrufen oder Besorgnis erregen, abstoßen oder schützen, kann Rebellion oder Konkurrenz ausdrücken (Rojek i Opoczyńska-Morasiewicz 2014). Manchmal hört der Körper auf die Psyche, und manchmal rebelliert er, dann soll die Psyche auf den Körper hören. In der Wahrnehmung von Personen mit Anorexie aber ist der Körper unanfechtbar, sowohl nach außen als auch nach innen. Das bezeichnen wir als Trancelogik, die innere Logik steht in offenkundigem Widerspruch zur kartesischen Logik. Etwas ist so, aber gleichzeitig auch genau andersherum, was natürlich nicht möglich ist, aber eben subjektiv genau so wahrgenommen wird.

2.4 Trancelogik

Diese Form der Verzerrung von Wirklichkeit erfahren Personen in Trance häufig. Praktizierende der klassischen Hypnose definierten dieses Phänomen als ein grundlegendes Merkmal von Trance. Trancelogik bedeutet, dass eine Person die Fähigkeit besitzt, logische Ungereimtheiten zu tolerieren, die außerhalb dieses besonderen Bewusstseinszustandes nicht akzeptabel wären. Personen, die sich in diesem Bewusstseinszustand befinden, nehmen solche Ungereimtheiten nicht einmal wahr (Lynn a. Rhue 1991). Einige Zitate, die Trancelogik beinhalten, sind in die Umgangssprache übergegangen: »Ich bin nicht abergläubisch, das bringt nur Unglück« oder »Ich mag keinem Club angehören, der mich als Mitglied aufnimmt«. In diesen Sätzen sind genau solche logischen Ungereimtheiten zu erkennen. Personen, die unter Zwängen leiden, wissen genau, dass die Tür, nachdem sie sie sieben Mal kontrolliert haben, nicht besser verschlossen ist, als nach der sechsten Kontrolle. Trotzdem wird noch einmal kontrolliert. Viele Klienten verweilen über Jahre hinweg in der symptomatischen Wahrnehmung der eigenen Trancelogik. Das ist einer von vielen Gründen, die Hypnose und deren Potenzial bei der Arbeit mit Personen zu nutzen, bei denen Störungen der Verarbeitung von Ereignissen deutlich werden.

Ein weiteres Beispiel für Trancelogik ist die folgende Aussage von Frau C.:

»Ich heirate bald. Das war wirklich mein Wunsch. Mein Verlobter war früher schon verheiratet. Zweimal. Für ihn ist das die dritte Ehe, aber für mich die erste. Ich bin dann die dritte Ehefrau für meinen Mann. Seinen Nachnamen werde ich aber nicht annehmen, ich will ja nicht die dritte Frau C. sein. Ich bin die dritte Frau, aber ich bin gleichzeitig auch nicht die dritte Frau.«

Das Erschaffen, das Ausblenden und das Verzerren von Ereignissen sind mit zwei weiteren Trancephänomenen verbunden: mit der positiven Halluzination und mit der negativen Halluzination.

Ereignisse können aufgebauscht oder reduziert bzw. verkleinert werden.

Das Beispiel einer Klientin, die Ereignisse aufbauscht, ist in einem der Dialoge zwischen Milton Erickson und einem bei ihm studierenden Arzt festgehalten (Parsons-Fein 2013):

Eine 44-jährige Frau litt an manischer Depression und war zwei Mal an Krebs erkrankt. Sie war Mutter dreier Töchter und klagte darüber, dass sie Angst vor allem hätte. Sie lebte von Sozialhilfe und hatte Angst, diese Stütze zu verlieren. Sie hatte Angst, das Haus zu verlassen, allein zu bleiben, die öffentlichen Verkehrsmittel zu nutzen, sie fürchtete sich vor Krankheiten und vor Arztbesuchen. Die Liste aller aufgeführten Ängste war sehr lang. Aus diesem Grund bestand sie darauf, dass ihr jüngstes Kind sie ständig begleitete (die beiden älteren Töchter waren bereits ausgezogen). Sogar zur Therapie wurde sie von ihrer Tochter begleitet. Erickson erstellte eine Strategie für die Therapie, bei der er zuerst die generelle Angst der Klientin vor dem Alleinsein infrage stellte. Er zeigte ihr, dass es Tätigkeiten gab, die sie völlig allein ausführte, bei denen niemand sie begleitete. Daraufhin suchte er Ausnahmen, sodass er letzten Endes Verwunderung bei der Klientin auslöste, die sich in deren Frage äußerte: »Warum nur übertreibe ich dermaßen?«

Das innere Verarbeiten von Ereignissen verläuft entweder linear, wobei die Wirkung klar aus der Ursache hervorgeht, oder mosaikartig, wobei alle Elemente in gegenseitiger Abhängigkeit miteinander verbunden sind. Bewegt nur ein Schmetterling seinen Flügel auf der einen Seite des Erdballs, so hat das Einfluss darauf, was auf der anderen Seite geschieht.

2.5 Diagnosekategorien zum sozialen Funktionieren

Es gibt mehrere diagnostische Kategorien die sich auf das soziale Funktionieren des Klienten beziehen. Hierbei können folgende Fragen berücksichtigt werden:

- Stellt sich der Klient über oder unter andere Personen?
- Sucht er eher Gemeinsamkeiten mit oder Unterschiede zu anderen Menschen?
- Akzeptiert der Klient gesellschaftliche Normen in seinem Verhalten oder zweifelt er sie an?
- Ist der Klient gesellschaftlich aktiv, oder zieht er sich eher zurück?
- Beschuldigt er mehr sich selbst oder seine Umgebung?

Selbstbeschuldigungen, die auf einem hartnäckigen Schuldgefühl beruhen, zeigen sich auf typische Weise in folgender Aussage einer Klientin:

»Nach einem Gespräch mit meiner Mutter fühle ich mich immer schuldig. Ich fühle mich schuldig, wenn ich mit ihr spreche, und wenn ich nicht mit ihr spreche, fühle ich mich erst recht schuldig, und zwar deshalb, weil ich nicht mit ihr spreche.«

Es gibt Menschen, die in Beziehungen zu anderen Energie aufsaugen, was häufig bei depressiven Personen und auch bei Narzissten der Fall ist. Und es gibt Menschen, die Energie ausstoßen, etwa aggressive oder manische Personen oder solche in aufgeladener Stimmung.

Hält man sich in der Gesellschaft von Menschen auf, die Energie aufsaugen, zieht das Müdigkeit, Erschöpfung oder eine gedrückte Stimmung nach sich. In der Umgangssprache werden diese Menschen auch als »Energievampire« bezeichnet. Ist man dagegen mit Personen zusammen, die Energie ausstoßen, kann dies Unruhe, Anspannung, Gereiztheit oder Wut hervorrufen. Beide dieser unterschiedlichen Reaktionen sind für den Empfänger unangenehm. Aus diesem Grund kommt es bei Menschen, die Energie aufsaugen oder ausstoßen, auf lange Sicht oft zu einer Einschränkung der sozialen Kontakte und letzten Endes zu gesellschaftlicher Isolation.

Weitere Informationen zu den Diagnosekategorien zum sozialen Funktionieren kann der Therapeut aus Beziehungen des Klienten gewinnen, oder indem er beobachtet, was sich während der Familientherapie zwischen den Mitgliedern der Familie abspielt.

Die Diagnose in dieser Kategorie stützt sich in bedeutendem Umfang auch darauf, wie der Therapeut den Klienten wahrnimmt, ihn spürt, wie er den Kontakt zu ihm erlebt, wie sich das während der weiteren Sitzungen verändert und welche Emotionen, Assoziationen und Fantasien beim Therapeuten auftauchen. Oft fühlt sich der Therapeut nach dem Treffen mit einem Klienten, der Energie aufsaugt, so erschöpft und ausgelaugt wie nach einer ganzen Arbeitswoche, obwohl es seine erste Sitzung an diesem Tag war. Typischerweise versucht der Therapeut daraufhin, während der nächsten Therapiesitzung noch mehr Kräfte aufzubringen. Dadurch entwickelt sich oft ein Verhältnis zwischen Therapeut und Klient, in dem die Rollen des Gebenden und des Nehmenden immer klarer zugeteilt werden. Je mehr Energie von der einen Seite aufgenommen wird, desto mehr Energie gibt die andere Seite ab. Eine solche Kategorie ist ein wichtiges Signal für den Therapeuten. Das »Aufsaugen von Energie«, das sich metaphorisch auf das Saugen an der Mutterbrust bezieht, kann symbolisch auf einen emotionalen Hunger des Klienten hinweisen, einen Hunger nach Aufmerksamkeit und sozialen Kontakten. Das wiederum kann als Signal für Bedürfnisse gedeutet werden, die in der Vergangenheit nicht befriedigt wurden, die der Klient jedoch weiterhin verspürt. Behandelt der Therapeut Personen, bei denen diese Eigenschaft dominiert, wird er sich in der Therapie höchstwahrscheinlich auf den Trancebereich Regression – Progression beziehen.

2.6 Die Position in der Herkunftsfamilie

Diese Kategorie bezieht sich auf die Folgen des langjährigen Funktionierens in der Herkunftsfamilie. Die Konsequenzen daraus, welche Position jemand früher in seiner Familie innehatte, bleiben über Jahre hinweg wirksam. Diese Erfahrungen bilden einen wichtigen Teil der inneren Landkarte, nach der sich Menschen später im Erwachsenenleben richten. Sie sind auch Teil eines individuellen oder familiären Drehbuches, welches das weitere Leben bestimmt. Viele Bereiche sind von diesen Erfahrungen betroffen. Ein Kind beispielsweise, das jahrelang die Position eines Einzelkindes innehatte, bekam zwar dadurch die Chance, mit sich selbst in gutem Kontakt zu stehen, hat dafür aber weniger Erfahrungen in Beziehungen zu Gleichaltrigen und verbringt viel Zeit allein. Ein Kind, das mit Geschwistern aufwächst, lernt im häuslichen Umfeld auf ganz natürliche Weise soziales Verhalten gegenüber Gleichaltrigen. Gibt es in der Familie dagegen nur ein Kind, erfordert es gewisse Bemühungen, dem Kind diese Erfahrungen zu ermöglichen. Ein Einzelkind hat im Alltag mehr Möglichkeiten, sich mit sich selbst zu beschäftigen, ist aber in vielen Familien auch einem immensen Druck seitens der Eltern ausgesetzt, die sich stark auf das Kind konzentrieren. Das wird im folgenden kurzen Gedicht deutlich, verfasst von einem als Einzelkind aufgewachsenen Jungen, der starkem Druck seitens seiner gebildeten und gesellschaftlich hervorragend funktionierenden Eltern ausgesetzt war.

»Unter mir ein Arm,
über mir eine Brust.
Ach welche Qual
und was für ein Frust,
unter mir der Arm
und über mir die Brust.«

Eine starke Konzentration auf das einzelne Kind wird besonders in Familien deutlich, in denen das Kind eine ganz besonders wichtige Rolle im System spielt. Die Familie belastet das Kind mit einem Auftrag, mit einer Mission, die es erfüllen soll, was der Begriff »familiäre Delegation« sehr gut ausdrückt. Sowohl die bloße Tatsache, dass ein »Delegieren« des Kindes stattfindet, als auch der Inhalt dieser Mission, befinden sich außerhalb des Bewusstseins der Eltern und erst recht des Kindes. Das ericksonsche Konzept hebt die unbewussten Aspekte hervor, durch die sich dieses Phänomen herausbildet und verfestigt, was mit dem Begriff der »posthypnotischen Suggestion« bezeichnet wird. Diagnostiziert der Therapeut den Inhalt der Suggestion, die Person, die diese gesendet hat, sowie die Gegebenheiten, unter denen die Suggestion formuliert wurde, ermöglicht ihm das, während der Trance die destruktiven Aufträge der Familie zu modifizieren. Im Abschnitt 3.9 zur posthypnotischen Suggestion wird auf dieses Thema genauer eingegangen.

Das älteste Kind in der Familie lernt es, fürsorglich zu sein, es fällt ihm aber schwer, die Fürsorge anderer anzunehmen. Das jüngste Kind hat normalerweise viel Erfahrung darin, die Zuwendung anderer zu akzeptieren, hat jedoch wenig Gelegenheit zu lernen, wie man anderen Menschen Unterstützung und Fürsorge zuteil werden lässt. Es fällt ihm leichter, um Hilfe zu bitten, als dem älteren Kind. Das mittlere Kind, das sich zwischen dem ältesten und dem jüngsten befindet, gewinnt Erfahrungen in Mediation und Zusammenarbeit mit Personen ähnlichen Alters. Wichtig ist aber auch, wie lange das Kind seine Position in der Familie innehatte. Ist man das älteste Kind in der Familie und das nächste Kind kam erst sieben Jahre später zur Welt, so war man doch viele Jahre in der Position eines Einzelkindes. Wuchs ein Kind als jüngstes von fünf Geschwistern auf und war der einzige Junge unter vier Schwestern, so sind seine Erfahrungen völlig anders als die des jüngeren zweier Brüder.

Herr D. war ein kinderloser, sympathischer Mann mittleren Alters. Er hatte eine freundliche Stimme. Mit seinem leichten Übergewicht und einem rundlichen, rosigen, lächelnden Gesicht sah er aus, wie aus dem Ei gepellt. Seit Jahren besuchte Herr D. täglich seine Mutter, um bei ihr Mittag zu essen. Mit der Therapie begann er, als seine dritte Ehe kurz vor dem Scheitern stand. Seit einigen Monaten lebten die Eheleute getrennt. Nach der Scheidung von seiner zweiten Frau hatte er in einer längeren eheähnlichen Partnerschaft gelebt, die ebenfalls auseinandergebrochen war. Jede Trennung war auf seine Initiative erfolgt. Bei seiner ersten Scheidung war Herr D. überzeugt, einfach an eine schlechte Frau geraten zu sein. Die zweite Frau beschrieb er als nicht reif genug für die Ehe: »Als Freundin war sie gut, aber sie war überhaupt nicht in der Lage, sich um ihren Ehemann und um das Haus zu kümmern, sie wusste nicht, was es bedeutet, Ehefrau zu sein. Mir war klar, dass es in dieser Ehe für mich absolut keine Zukunft gab.« Als dann die nächste wichtige Beziehung kurz vor dem Zerbrechen stand, neigte Herr D., wie bereits in den vorangegangenen Beziehungen, anfangs dazu, seine Frau für das Scheitern verantwortlich zu machen. Bevor er aber erneut die Scheidung einreichte, kam ihm der Gedanke, dass er, wenn es so weiterginge, niemals eine für sich geeignete Person finden und somit allein bleiben würde. Das wollte er absolut nicht. Ein Leben ohne Frau lag außerhalb seines Vorstellungsvermögens. Bei der ersten Sitzung meinte Herr D., der Therapeut solle ihm dabei helfen, seine Partnerinnen besser auszuwählen. »Vielleicht mache ich irgendeinen Fehler, von dem ich nichts weiß, dass ich mich immer in die falschen Frauen verliebe.«

Herr D. war das jüngste von sieben Geschwistern. Er hatte sechs ältere Schwestern. Eine der Schwestern starb bereits im Kindesalter. Seine Eltern wünschten sich verzweifelt einen Sohn, aber es kamen weitere Töchter zur Welt. Als dann endlich ein Sohn geboren wurde, hatte er eine ganz besondere Position. Für seine Mutter war er das geliebte Söhnchen, auch die älteren Schwestern umsorgten ihn. Im Haus lebte außerdem die jüngere kinderlose Schwester der Mutter, die bei der Erziehung der Kinder half. Der Vater verdiente das Geld und war selten zu Hause. Mit seinem Sohn hatte er nur wenig Kontakt. Die besonderen Erfahrungen, die Herr D. aus seiner Herkunftsfamilie mitbrachte, stellten ihn nach Jahren vor eine außergewöhnliche Herausforderung. Umsorgt von mehreren Schwestern, von der Mutter in eine besondere Position gehoben, überzeugt von der eigenen Einzigartigkeit, suchte er unermüdlich nach einer Lebenspartnerin für sich. Keine Frau konnte gut genug sein, um Herrn D. ein Fortdauern seiner königlichen Kindheit zu garantieren.

In diesem Beispiel lassen sich die dominierenden Trancephänomene gut erkennen: Altersregression und Halluzination. Die negative Halluzination – im Leben von Herrn D. gab es keine männlichen Personen – und die positive Halluzination – in der Wahrnehmung von Herrn D. bestand die Welt ausschließlich aus Frauen. Um die gewünschten Veränderungen zu erreichen, wurde eine Therapiestrategie entwickelt, die Zeitprogression und eine Auflösung der Bereiche der Halluzination zum Ziel hatte. Genauere Informationen dazu, wie man Trancephänomene verstehen und in der Therapie nutzen kann, finden sich im nächsten Kapitel.

2.7 Das bevorzugte Wertesystem

Das bevorzugte Wertesystem wird in beschreibender Form dargestellt. Diese Kategorie bezieht sich auf die zentralen Werte, nach denen sich eine Person (eine Familie) im Leben richtet, die sie respektiert, mit denen sie sich identifiziert und die sie als ihre ganz eigenen Werte betrachtet. Das bevorzugte Wertesystem beeinflusst Emotionen und steuert Entscheidungen. Für die einen ist das Gefühl von Sicherheit ein grundlegender Wert, für andere wiederum das Gefühl von Freiheit oder ein interessantes und erfülltes Leben. Auch die persönliche Entwicklung, Autonomie, Beliebtheit, Akzeptanz durch das Umfeld oder Selbstakzeptanz, das Wohl der Familie oder das Pflegen von Freundschaften können Werte darstellen. Darüber hinaus existieren gesellschaftliche, geistige, religiöse oder materielle Werte. Manche Werte wirken sich positiv auf die Gesundheit (auch auf die psychische Gesundheit) aus, andere wiederum eher nicht.

Das bevorzugte Wertesystem zu bestimmen ist einerseits hilfreich, um den Klienten (die Familie) zu verstehen, und andererseits auch für die Durchführung einer Behandlung. In manchen Fällen ist das Wertesystem in sich stimmig. In anderen Fällen spiegelt es die innere Gebrochenheit (oder, wie wir es im Bereich der Trancephänomene beschreiben, die dissoziierte Struktur) einer Person wider. Das Wertesystem bestimmt den Rahmen, innerhalb dessen sich die Person bewegt, sowie die Richtung, in die sie strebt. Außerdem ist das Wertesystem eng mit Elementen der Motivation verbunden, da eine Person mehr für ihre Gesundheit und für das Funktionieren der Familie tun wird, wenn sich ihre Aktivitäten auf ihr vertraute Werte stützen. Oft fällt es zerstrittenen Eltern leichter, auf dem Gebiet der Kindererziehung zusammenzuarbeiten, wenn der Therapeut Werte findet und sich später auf diese beruft, die von beiden Konfliktparteien gemeinsam getragen werden. Solch ein Wert kann beispielsweise sein, dass beide Eltern ihrem Kind eine gute Zukunft ermöglichen möchten.

Oft arbeitet der Therapeut mit Klienten zusammen, deren Wertesystem sich von seinem eigenen stark unterscheidet. Das kann sich schwierig gestalten. So beispielsweise, wenn ein Paar davon überzeugt ist, die Beständigkeit einer Beziehung, wie problematisch diese auch sein mag, sei ein grundlegender Wert, während der Therapeut selbst bereits zum dritten Mal verheiratet ist und sich in seiner jetzigen Beziehung glücklicher fühlt als in den vorherigen Partnerschaften. Ein

Therapeut, der seit Jahren regelmäßig an Weiterbildungen teilnimmt und für den die berufliche Entwicklung einen vorderen Platz im Wertesystem einnimmt, sollte trotzdem die Möglichkeit in Betracht ziehen, dass sich der Klient nach einem völlig anderen Wertesystem richtet, in dem etwa familiäre Werte besonders wichtig sind. Von Bedeutung ist auch, dass sich der Therapeut seines eigenen Wertesystems bewusst ist, was ihm dabei hilft, Werte zu akzeptieren, die von den eigenen abweichen.

2.8 Die Metapher im Erleben des Klienten und des Therapeuten

Eine Metapher ist ein symbolischer Bezug oder eine Parallele, wobei ein bestimmtes Thema eingesetzt wird, um ein anderes zu erläutern. Metaphern umfassen Anekdoten, Analogien, Erzählungen, Wortspiele, Rätsel, Scherze oder idiomatische Wendungen (Hayley Klein 2010).

Metaphern, Vergleiche und Analogien haben seit jeher einen festen Platz in der Sprache der Psychologie und Psychiatrie. Daraus lässt sich schließen, dass die Metapher eine wesentliche und nützliche Funktion erfüllt. Die Bezeichnung Borderline, also Grenzlinie, ist von rein metaphorischem Charakter und beschreibt eine Person aus einem Grenz- oder Zwischenraum, einem vom Zentrum entfernten Bereich, der von Andersartigkeit geprägt ist. Ein nicht klar definierter Ort, der weder zur einen noch zur anderen Seite gehört. Eine Person aus einem Bereich zwischen Gesundheit und Krankheit, bei der es schwerfällt, sie als psychisch krank zu betrachten, es aber gleichzeitig auch schwierig ist, sie als gesund zu bezeichnen. Eine Klientin mit der Diagnose Borderline wurde von einer Therapeutin mit folgenden Worten beschrieben: »Diese Frau hat so eine dünne Haut, sie funktioniert nur in Extremen. Sie erzählte mir, in ihrer Kindheit hätte sie sich wie ein Mülleimer gefühlt – ihre Eltern hätten alle Abfälle der Familie in sie hineingeworfen.«

Eine Depression beispielsweise beschreibt in der Geomorphologie eine Senke, die unterhalb des Meeresspiegels liegt, nicht von Wasser bedeckt, aber stets von Überschwemmung, Flut oder anderen Katastrophen bedroht ist. Noch ist dieser Ort trocken, er bedarf aber wegen der permanenten Überschwemmungsgefahr ständiger Kontrolle. Eine Wirtschaftsdepression bedeutet wiederum eine Stagnation in der Produktion, einen ökonomischen Stillstand. Ein »Tief« zu haben, meint, die Zukunft schwarz zu sehen. In eine Depression zu verfallen, bedeutet, noch tiefer zu fallen, so tief, dass es keine Hoffnung mehr gibt, Bewegung und Produktivität könnten noch irgendeinen Sinn haben. Aus einer Depression wieder herauszukommen, heißt sich nach oben bewegen oder wieder an Hoffnung gewinnen, dass Arbeit und Bemühungen auch Erträge bringen. Dies sind nur ein paar Beispiele dafür, wie dieser für uns relevante Begriff auch verwendet wird.

Die diagnostische Reflexion im Bereich der Metaphern bezieht sich sowohl auf den Klienten als auch auf den Therapeuten.

2.8.1 Diagnostische Aspekte der Metapher in der Aktivität des Klienten

Manch ein Klient beschreibt sich und sein Leiden auf metaphorische Weise, verwendet Vergleiche, Analogien oder Symbole. So bekommt man beispielsweise vor Angst »Beine wie aus Gummi« oder man »zittert wie Espenlaub«. Von Neid oder Eifersucht kann man »zerfressen« werden, und während einer Depression »sieht man kein Licht am Ende des Tunnels« oder kann »zu Grunde gehen«.

Nach einem traumatischen Erlebnis kann »die Welt aus den Fugen geraten« oder man »verliert den Boden unter den Füßen«. Oder der Klient sagt: »Das konnte ich nicht schlucken«, »das ist schwer zu verdauen«, ich fühle mich »wie an der Leine gehalten«, »das sitzt mir in den Knochen«, »ich nage innerlich daran«, »mir ist schwer ums Herz« oder »ich sehe kein Land«. Die Liste derartiger Vergleiche ist unendlich lang. Die Metapher, die der Klient verwendet, deutet auf den dominierenden Sinneskanal hin (kinetisch, visuell oder auditiv), über den die Information aufgenommen und verarbeitet wird. In den oben genannten Beispielen dominiert die kinetische Sinneswahrnehmung. In Metaphern, die sich auf die Depression beziehen, wie »ich sehe keinen Ausgang aus diesem Labyrinth« oder »alles ist mit schwarzen Wolken verhangen«, ist eine visuelle Wahrnehmung zu erkennen. In dem Satz »in unserer Beziehung kracht es ständig« wird eine auditive Wahrnehmung deutlich. Erkennt der Therapeut die Verwendung von Metaphern und auch die Modalität, in der diese formuliert wurden, so kann er sich auf die Sprache des Klienten einstimmen und später dessen Möglichkeiten erweitern, indem er Metaphern einführt, die sich auf andere Sinneskanäle beziehen.

Manche Klienten beherrschen die Sprache der Metaphern fließend. Fragt man sie nach dem Ziel der Therapie, so geben sie zur

Antwort »ich würde gern meinen Garten von Unkraut befreien«, »ich möchte in meinen Schubladen aufräumen« oder »ich will endlich die Sachen unter dem Teppich hervorkehren«. Existiert ein Familiengeheimnis, so hat man »eine Leiche im Keller« und der Satz »Nun wissen wir, wo der Hund begraben liegt« bezieht sich sicher nicht auf die Tierwelt.

Carl Gustav Jung beschreibt es so (Erickson a. Rossi 2014, pp. 49–50):

> »Ein Symbol bedeutet nicht einfach, dass ein Objektes durch ein anderes ersetzt wird. Es ist vielmehr eine sehr gute Darstellung dessen, was im Prozess des Bewusstwerdens geschieht.«

Eine Metapher verdeutlicht also, dass sich das Bewusstsein auf dem Gebiet, das mithilfe der Metapher beschrieben wurde, in einem Evolutionsprozess befindet – auf einer Reise vom Unbewussten ins Bewusste, oder aber in die entgegengesetzte Richtung, vom Bewussten ins Unbewusste.

Ein Klient beginnt dann eine Therapie, wenn er auf bewusster Ebene nicht in der Lage ist, mit seinen (unbeabsichtigt erworbenen) Beschränkungen zurechtzukommen. Tauchen in der Erzählung des Klienten Metaphern auf, so ist das ein vielversprechender Hinweis darauf, dass innere Veränderungen bereits begonnen haben. Während des Therapieprozesses kann eine Metapher Einsichten voranbringen, die Bereitschaft signalisieren, sich an neue Einsichten anzunähern, und dann zur Entwicklung neuer Bedeutungen, eines neuen Verständnisses sowie zu Veränderungen auf bewusster Ebene führen. Dies ist weder die einzige noch die wichtigste Arbeitsweise mit der Metapher. Stützt sich die therapeutische Arbeit auf Symbole und Metaphern, kann das zwar zu Veränderungen auf bewusster Ebene führen, es kann aber auch

> »einen immensen Einfluss durch eine Aktivierung unbewusster Assoziationsschemata ausüben« (O'Hanlon 1993, pp. 128–129).

Die Antwort, also die Reaktion auf eine metaphorische Botschaft des Therapeuten, hat ebenfalls diagnostische Bedeutung, denn sie liefert Informationen darüber, ob es für den Klienten einfacher ist, zu einem Thema auf bewusster oder auf unbewusster Ebene zu arbeiten.

Im ericksonschen Konzept, auch bei der Arbeit mit Metaphern, wird die Therapie oft auf der Ebene von Symbolen durchgeführt, und Veränderungen geschehen im Bereich des Unbewussten. Dies ist auch bei Kindern der Fall, die eine Therapie beginnen, um bestimmte Symptome zu reduzieren (Signer-Fischer, Gysin und Stein 2009). Möchte der Therapeut den Klienten dazu animieren, seine Symptome in metaphorischer Weise zu beschreiben, kann er ihm beispielsweise folgende Fragen stellen:

- Womit könnten Sie Ihre Symptome vergleichen?
- Sind Ihre Beschwerden wie ein Tisch, wie ein Stein, wie Nebel …?
- Welche Farbe hat Ihr Symptom?
- Wie treten Ihre Symptome auf? Wie Rauch oder eher wie ein Blitz?
- Welche Größe hat Ihr Symptom? Passt es in einen Fingerhut, auf einen Teelöffel oder auf einen Esslöffel?

Je mehr Kreativität der Therapeut hierbei entwickelt, desto mehr wichtige Informationen erhält er, die er später in der Trancearbeit verwenden kann.[6] Indem er spontan Metaphern verwendet, teilt der Klient ein wesentliches Fragment seines Unbewussten mit dem Therapeuten. Das kann als Aufforderung verstanden werden, die Arbeit auf der Ebene des Unbewussten fortzuführen, wobei die Hypnose ein nützliches Werkzeug darstellt. Gleichzeitig signalisiert der Klient auf diese Weise, welche Arbeitssprache er für sich für geeignet hält und welche Vergleiche und Symbole, die nicht direkt benannt werden und keiner bewussten Beschränkung unterliegen, diese Sprache beinhalten soll.

Der Therapeut sollte abwägen, wie er mit der Metapher bezüglich diagnostischer Aspekte umgeht. Ermöglicht es die Metapher, dass der Klient ein besseres Verständnis für die eigene Person entwickeln kann? Wenn ja, sollte dann die Arbeit auf das Wachstum des Bewusstseins gelenkt werden? Diese Strategie ist beispielsweise bei Klienten nützlich, die in der Vergangenheit verharren. Ein Attribut des Erwachsenwerdens ist es, dass sich bei einer Person ein Verständnis für sich selbst und für die Welt entwickelt, außerdem bildet sich ein

6 Mehr zu ericksonschem Arbeiten mit Kindern und Jugendlichen, auch im Bereich der Diagnostik und Anwendung von Metaphern, ist in folgender Arbeit zu finden: Mrochen, Holtz und Trenkle 2015.

bewusstes Reflektieren heraus. Dennoch ist es manchmal besser, im Bereich des Unbewussten zu bleiben – etwa dann, wenn die Arbeit auf bewusster Ebene für den Klienten zu schwierig oder zu schmerzhaft ist, oder aber schon früher über lange Zeit nicht den gewünschten Erfolg gebracht hat.

Der Bereich der Metapher ist nicht nur in der Diagnostik sinnvoll, Metaphern werden auch oft für therapeutische Interventionen verwendet. Wenngleich sich meine Arbeit darauf konzentriert, wie der Therapeut nach dem ericksonschen Ansatz den Klienten wahrnimmt, und die Konsequenzen der aus der Diagnose entwickelten Therapiestrategien nicht Thema dieses Buches sind, möchte ich hier dennoch ein Beispiel für die Verwendung einer Metapher anbringen:

> »Ein 85-jähriger jüdischer Mann heiratet eine 25-jährige Frau. Nach einem halben Jahr ist die Frau schwanger. Der Mann geht zu einem Rabbi, um Rat einzuholen: ›Rabbi, was meinst du? Ist das Kind wohl von mir?‹
>
> Der Rabbi antwortet: ›Dazu muss ich dir eine Geschichte erzählen. Ein älterer englischer Gentleman liebt die Großwildjagd. Er bucht eine Reise nach Afrika und geht dort auf die Jagd. Eines Morgens steht er früh auf und geht in den Dschungel auf die Pirsch. Mitten im Dschungel stellt er fest, dass er statt seines Jagdgewehrs seinen Regenschirm mitgenommen hat. Er hat nicht allzu viel Zeit, über seine Vergesslichkeit zu philosophieren. Plötzlich steht in unmittelbarer Nähe ein Löwe vor ihm, der unruhig mit seinem Schwanz peitscht. Reflexartig reißt der ältere Herr seinen Schirm hoch und legt an. Ein Knall ertönt, und der Löwe sinkt tot zu Boden.‹
>
> Der Rabbi schweigt und schaut dem 85-jährigen Frager ins Gesicht. Dieser meint schließlich: ›Aber das kann doch nicht sein!? Da muss doch einer von der Seite geschossen haben!‹
>
> Der Rabbi sagt: ›So sehe ich das auch‹« (Trenkle 2000).

Ein Symptom kann eine Metapher sein, die Prozesse widerspiegelt, die im Individuum oder in auch in einer Familie ablaufen.

> Jan war zwölf Jahre alt und hatte noch einen jüngeren Bruder. In der Schule verhielt sich Jan aggressiv. Der Lehrerin gegenüber war er frech und hielt sich nicht an ihre Anweisungen. Als die Mutter des-

wegen in die Schule bestellt wurde, war sie nicht überrascht. Auch ihr gegenüber verhielt sich der Junge aggressiv, er benutze Schimpfwörter, einige Male hatte er seine Mutter sogar getreten. Zwischen Jans Eltern gab es seit fast einem Jahr Streit. Die beiden standen kurz vor der Scheidung, die von der Mutter eingereicht worden war. Jans Vater hatte beim Familiengericht das alleinige Sorgerecht für die beiden Söhne beantragt, damit war die Mutter nicht einverstanden. Die offen zutage tretende Aggression des älteren Sohnes war Spiegelbild der eher versteckten Aggression seines Vaters.

Hat ein Kind Angst, zur Schule zu gehen, kann diese Angst des Kindes Ängste der Mutter widerspiegeln, die sich davor fürchtet, mit einem Bereich der Gesellschaft außerhalb ihres Zuhauses konfrontiert zu werden. Immer wiederkehrende intensive Konflikte eines Vaters mit seiner jugendlichen Tochter können eine Metapher dafür sein, dass es früher starke Auseinandersetzungen des Vaters mit der Mutter der Tochter gab. Trägt eine Familie einen heftigen Konflikt mit der Tochter aus, wobei vor allem die Reaktionen der Tochter bei den Erwachsenen Beunruhigung auslösen, kann dies zu einer gegenseitigen Annäherung der Eltern führen, zumindest, wenn es um die Sorge um das gemeinsame Kind geht.

Werden Interaktionen innerhalb einer Familie beschrieben, tauchen oft metaphorische Beschreibungen wie beispielsweise Ehegeplänkel oder Familienbande auf. Solche Beschreibungen spiegeln die gegenseitigen Abhängigkeiten aller Personen im System wider.

So fielen etwa während einer Familiensitzung ein paar bedeutende Worte, die beispielhaft zeigten, welche Rolle Metaphern im Familiennarrativ spielen. Die Aussage war von metaphorischem Charakter und wurde zu einem Grundbaustein für die diagnostische Hypothesenstellung und das Kennenlernen der Familie.

Die Therapie wurde auf Empfehlung eines Dermatologen begonnen, der der jugendlichen Tochter, die unter psychosomatischen Beschwerden litt, eine Psychotherapie angeraten hatte. Während der Therapiesitzung berichteten die Eltern, dass sich ihre Tochter isoliere, sich zurückziehe und viel allein sei. Nach mehreren Familiensitzungen, bei denen auch das zweite, jüngere Kind anwesend war, verringerten sich die Symptome des Mädchens deutlich und es wurde etwas offener und zugänglicher. Die Mutter begann, mehr Zeit mit der Tochter zu verbringen. Sie gingen gemeinsam außer Haus, erledigten miteinander die Einkäufe und machten gemeinsam Sport. Als sich eine stabile Beziehung zwischen Mutter und Tochter entwickelt hatte, entschied der Therapeut, eine Sitzung nur mit den Eltern durchzuführen. Bei diesem Treffen sollte es um Ängste und Befürchtungen der Eltern in Bezug auf ihre elterlichen Pflichten gehen. Während der Sitzung fragte der Therapeut, wovor die Eltern die meiste Angst hätten. Völlig unerwartet antwortete der Vater: »Ich habe Angst, dass unsere Tochter uns eines Tages absticht.«

Dieser Satz rief beim Therapeuten Erstaunen hervor, denn bisher hatte nichts auf ein hohes Aggressionslevel in der Familie hingewiesen. Im Gegenteil, das Thema Wut, Gewalt oder Aggression war überhaupt nicht aufgetaucht. Die Mutter war so damit beschäftigt, von ihren eigenen Ängsten zu berichten, dass sie die Worte ihres Mannes anscheinend gar nicht gehört hatte. Als der Vater gefragt wurde, was er denn mit seiner Aussage gemeint hätte, bemühte er sich, sie zu bagatellisieren. »Nichts weiter, das ist mir so herausgerutscht, meine Tochter hat manchmal Wutanfälle, aber so ist das eben bei Kindern.«

Die kurze Aussage des Vaters wurde zur Grundlage dafür, dass drei mögliche Hypothesen bezüglich versteckter generationsübergreifender Aggressionen aufgestellt und später untersucht wurden. Die erste Hypothese: Der Tochter widerfuhr irgendwann bzw. widerfährt weiterhin etwas, wofür sie sich mit mörderischen Impulsen rächen könnte. Die zweite Hypothese war die, dass der Vater sich und seine Tochter mit anderen Personen in der Familie verwechselte (Halluzination). Das konnte bedeuten, dass sich im System ein dramatischer Vorfall ereignet hatte, aufgrund dessen die Elterngeneration aggressive und mörderische Impulse vonseiten des Kindes erwartete. Die dritte Hypothese wäre im Prinzip eine Verbindung aus den beiden vorangegangenen Hypothesen: Ein Drama, das sich in früheren Generationen ereignet hatte, wiederholte sich in der jetzigen Familie und spielte sich weiterhin dort ab. Diese Hypothese bedurfte einer weiteren Verifizierung, um dann anschließend in den Bereichen der in der Familie dominierenden Trancephänomene – Amnesie, Halluzination und Altersregression – arbeiten zu können.

Ein weiteres Beispiel dafür, welche Rolle die Metapher in der Therapie spielt, ist folgende Geschichte aus der Einzeltherapie von Frau E.:

Frau E., die sich seit einigen Monaten in Therapie befand, sagte während einer Sitzung ganz unerwartet: »Jetzt kann ich ja darüber sprechen: Bei mir zu Hause steckt ein Familiengeheimnis im Schrank.«

Vor einigen Wochen hatte sie dort eine gut versteckte Schachtel mit Damenunterwäsche gefunden. Die Wäsche gehörte ihrem Mann. Heimlich zog er sie an, wenn seine Frau nicht zu Hause war. Die erste Ebene der Metapher »Familiengeheimnis« führte zur Arbeit an bisher verdeckten Aspekten der ehelichen Beziehung.

Der aufmerksame Therapeut interpretierte die Aussage von Frau E. als einen Hinweis, der sich nicht nur auf die aktuelle Familie bezog, sondern möglicherweise auch auf Geheimnisse in der Herkunftsfamilie der Klientin hindeutete. Die Metapher der »im Schrank versteckten Schachtel« wurde als Signal betrachtet, den bisherigen Bereich der Halluzination zu verlassen und Dinge, die bis dahin nicht wahrgenommen worden waren, zu sehen und darüber zu sprechen. Halluzination war bei Frau E. das dominierende Trancephänomen. Auch in der Familie der Klientin dominierte das Trancephänomen der Halluzination, sowohl in der, die sie gemeinsam mit ihrem Mann gegründet hatte, als auch in der Familie, in der sie aufgewachsen war. Nachdem aufgedeckt worden war, welche Ereignisse in der aktuellen Familie von Frau E. vorgefallen waren, und im nächsten Schritt der Therapie, was sich in der Herkunftsfamilie der Klientin ereignet hatte, konnte die Schutzfunktion der Halluzination erkannt und mit der therapeutischen Behandlung begonnen werden. Ziel der Therapie war es, die Halluzination aufzulösen und eine Hinwendung zur Wirklichkeit zu erreichen.

Herr F. war seit fünf Jahren verheiratet und hatte einen einjährigen Sohn. Er wurde mit der Diagnose Depression zur Psychotherapie überwiesen. Herr F. war noch nie stationär behandelt worden. Außer, dass er an Schlafstörungen und seit fast zwei Jahren an Müdigkeit litt, das Gefühl hatte, sein Leben hätte keinen Sinn und über das Nachlassen seiner Libido klagte, beklagte sich der Klient über die schwierige Beziehung zu seiner Frau. Herr F. meinte, die Beziehung hätte sich deutlich verschlechtert, seit seine Frau schwanger geworden war. Nach der Hochzeit hatte Herr F. mit dem Hausbau begonnen, nach zwei Jahren war das Haus fertig. Mehr als zehn Stunden täglich hatte er gearbeitet, damals hatte er genügend Energie und fühlte sich gut. Die meisten Arbeiten am Haus waren nach Feierabend vom Klienten selbst verrichtet worden. Der Hausbau war für Herrn F. ein gewaltiges Stück Arbeit gewesen, vor allem, da er, wie er es ausdrückte, »im Sumpf« gearbeitet hatte. Der Therapeut, den die Berichte vom

Hausbau »im Sumpf« aufmerken ließen, unterbrach die Erzählung des Klienten und fragte ihn, was er mit seinen Worten meinte. Herr F. erklärte, er hätte das Haus auf dem Grundstück gebaut, dass er von seinen Eltern geerbt hatte. Ein Teil des väterlichen Landbesitzes war Sumpfgebiet. Dadurch war das Grundstück nicht viel wert und Herr F. hatte den Sumpf zuschütten müssen, was sehr arbeitsaufwendig und kostspielig gewesen war. Während der folgenden Sitzungen berichtete der Klient etwas mehr über seine Herkunftsfamilie. Sein Vater hatte viele Jahre Alkoholprobleme gehabt, seine Mutter wiederum war gewalttätig gewesen, sowohl dem Ehemann als auch den Kindern gegenüber. Alle hätten Angst vor ihr gehabt, und der Klient trug diese Angst, obwohl seitdem so viel Zeit vergangen war, weiterhin in sich. Diese Angst erkannte er auch in der Beziehung zu seiner Frau wieder, die, wie er meinte, damit drohte, ihn zu verlassen und das Kind mitzunehmen. Schrittweise wurde klar, dass sich die Worte »ich habe das Haus auf einem Sumpf gebaut« nicht nur auf den sumpfigen Baugrund, sondern auch auf die problematische und schmerzliche familiäre Vergangenheit von Herrn F. bezogen, die der Klient aus seiner Herkunftsfamilie in die aktuelle Familie übertrug.

An diesem Beispiel wird sowohl deutlich, dass der Klient in der Vergangenheit verharrt, als auch, dass er die Gegenwart ignoriert. Darüber hinaus sind Hinweise bezüglich einer Diagnose des familiären Systems enthalten. Viele Beschreibungen enthalten metaphorische Botschaften, die wichtig sind, um den Klienten zu verstehen. Dazu gehören auch die beiden Schlüsselwörter »Haus« und »Familie«. Eine scheinbar völlig nebensächliche Aussage, in der es darum geht, wie der Klient die Ferien verbringt, etwa »im Sommer fahre ich immer nach Hause«, kann darauf hindeuten, dass er seine Herkunftsfamilie mehr als zu Hause betrachtet, als die Familie, die er selbst gegründet hat, und dass die Bindung zu Personen aus der Vergangenheit stärker ist, als die zum eigenen Lebenspartner. Es kann wichtig sein herauszufinden, was mit den Worten »meine Familie« gemeint ist. Sind damit der Partner oder die Partnerin und die eigenen Kinder gemeint? Oder aber die Eltern und Geschwister? Der Begriff »Familie« kann auch Heimat bedeuten, das Gefühl, mit einer sozialen, ethnischen, nationalen oder religiösen Gemeinschaft verbunden zu sein. Das Wort »Haus« wiederum bezieht sich meist auf ein Gebäude, enthält aber auch andere Bedeutungen. Man kann zufrieden damit oder aber unglücklich darüber sein, aus welchem Hause man stammt. Ein Haus kann ungemütlich und zu eng sein, oder aber sicher und bequem. Entweder fühlt man sich »wie zu Hause« oder »wie auf gepackten Koffern«. Jemand hat nur »eine Ecke für sich« (z. B. bei den Schwiegereltern), hat »kein Dach über dem Kopf« oder »findet keinen Raum für sich«. Jegliche Berichte des Klienten zum Thema Haus oder Renovierungen am Haus (in Schlafzimmer oder Küche), zum Thema Hausbau oder Umzug enthalten, vor allem wenn sie bei einer Familientherapiesitzung angebracht werden, weitere versteckte Ebenen.

»Ich möchte in meinem Haus einfach nur ganz in Ruhe schlafen können« – mit diesem Satz drückte Herr G., ein etwa 50-jähriger Klient, das aus, was er mit der Therapie erreichen wollte. Sein bisheriges Leben bezeichnete er als gelungen. Herr G. war zufrieden mit seinem Leben, hatte aber schon seit Langem mit Schlafstörungen zu kämpfen. So wie immer, wenn ein Symptom über lange Zeit hinweg auftritt, genau beschrieben und definiert wird, stellte der Therapeut auch in diesem Fall Fragen, um die Funktion des Symptoms zu bestimmen und den Klienten besser verstehen zu können:

- Wer oder was lässt Sie nicht in Ruhe schlafen?
- Welche Träume wären noch schlimmer als die zermürbende Schlaflosigkeit?
- Was bedeutet die Dunkelheit der Nacht, in der Ihre Probleme auftreten?
- Was ist Schlaf und was bedeutet es zu wachen?
- Und vor allem, welche innere Erfahrung benötigt der Klient, damit er in Ruhe schlafen kann?

Das Bedürfnis »in Ruhe schlafen zu können«, was bei Schlaflosigkeit schließlich völlig selbstverständlich ist und oft während einer Psychotherapie thematisiert wird, kam in diesem Fall so deutlich zur Sprache und zog auf so intensive Weise die Aufmerksamkeit des Therapeuten auf sich, dass dieser selbst über die Heftigkeit seiner Reaktion erstaunt war. Die zweifellos wichtigen Worte waren mit einer ganz besonderen, schwer zu fassenden Emotionalität ausgesprochen worden. Der Therapeut konzentrierte sich also länger auf die Worte des Klienten und verfolgte seinen eigenen inneren Assoziationsprozess. Die Worte wurden daraufhin zum Schlüssel für eine komplexe Botschaft, die in den Symptomen enthalten war. Der Klient war das einzige Kind seiner Eltern. Ein Elternteil des Klienten hatte den Holocaust überlebt, der andere überlebte wie durch ein Wunder das Massaker von Wolhynien. In den Herkunftsfamilien beider Eltern waren fast alle Angehörigen ermordet worden, die Häuser wurden niedergebrannt und der gesamte Familienbesitz war verloren gegangen. Der Klient, der ungefähr 15 Jahre nach Kriegsende zur Welt gekommen war, konnte sich also an nichts aus dieser Zeit erinnern. Ganz offensichtlich konnte er sich aber auch nicht nicht erinnern.

Der Therapeut formulierte weitere Fragen und ließ seinen Assoziationen freien Lauf.

- Kann man sein Haus besitzen?
- Wer oder was ist ein Haus?
- Wenn man ein eigenes Haus hat, ist man dann sicher?
- Wenn man ein Haus besitzt, besitzt dann nicht auch das Haus einen Besitzer, und wenn ja, wer besitzt dann wen?
- Wenn das Haus einen Besitzer hat, ist das Haus dann Schutz oder eher eine Falle?
- Ist es besser, in seinem Haus nachts zu schlafen, oder zu wachen?
- Als Schlüsselfrage für die Diagnose erwies sich die Frage danach, welche Erfahrung für den Klienten notwendig wäre, damit er in seinem eigenen Haus in Ruhe schlafen könne.

Im Kontext all dieser Fragen nahm sowohl das Thema Schlaflosigkeit als auch das Bedürfnis des Klienten, im eigenen Haus in Ruhe schlafen zu wollen, eine neue Dimension an. Die Schlaflosigkeit war zwar ein ganz reales Problem des Klienten, aber gleichzeitig auch eine Metapher auf einer anderen Bedeutungsebene von Nacht und Leiden.

Oft hat ein Symptom selbst metaphorischen Charakter, und das Entschlüsseln der darin enthaltenen Bedeutungen kann wichtige Hinweise für die Behandlung liefern.

Herr H. war fast 30, hatte sein Studium abgeschlossen, arbeitete in dem Beruf, den er erlernt hatte, und lebte immer noch bei seinen Eltern. Herr H. war Einzelkind. Die Therapie begann er wegen Depressionen von gemäßigter Intensität, die sich bei ihm hauptsächlich in depressiven Stimmungslagen und in dem Gefühl ausdrückte, das Leben hätte keinen Sinn. Außerdem litt er unter einer Zwangsneurose, die sich in zwanghaftem Waschen, Aufräumen und Saubermachen äußerte. Während der Therapiesitzung sagte der Klient: »Ich muss die Dinge im Haus in Ordnung bringen.« Im ersten Moment schien dieser Satz mit seiner Zwangsstörung in Zusammenhang zu stehen. Der Therapeut vernahm aber die Worte »ich muss« deutlicher als die bloße Symptombeschreibung. Das führte zu weiteren diagnostischen Fragen:

- Wer oder was zwingt den Klienten, im Haus Ordnung zu machen?
- Wer könnte den Befehl, Ordnung machen zu müssen, wieder rückgängig machen?
- Wie lange schon besteht dieser Befehl?
- Wessen Unordnung muss der Klient aufräumen? Für wen räumt er auf (für die Eltern, die Großeltern)?
- Was bedeutet in diesem Fall »im Haus«? Die ganze Wohnung, einen Teil oder vielleicht das Elternhaus?
- Warum ist es besser, das weiter aufzuräumen, was er so oder so nicht schaffen kann, als den Befehl einfach zu missachten? Was wären die Konsequenzen für den Klienten oder für seine Familie, wenn er den Befehl nicht weiter befolgen würde?

Herr H. hatte Jura studiert, was ein unerfüllter Traum seiner Mutter gewesen war. Er selbst hatte sich eher für Informatik interessiert. In den Familien beider Eltern von Herrn H. bestanden zahlreiche Generationenkonflikte, innerfamiliäre Erbstreitigkeiten und nicht geklärte Vermögensfragen. Beide Eltern des Klienten kamen aus vermögenden Familien. Theoretisch. Denn der Reichtum existierte nur hypothetisch, es müssten erst alle Vermögensfragen der Familie in Ordnung gebracht werden. Das ganze Leben lang hatte Familie H. eher mit finanzieller Knappheit zu kämpfen gehabt. Auch zwischen den Eltern des Klienten gab es Vermögensstreitigkeiten und ungeklärte Angelegenheiten in Zusammenhang mit der gemeinsamen Firma und deren späterer Insolvenz. Im Kontext dieser Informationen waren die Aussage von Herrn H. zur Ordnung, die gemacht werden musste, sowie auch seine Worte über die Sinnlosigkeit des Lebens mehr als nur eine einfache Beschreibung seiner Symptome.

Metaphorische Äußerungen von Klienten sind oft komplex und beinhalten verschiedene Ebenen. Um zur nächsten Ebene der Metapher vorzudringen, sind manchmal mehrere Therapiesitzungen notwendig. Eine Mutter beispielsweise, die sich über das aggressive Verhalten ihrer 14-jährigen Tochter beklagt und sagt »ich bekomme keine Luft in ihrer Nähe«, meint damit sicherlich nicht ihre Atembeschwerden. Dennoch ist es wichtig, diese Aussage der Mutter über ihre Tochter ernst zu nehmen, denn es kann sich dabei um eine weitere Ebene einer Metapher handeln, die sich auf eine andere Person, vielleicht auch auf eine andere Zeit und einen anderen Ort bezieht. Möglicherweise stellt der Therapeut, der ja schließlich noch weitere Informationen zur Klientin besitzt, hier fest, dass die Aussage der Mutter, keine Luft zu bekommen, unbewusst auf eine andere Beziehung anspielt, die ihr die Luft zum Atmen nimmt. Statt der Tochter kann hier zum Beispiel die Mutter der Klientin gemeint sein. In diesem Falle wäre die Aussage der Klientin kein Vorwurf an die Tochter, sondern ein um eine Generation verspäteter Vorwurf an die eigene Mutter. Die Metapher würde dann auch bedeuten, dass die Klientin unbewusst ihre Tochter mit der eigenen Mutter verwechselt. Dieses Phänomen wird innerfamiliäre Übertragung genannt und gehört im ericksonschen Konzept zur Verzerrung der Wirklichkeit oder zum Trancephänomen der Halluzination. Eine solch bedeutungsvolle Aussage kann ein tieferes Verständnis für den Klienten nach sich ziehen und zur Eintrittskarte für eine weitere Arbeit mit Metaphern werden.

Hört der Therapeut eine Metapher aus einer Aussage seines Klienten heraus, erhält er somit einen diagnostischen Hinweis zu Gewichtigkeit und Intensität unbewusster Prozesse beim Klienten, gleichzeitig öffnet sich damit ein Tor zu diesen Prozessen. Eine Metapher zu erkennen hilft dem Therapeuten auch dabei, eine Methode für die therapeutische Arbeit auszuwählen. Einer Person, die selbst gern metaphorische Geschichten, Vergleiche und Anekdoten einsetzt, wird es leichter fallen, sich auf Interventionen des Therapeuten einzulassen, wenn er sich einer ähnlichen Sprache bedient.

2.8.2 Diagnostische Aspekte der Metapher im Erleben des Therapeuten

Es gibt Personen, die sich auf dem Gebiet der Metaphern frei und unbefangen fühlen. Sie legen Wert auf Symbolik und berufen sich gern auf Vergleiche. Logische Argumentationen sind für diese Personen eher problematisch, als dass sie ihnen bei der Kommunikation helfen würden. Auch viele Therapeuten können metaphorische Botschaften gut heraushören und sind auf diesem Gebiet sehr gewandt. Verfolgt der Therapeut seinen inneren Assoziationsprozess, ist er oft selbst überrascht, welche Fantasien, Klänge oder Geschichten ihm zum Klienten einfallen, etwa »Die Klientin erinnert mich an ein Schneeglöckchen« oder »der Mann ist so eisig, wie der Nordwind.«

Auf diese Weise können sich, zumindest teilweise, unbewusste Assoziationsprozesse des Therapeuten widerspiegeln, die wesentlich zum Kennenlernen des Klienten beitragen. Diese Assoziationen wahrzunehmen, sie sich zu notieren und im Gedächtnis zu behalten, kann wesentliche Bedeutung für die weitere Arbeit mit dem Klienten, etwa mit dem Einsatz von Metaphern, haben und darüber hinaus möglicherweise bewirken, dass der Therapeut den Klienten besser und bewusster versteht.

Beruft sich eine Metapher auf eine Kindheitserfahrung des Geschichtenhörens, so wird die Aufmerksamkeit von der Progression in Richtung Regression gelenkt. Regressive Erfahrungen können dort von beruhigender Wirkung sein, wo ein hohes Angstlevel vorherrscht, wie beispielsweise bei unheilbar Kranken, bei akuten Anfällen, posttraumatischen Belastungsstörungen, Angststörungen, Phobien, Panikattacken oder Zwangsstörungen. Sie helfen dabei, ein für das Individuum gesundes Gleichgewicht aus eigenem inneren Halt und Unterstützung von außen zu finden. Regressive Erfahrungen, die mithilfe von Metaphern ausgelöst werden, können darüber hinaus reparierende Wirkung haben, was dort wichtig ist, wo in der Kindheit ein grundlegendes Defizit oder eine fehlende gute Beziehung zu den Eltern vorherrschte.

Erfahrungen hervorzurufen, die sich auf die Vergangenheit beziehen, kann aber auch höchst unratsam sein. Etwa dann, wenn die therapeutische Arbeit in Richtung einer Zeitprogression gehen und die erwachsenen Aspekte des Klienten gestärkt werden sollen. Dieser Aspekt sollte ganz besonders von Therapeuten berücksichtigt werden, die dazu neigen, dem Klienten gegenüber eine Elternrolle (die der Mutter oder des Vaters) einzunehmen und die Therapie dann darauf zu beschränken.

2.9 Zusammenfassung

Diagnostische Kategorien dienen dazu, die Intensität einer ausgewählten Eigenschaft des Klienten zu beschreiben, die der Therapeut als wesentlich für die Arbeit mit dieser Person ansieht. Die meisten Eigenschaften können anhand einer Skala beschrieben werden, an deren einem Ende sich die maximale und am anderen Ende die minimale Ausprägung dieser Eigenschaft befindet. Einige Kategorien funktionieren auch in beschreibender Weise. Allen Diagnosekategorien ist gemeinsam, dass sie sich auf wesentliche Aspekte sowohl des intrapersonalen als auch des interpersonalen Funktionierens des Klienten beziehen. Sie stellen einen wichtigen Anhaltspunkt für den Aufbau einer Therapiestrategie und der einzelnen Interventionen dar, sodass eine bessere Zusammenarbeit erreicht werden kann. Für die Diagnose sind meist folgende Kategorien relevant: Die Aufmerksamkeit es Klienten, das Verarbeiten von Ereignissen, das bevorzugte Wertesystem, das soziale Funktionieren sowie die Position des Klienten in der Herkunftsfamilie. Einen ganz besonderen Platz unter den Diagnosekategorien hat die Metapher inne.

Jeder Therapeut kann seine eigene Liste von Bereichen zusammenstellen. Die Anzahl der Kategorien kann beliebig variieren, gewöhnlich reduziert der Therapeut jedoch die Liste und sucht zwei oder drei Bereiche aus, anhand derer er die Diagnose stellt und dann die therapeutische Arbeit durchführt. Dabei richtet er sich danach, welcher Art die Probleme des Klienten sind, beruft sich auf seine Erfahrungen als Therapeut und beachtet Signale seitens des Klienten bezüglich einer Zusammenarbeit.

3 Trancephänomene

3.1 Einführung

Einen großen Teil meiner Arbeit möchte ich dem Erkennen, Beschreiben und der Bedeutung der Trancephänomene widmen, da sie sich direkt auf die Hypnose beziehen, die in diesem Ansatz eine der grundlegenden Techniken darstellt. Der Begriff »Hypnose« wird oft alternativ zu »Trance« verwendet. Meist aber betrachtet man Trance als Teil der Hypnose, als einen der fünf Schritte der Hypnose: das Säen der Idee, die Induktion, die Trance, die Einstimmung auf die Zukunft und das Herausführen aus der Hypnose. Die Trance ist der Teil der Hypnose, in dem der Kern der therapeutischen Veränderungen vonstatten geht.

Trance wird auf mehrere Arten definiert. Ich möchte hier die Definition von Milton Erickson (1967, p. 116) verwenden:

> »Trance ist der innere Zustand einer Person, gestützt auf deren gebündelte Erfahrungen, die mit Gemerktem und Erlerntem verbunden und nicht zwangsläufig auf bewusster Ebene registriert sind. (...) Der Trancezustand ist eine Erfahrung der jeweiligen Person, der Therapeut kann bloß erkennen, wie er Reize oder Suggestionen einsetzen kann, um diesen Zustand hervorzurufen ...«.

Tom W. Wall (1991, p. 61) beschreibt Trance als

> »eine subjektive Erfahrung, die aus einem sich Umstellen von der äußeren Realität auf die innere Realität entsteht«.

Milton H. Erickson und Ernest L. Rossi (2014, p. 3) geben an:

> »Die therapeutische Trance ist ein zeitlicher Raum, in dem Beschränkungen, die aus den alltäglichen Überzeugungen und Bezugsrahmen heraus entstehen, vorübergehend ausgeschaltet werden, sodass sich das Individuum für veränderte Assoziationsmuster und andere Arten der mentalen Aktivität, durch die Probleme gelöst werden können, öffnen kann.«

Die Hypnose gilt als »Mutter aller modernen therapeutischen Möglichkeiten«. Schwierig ist es jedoch, einen genauen Ort oder eine Person zu benennen, um Ursprung oder Urheber der Hypnose eindeutig zu bestimmen.

Neben Franz Anton Mesmer (1734–1815) und dem schottischen Arzt James Braid (1795–1860), wurde die Hypnose auch von den französischen Ärzten Hyppolyte Bernheim (1837–1919) und Jean Martin Charcot (1825–1893) – Lehrer von Pierre Janet (1859–1919) und Sigmund Freud (1856–1939) – angewendet.

> »Die im 20. Jahrhundert von Ärzten wie John G. Watkins und Milton H. Erickson entwickelte Hypnose wurde zu einem wirkungsvollen therapeutischen Instrument« (Gilligan 2002).

Die Hypnose ist nämlich nicht nur das älteste, sondern auch eines der am besten bekannten und wirksamsten Instrumente in der Psychotherapie.

Der Therapeut beobachtet den Klienten und dessen Verhalten und hört sich an, was der Klient berichtet. Dabei analysiert er seine eigenen emotionalen Wahrnehmungen, kognitiven Prozesse oder Signale des Körpers und betrachtet sie als wesentliche diagnostische Anhaltspunkte. Auf dieser Grundlage schlussfolgert er auf Erfahrungen mit Trance, die beim Klienten für gewöhnlich vorhanden sind. Daraufhin schafft der Therapeut Bedingungen, um durch Trance die Prozesse hervorzurufen, bei denen eine therapeutische Intervention notwendig ist. Ebenso wie in den übrigen Bereichen, in denen die Diagnostik durchgeführt wird, geht es auch hier nicht darum, alle Trancephänomene beim Klienten zu beschreiben. Wichtig ist, die Trancephänomene auszuwählen, die beim Klienten dominieren und am deutlichsten auftreten. Diese Auswahl wird später für die Art der Trancearbeit, die in der Therapie zu Anwendung kommt, entscheidend sein. Der Therapeut sollte einige, zumindest aber zwei oder drei der dominierenden Trancephänomene beim Klienten bestimmen. Führt er die Diagnostik nur im Bereich eines Trancephänomens durch, könnte das dazu führen, dass sich der Klient unter Druck gesetzt fühlt, in diesem einen vom Therapeuten bestimmten Bereich arbeiten zu müssen. Werden mehrere dominierende Trancebereiche bestimmt, bleibt dem Klienten hingegen eine Wahlmöglichkeit. Dies verleiht der Therapie den Charakter eines Dialogs und erleichtert die Zusammenarbeit von Therapeut und Klient.

Die Trancephänomene laufen in einem Bereich ab, der vom Klienten nicht bewusst wahrgenommen wird. Sie können folgendermaßen verstanden und eingesetzt werden:

- als Antwort bzw. Reaktion auf eine Suggestion des Therapeuten
- als spontane (nicht suggerierte) Aktivität des Klienten während der Therapiesitzung
- als eine im täglichen Leben auftretende Manifestation des Unbewussten, die sich im Verhalten des Klienten beobachten lässt.

Hier möchte ich mich auf die Trancephänomene konzentrieren, die sich im alltäglichen Leben des Klienten als sich wiederholende Manifestationen des Unbewussten zeigen. Auf die beiden ersten Möglichkeiten, wie Trancephänomene verstanden werden können, möchte ich nur kurz eingehen.

Trancephänomene können suggeriert werden, also vom Therapeuten während einer Therapiesitzung hervorgerufen. Derartige Reaktionen sind sowohl für den Klienten als auch für den Therapeuten von Bedeutung. Zeigt der Klient auf eine Suggestion hin ein Verhalten, das von seinen alltäglichen Erfahrungen abweicht, so gilt das für den Therapeuten als Bestätigung dafür, dass sich der Klient in Trance befindet. Dieses Verständnis der Trancephänomene war über viele Jahre hinweg vorherrschend und charakteristisch für die klassische Hypnose. In der klassischen Hypnose galt es als Trancephänomen, wenn der Klient im Zustand der Trance ein Verhalten zeigte, das für den Trancezustand charakteristisch war, außerhalb dieses Zustandes jedoch nie auftrat. Man könnte eine lange Liste der am häufigsten suggerierten Reaktionen anführen: Entspannung, Handlevitation, Dissoziation (sowohl auf mentaler als auch auf physischer Ebene), Halluzination (positive oder negative), Anästhesie, Analgesie, Altersregression, ideomotorisches Verhalten, Katalepsie, Störungen der Zeitwahrnehmung, Amnesie, Hypermnesie, automatisches Verhalten (automatisches Schreiben oder Zeichnen) sowie posthypnotische Suggestion.

Für den Therapeuten, der die Sitzung durchführt, sind diese Reaktionen auch ein Beleg dafür, dass der Klient mitarbeitet. Kommt es allerdings zu keiner Zusammenarbeit, erhält der Therapeut das Signal, einen anderen Bereich für eine Zusammenarbeit auszuwählen, oder die Technik, die er anwendet, zu modifizieren. Trancephänomene können entweder direkt oder aber indirekt suggeriert werden. Dies hängt davon ab, ob eine Person gut auf Suggestionen reagiert, oder ob sie sich dagegen sträubt und genau das Gegenteil tut. Diese Art der Reaktion, bei der der Klient das Gegenteil von dem tut, was ihm suggeriert wurde, wird Kontra-Suggestibilität genannt und ist vor allem bei Klienten typisch, die in der Kindheit Druck vonseiten der Eltern, oder zumindest eines Elternteils, ausgesetzt waren.

Trancephänomene wahrzunehmen ist auch für den Klienten sehr wichtig. Dadurch gewinnt er die Erfahrung, sich selbst, seine Emotionen und Signale seines Körpers anders als in der gewohnten Weise zu erleben. Der Klient bekommt die Möglichkeit, sich selbst zu erfahren und denkt anders über sich, als er es früher getan hat. Er entdeckt sich selbst und unbekannte, bisher nicht zugängliche Seiten seiner Persönlichkeit. Oft ist der Klient über sich und seine Reaktionen erstaunt.

Trancephänomene können auch während der Therapiesitzung als spontane und nicht vom Therapeuten provozierte Aktivitäten auftreten, was darauf hindeutet, dass beim Klienten eine wesentliche Engführung der Aufmerksamkeit vorliegt. Hierfür könnte man folgende Beispiele anbringen: das kataleptische Anhalten der verbalen oder nonverbalen Aktivität für einige Sekunden (oder länger), was umgangssprachlich als »vor sich hin starren« oder »geistesabwesend sein« bezeichnet wird, intensive und deutliche emotionale Reaktionen, hervorgerufen durch das Erzählen von längst vergangenen Ereignissen (Altersregression und Assoziation) sowie Reaktionen wie Schwitzen oder Zittern während eines Gesprächs über bevorstehende Prüfungen (Zeitprogression und Assoziation) und lebhafte Erinnerungen an schmerzhafte Details und scheinbar vergessene Geschehnisse aus der Vergangenheit (Hypermnesie). Manchmal ist der Klient auch verwundert darüber, dass die Sitzung so schnell vergangen ist, wo sie doch eben erst begonnen hatte, die Uhr aber anzeigt, dass bereits eine Stunde ins Land gegangen ist (Störung der Zeitwahrnehmung). Oft lässt sich auch beobachten, dass es während der Trance spontan zum Auftreten von Trancelogik kommt, die als »Fähigkeit des sich in Trance befindenden Individuums, logische Ungereimtheiten zu demonstrieren« verstanden wird (Wall 1991). Zumindest einige Trancephänomene, die als spontane, wesentliche Engführung der Aufmerksamkeit verstanden werden, sind bereits deutlich früher beobachtet worden, als die Anfänge der klassischen Hypnose datiert werden. Verhaltensweisen wie »mit offenen Augen träumen« (vor sich hin starren), Schlafwandeln, ohne sich daran erinnern zu können, oder was heute posttraumatisches Belastungssyndrom genannt wird und früher als Kriegsneurose bekannt war, wurden als spontane Manifestationen andersartiger Zustände im täglichen Leben angesehen (Rossi a. Cheek 1988). Erst später begann man damit, die beobachteten Phänomene durch Suggestion in der Hypnose (experimentell oder klinisch) hervorzurufen. Der Erfolg solcher Versuche wurde mit einer erhöhten Suggestibilität der Person oder mit den Kompetenzen des Therapeuten erklärt. Die hier beschriebenen Phänomene sind aber nicht das Wesen der Hypnose, sie sind viel verbreiteter und treten weit häufiger auf, als nur im Kontext von Hypnose.

Seitdem Milton Erickson den Begriff »Trance« erweiterte und ihn nicht nur dafür nutzte, was in der Praxis des Therapeuten geschah, sondern auch dafür, was im täglichen Leben passierte, kann man Trancephänomene als einen Versuch verstehen, äußere Manifestationen des Unbewussten zu beschreiben oder zu systematisieren. Gerade diese Beschreibung ist überaus interessant, wenn es um die Diagnose im Bereich der dominierenden Trancephänomene geht. Obwohl jede Person individuell und einzigartig ist, können dennoch gewisse Verhaltensweisen, wenn sie sich im täglichen Leben häufiger wiederholen als andere, in bestimmte Konstellationen eingeordnet werden. Trancephänomene können sowohl bei einzelnen Personen als auch in Familien festgestellt werden.

Hierbei geht es gar nicht um bestimmte Ereignisse, sondern eher um eine Tendenz, um eine gewisse Atmosphäre oder emotionale Färbung, die einer Person oder einer Familie eigen ist. Gerade bei Familien ist dies besonders deutlich wahrnehmbar: Manche Familien sind sehr offen, andere eher verschlossen oder gar feindselig, manche Familien wirken düster, andere heiter, manche redselig, wieder andere eher schweigsam.

> »Jede Familie besitzt einen kollektiven Bereich des Unbewussten, in diesem Gebiet entwickeln sich Symptome [...]. Genau das ist die Familientrance« (Rittermann 1987).

Es existieren unbeschreiblich viele Dimensionen, Klänge und Färbungen. Stimmt man mit Erickson überein, dass Trance und die damit verbundenen Phänomene im normalen täglichen Verhalten des Klienten gegenwärtig sind, so kann dieser Teil der Diagnose auch auf Tranceerfahrungen basieren, die außerhalb des therapeutischen Kontextes auftreten. Der Charakter dieser Phänomene, ihre Häufigkeit und Stärke, unterscheidet sich von Person zu Person und manifestiert sich bei jedem Individuum auf ganz charakteristische und unterschiedliche Weise. Unabhängig von der persönlichen Neigung können sich die

Phänomene auch situationsbedingt unterscheiden. Erkenntnisse zu den dominierenden Tranceerfahrungen im täglichen Leben erlangt der Therapeut über Erzählungen des Klienten und seiner Familienangehörigen. Darüber hinaus beobachtet der Therapeut das Verhalten des Klienten während der Therapie. Die Schlussfolgerungen, die er hieraus zieht, sind eine mögliche Grundlage, um eine Diagnose im Bereich der Trancephänomene zu stellen.

Die Diagnose im Bereich der Trancephänomene ist, ähnlich wie die im Bereich der Diagnosekategorien, von dimensionaler und nicht von typologischer Art. Dieser Charakter der Diagnoseelemente führt zu der Folgerung, dass die beschriebenen Phänomene nicht scharf voneinander zu unterscheiden sind, vielmehr sind die Grenzen fließend. Für Therapeuten, die eine genaue Einordnung und klar definierte Grenzen benötigen, kann dies gewisse Schwierigkeiten mit sich bringen. Die Zweckmäßigkeit scheint aber dennoch für diese Konstruktion der Diagnosebereiche zu sprechen: Sie liefert dem Therapeuten einen direkten Hinweis für die strategische Planung der Therapie.

Um die Trancephänomene zu beschreiben, kann ein theoretisches Konstrukt verwendet werden, das diese Phänomene in räumlichen Dimensionen darstellt. Brent B. Geary (2001) schlug vor, zu den häufig bei Klienten beschriebenen Trancephänomenen wie Altersregression, positive und negative Halluzination, Einengung und Erweiterung des zeitlichen Raums, prä- und posthypnotische Suggestion, Katalepsie, Anästhesie, Assoziation, Dissoziation, Amnesie und Hypermnesie noch drei weitere Trancephänomene hinzuzufügen: Zeitprogression, übermäßige Flexibilität sowie Hypersensitivität. Auf diese Weise erhält man acht räumliche Dimensionen der Trancephänomene:

- Dissoziation – Assoziation
- Katalepsie – übermäßige Flexibilität
- Positive Halluzination – negative Halluzination oder Halluzination – »Hyperwirklichkeit«
- Gefühllosigkeit (Anästhesie) – Analgesie – übermäßige Empfindsamkeit (Hypersensitivität)
- Amnesie – Hypermnesie
- Zeitregression – Zeitprogression
- Einengung der Zeitebene – Erweiterung der Zeitebene
- Prähypnotische Suggestion – posthypnotische Suggestion

Der Anwendungsbereich der Begriffe, die hier zur Beschreibung der Trancephänomene genutzt werden (wie Amnesie, Katalepsie, Dissoziation oder Halluzination), unterscheidet sich etwas von deren Bedeutungsbereich in der Psychiatrie und der klinischen Psychologie. Milton H. Erickson war sowohl praktizierender Psychiater als auch Psychologe. Mehr als zwanzig Jahre lang arbeitete er in verschiedenen psychiatrischen Kliniken in unterschiedlichen Bundesstaaten der USA – in Rhode Island, Massachusetts, Michigan und Arizona. Zwar griff er oft auf die medizinische Terminologie zurück, doch er verstand viele der Fachbegriffe in einem breiteren als nur dem rein psychopathologischen Kontext.

Die Diagnose der Trancephänomene erfolgt in Dimensionen. An einem Pol befindet sich ein gewisses Extrem, also die Maximierung einer bestimmten Eigenschaft, am anderen Pol dagegen herrscht das Gegenteil davon vor. Als Ergebnis der diagnostischen Schlussfolgerungen wird ein Ort zwischen diesen beiden Extremen bestimmt, an dem sich die Aktivität der Klienten befindet, die in diesem Bereich dominiert. Ziel einer solchen Diagnosestrategie ist es, die Richtung der therapeutischen Arbeit festzulegen, die Flexibilität des Klienten zu vergrößern sowie die dem Klienten zur Verfügung stehenden Wahlmöglichkeiten zu erweitern.

Stellt der Therapeut eine Diagnose im Bereich der Trancephänomene, so wählt er einige der dominierenden Phänomene beim Klienten aus. Es besteht keine Notwendigkeit, eine Diagnostik im Bereich aller Trancephänomene vorzunehmen, sondern nur in den Bereichen, in denen therapeutische Interventionen durchgeführt werden sollen. Gut ist es, wenn der Therapeut mehrere Trancephänomene diagnostiziert, in deren Bereich Veränderungen angestrebt werden. Damit erhält der Klient die Möglichkeit, (unbewusst) einen Bereich auszuwählen, in dem es ihm leichter fällt, mit dem Therapeuten zusammenzuarbeiten.

Bei der Diagnose sollte sich der Therapeut auf genau das Trancephänomen konzentrieren, das Teil des Symptoms und dessen innerer Struktur ist. Eine solche diagnostische Reflexion erleichtert spätere Interventionen, sowohl bei der Auswahl der Hypnoseinduktion als auch bei der Auswahl der therapeutischen Interventionen (Edgette a. Edgette 1995). Michael D. Yapko (1992) merkt an, dass der Therapeut dieselben Trancephänomene, die für die Symptome beim Klienten verantwortlich sind, auch für therapeutische Lösungen verwenden kann. Wissen und Fähigkeiten des Klienten sowie dessen langjährige Erfahrungen auf einem bestimmten Gebiet der Trance müssen also nicht zwangsläufig eine Einschränkung bedeuten, sie können auch als Ressourcen betrachtet werden, mit deren Hilfe eine Veränderung im Bereich der Symptome herbeigeführt werden kann. Stephen Lankton (2001b) beschreibt seine therapeutische Arbeit mit Personen, die unter dem posttraumatischen Belastungssyndrom leiden, im Trancebereich Assoziation – Dissoziation. Genau dieses Trancephänomen war bei diesen Personen auch Gegenstand der symptomatischen Beschwerden. In der Geschichte eines 72-jährigen Mannes, der an Phantomschmerzen im Fuß litt, wird sehr gut deutlich, wie die Fähigkeiten des Klienten im Bereich der Halluzination bei der therapeutischen Arbeit genutzt werden können. Während einer komplexen Tranceprozedur gelang es Erickson, die halluzinierten Schmerzen im amputierten Fuß durch ein ebenfalls durch Halluzination erzeugtes angenehmes Gefühl zu ersetzen (Rossi, Erickson-Klein a. Rossi 2014a).

Das Wahrnehmen der acht Sphären der Trancephänomene ist für die Person, die die Diagnose stellt, von wesentlicher Bedeutung. Den Therapeuten, der die Einschätzung auf diesem Gebiet vornimmt, kann man mit einem sensiblen Messinstrument mit ganz präziser Einstellung vergleichen, die nur durch einen langjährigen Ausbildungsprozess erreicht werden kann. Hierbei muss regelmäßig genau geprüft werden, ob das Messgerät weiterhin präzise funktioniert. Indem der Therapeut Supervisionen, Fallbesprechungen, Diskussionen und öffentliche Auftritte in Fachkreisen nutzt, um seine Arbeit einer regelmäßigen Reflexion von außen zu unterziehen, mindert er das Risiko falscher Einschätzungen oder zweifelhafter Diagnosen.[7]

Vielen Therapeuten fällt es leichter, eine Diagnose im Bereich der Trancephänomene zu stellen, wenn sie diese als mehrdimensionale Räume betrachten, in denen im Laufe der Psychotherapie Bewegung und Veränderung eintreten wird. Diese Bewegung ist weder linear

7 Die Supervision ist eine Art fachliche Konsultation, die der Psychotherapeut, Psychiater oder Psychologe in Anspruch nimmt, um bei komplizierten Fällen Unterstützung zu erfahren, sein Verständnis für den Klienten zu erweitern und nicht zuletzt um die Effektivität seiner therapeutischen Arbeit zu erhöhen. Möglich sind sowohl Einzelsupervisionen – ein Therapeut und ein Supervisor – als auch Gruppensupervisionen. Während der Ausbildung zum Psychotherapeuten ist die mehrjährige Teilnahme an Supervisionen verpflichtend. Darüber hinaus wird für die gesamte Zeit der Berufstätigkeit eine Teilnahme an Supervisionen empfohlen, dies zeugt von der Professionalität des Therapeuten. Bei therapeutischer Arbeit mit Familien gilt es als unbedingt notwendig, dass der Therapeut an Gruppensupervisionen teilnimmt.

noch gleichförmig, Richtung und Geschwindigkeit der Veränderungen sind unterschiedlich. Die Bereiche der Trancephänomene können sich bei jedem Menschen teilweise überschneiden und sind nicht völlig voneinander zu trennen.

Zeig (2006, p. 187) teilt die Trancephänomene in drei Gruppen ein. Die erste Gruppe bezieht sich auf das Erschaffen von Erlebnissen, dazu gehören:

- positive Halluzination (Erlebnisse werden erschaffen)
- Zeitregression
- posthypnotische Suggestion.

Zur zweiten Gruppe, zu der er das Ausblenden, Ignorieren oder die selektive Wahrnehmung (*deleting*) von Erlebnissen zählt, gehören:

- negative Halluzination
- Amnesie
- Betäubung.

Zur dritten Gruppe, zu der Zeig das Deformieren und Verzerren *(distorting)* von Erlebnissen zählt, gehören folgende Trancephänomene:

- Störung der Zeitwahrnehmung
- partielle Betäubung (Analgesie)
- Hypermnesie.

Diese Einordnung der Trancephänomene bezieht sich auf die bereits besprochene Diagnosekategorie des Verarbeitens von Ereignissen. Die Trancephänomene in drei Gruppen einzuteilen ist auch hinsichtlich der Wirksamkeit therapeutischer Suggestionen von Bedeutung: Die Tranceerfahrungen aus der ersten Gruppe können mithilfe direkter Suggestion erzeugt werden, indirekte Suggestionen sind dagegen wirksamer, wenn es darum geht, Erfahrungen aus der zweiten Gruppe hervorzurufen, die sich auf das Ausblenden bestimmter Wahrnehmungen beziehen.[8]

8 Mehr über Trancephänomene und deren Diversität findet sich in: Erickson 1985; Rossi, Erickson-Klein a. Rossi 2010a, 2010b.

Verfügt der Therapeut über Kompetenzen im Bereich der klinischen Hypnose, versteht diese und wendet sie an, gelingt es ihm besser, die Trancephänomene zu beschreiben und vor allem therapeutischen Nutzen aus diesen Diagnoseelementen zu ziehen.

Im folgenden Abschnitt möchte ich besprechen, auf welche Art und Weise man die einzelnen Bereiche der Trancephänomene verstehen kann.

3.2 Dissoziation – Assoziation

»Die größte Schwierigkeit ist, zu wissen, wo man stehenbleiben soll.«
Erika Fatland

Die Dissoziation ist ein Prozess, bei dem eine ganzheitliche Erfahrung in einzelne Teile zerschlagen wird und sich das Bewusstsein eines Teils auf Kosten der übrigen Teile vergrößert. Dissoziation kann auf vielen Ebenen ablaufen. Das Phänomen der Dissoziation geben auch Begriffe wieder wie Entzweiung, Dreiteilung, Zerstückelung, Abtrennung, Zertrennen, Abschneiden, innere Zerrissenheit, Separierung, Ausgliederung, Aufteilung, Zerteilung oder Isolierung.

Das Phänomen der Assoziation dagegen lässt sich beschreiben mit Worten wie Verschmelzung, Verbindung, Integration, Zusammenfügung, Anschließen, Vereinigung oder symbiotische Tendenzen.

Janet war der erste, der Dissoziation als Block oder als Abtrennung eines bewussten oder unbewussten Teils der Psyche beschrieb. Sind Emotionen zu stark, um integriert werden zu können, dann unterliegen sie einer Abkoppelung und Verlagerung ins Unbewusste. Janet sah in diesem Mechanismus die Hauptursache von Psychopathologie. Zu diesem blockierten Material, das für das Bewusstsein nicht zugänglich ist, könne man mithilfe der Hypnose vordringen. Janet war einer der Pioniere dieser Technik. Freud adaptierte die Idee der Dissoziation – der Abtrennung bewussten und unbewussten Materials –, nutzte allerdings die Methode der freien Assoziation (die er nach eigenen Misserfolgen mit der Anwendung von Hypnose entwickelte), mit dem Ziel, zu dem auf bewusster Ebene nicht zugänglichen Material vorzudringen (Rossi 1993).

Zur Beschreibung separater (hier würden wir sagen dissoziierter) Ich-Zustände einer Person verwendet die Transaktionsanalyse die Begriffe »Kind-Ich-Zustand«, »Eltern-Ich-Zustand« oder »Erwachsenen-Ich-Zustand«.

Die meisten Therapeuten ordnen den Begriff Dissoziation dem Bereich der Pathologie zu und lassen somit das therapeutische Potenzial dieses Phänomens außer Acht (Yapko 1995).

Ein mit der Hypnose verbundener therapeutischer Ansatz, der sowohl die Konzeptualisierung als auch spezifische Arbeitsmethoden im Bereich Dissoziation – Assoziation entwickelte, ist die vom Ehepaar Helen Watkins (1921–2002) und John G. Watkins (1913–2012) begründete Ego-State-Therapie (EST) (Watkins a. Watkins 1997). Sie stützt sich auf die Annahme, dass die Persönlichkeit kein einheitliches Ganzes ist, sondern sich aus einzelnen Anteilen zusammensetzt, die Ego-States genannt werden. Jeder der Ego-States hat seine Funktion und seine Geschichte. Einige sind destruktiv, andere wiederum konstruktiv. Ziel des Ego-State-Ansatzes ist es, die verletzten Ich-Anteile zu identifizieren und zu integrieren oder die Kommunikation zwischen den dysfunktional abgetrennten Ego-States wiederherzustellen (Emmerson 2010). Die Mehrheit der Ego-States befindet sich außerhalb der bewussten Wahrnehmung, daher stellt die Hypnose, ähnlich wie bei der ericksonschen Therapie, die wichtigste Methode der therapeutischen Arbeit dar.

Das Ausmaß der Pathologie lässt sich bestimmen, indem man die Eigenschaften der Grenzen zwischen den einzelnen Ich-Anteilen beschreibt. Die voneinander abgetrennten Bereiche können entweder auf einer individuellen, sich auf den konkreten Klienten beziehenden Ebene charakterisiert werden, oder aber etwas allgemeiner, wie beispielsweise als Dissoziation von Emotionen, von Körpererfahrungen, von Wissen oder Ressourcen. Dissoziation kann in einem sehr breiten Spektrum auftreten. Dabei liegen an einem Pol gemäßigte Formen von Dissoziation, wie träumen mit offenen Augen, weggetreten sein, einen Aussetzer haben oder das Gefühl, eine mehr oder minder bestimmte Situation zum wiederholten Mal zu erleben *(flashback)*. Näher am entgegengesetzten Pol befinden sich dagegen Formen von deutlicherer Ausprägung, wie die Derealisations- oder Depersonalisationsstörung. Das Extrem der Dissoziation ist die multiple Persönlichkeit. Hierfür werden manchmal auch die Begriffe »doppeltes Bewusstsein« oder »doppelte Persönlichkeit« verwendet.

In der Psychotherapie haben wir es größtenteils mit Klienten zu tun, die sich an keinem der oben genannten Extreme befinden. So trifft man beispielsweise Personen an, die im Berufsleben hervorragend zurechtkommen und gleichzeitig im Privatleben schmerzlich ungeschickt sind – so, als würden die beiden Bereiche in keiner Verbindung zueinander stehen. Bei anderen wiederum gestaltet sich die persönliche oder familiäre Lebensgeschichte nicht in einer fortlaufenden Ganzheit, sondern ist voll von Lücken, weißen Flecken, dichtem Nebel, der über der Erinnerung liegt, oder tiefen Abgründen von Familiengeheimnissen. Dies alles erweckt den Anschein eines in Stücke zerschlagenen Raumes. Während der Diagnostik wird dokumentiert, was beim jeweiligen Klienten wovon getrennt ist.

Von Dissoziation zeugen auch bestimmte Arten von Aussagen:

- von sich selbst in der dritten Person sprechen, etwa »der Mensch braucht«, »man muss«, »es gehört sich«, »die Mutter sollte« (in Bezug auf sich selbst und nicht die Mutter)
- theoretisieren und Sätze auf der Grundlage von Allgemeingültigkeiten formulieren
- auf sich selbst bezogenen medizinischen oder psychologischen Jargon verwenden, z. B. »in letzter Zeit ist meine Libido etwas abgesunken« oder »ich verfüge über eine geringe Selbstachtung«;

oder auch Formulierungen wie

- »einerseits ist es so ..., andererseits aber so ...«,
- »ein Teil von mir sieht das so ..., ein anderer Teil sieht das aber so ...«
- »ja ..., aber ...«.

Manche Erzählungen wiederum sind sprachlich so konstruiert, als ob der Erzählende keinerlei Einfluss auf sein Leben hätte, zum Beispiel »Ich habe mein Kind einige Jahre zu früh bekommen«. In den Worten »Ich habe ein Kind bekommen« (statt: »ich habe es zur Welt gebracht (geboren)«) schwingt auch Regression mit. Die Aussage »Ich habe eine Schwester (einen Bruder) bekommen«, ist adäquat zur Situation eines Kindes, das schließlich keinerlei Einfluss darauf hat, ob es Geschwister hat oder ohne Geschwister aufwächst. Sie ist aber wiederum nicht adäquat zum Erwachsenenalter und kann von einem geringen Kontakt zum erwachsenen Anteil oder von einer Abtrennung dieses Anteils zeugen.

Manche Menschen sprechen von ihrem Schmerz auf eine Art, dass es dem Zuhörenden schwerfällt, diesen Zustand nachzuempfinden – höchstwahrscheinlich nimmt der Erzählende den Schmerz selbst nicht wahr. In Familien, in denen eine starke Tendenz zur Dissoziation vorherrscht und wegen Symptomen beim Kind eine Therapie begonnen wird, fällt auf, dass die Eltern die Beschwerden und Probleme ihres Kindes aus solch großer Distanz beschreiben, als würden sie über eine völlig fremde Person sprechen. Das Leiden der Eltern ist schwer zu spüren, wahrscheinlich sind die Eltern selbst von dieser Wahrnehmung abgeschnitten.

Einen Hinweis auf Dissoziation geben auch sehr private und enthüllende Aussagen im Anfangsprozess der Therapie, wenn der Klient den Therapeuten noch gar nicht kennt und es noch keine Möglichkeit gab, eine sichere Bindung aufzubauen. Spricht eine Klientin beispielsweise bereits beim ersten Treffen über den sexuellen Missbrauch durch ihren Vater oder erzählt von einer Vergewaltigung, der sie vor Jahren zum Opfer fiel, oder ein Klient beschreibt während der ersten Sitzung Einzelheiten seines zwanghaften Masturbierens, signalisieren die Personen damit eine geringe Selbstachtung. Sie überschreiten ihre eigenen Grenzen, aber auch die Grenzen des Zuhörenden. Dieses, metaphorisch ausgedrückt, »sich psychisch nackig machen« des Klienten vor dem Therapeuten, ohne sich vorher um Sicherheit gesorgt zu haben und ohne Respekt vor der eigenen Intimsphäre, ist ein Signal dafür, dass beim Klienten eine Störung im Bereich der Grenzen (also auf dem Gebiet des Trancephänomens Dissoziation – Assoziation) vorliegt.

Die assoziative Wahrnehmung der Realität dagegen äußert sich beispielsweise im häufigen Gebrauch der Worte »wir«, »jeder« oder »alle Menschen«. Andere Beispiele, an denen man die hier besprochenen Verschiebungen von Grenzen gut erkennen kann, sind folgende typische Aussagen von Müttern: »Dieses Kind will mir einfach nicht essen«, »... macht mir nicht ins Töpfchen« oder »... fährt mir ohne Fahrkarte Bus«. In diesen Aussagen ist deutlich das Nichtabgrenzen der Mutter vom Kind zu hören, darüber hinaus beinhalten sie, gewöhnlich systembedingt, diagnostische Hinweise darauf, dass das Verhalten des Kindes möglicherweise im Zusammenhang mit dem Verhalten der Mutter steht.

Manchmal erzählt der Körper einer Person eine völlig andere Geschichte, als die Person (oder die Familie) selbst.

Diese Unterschiede sind oft so deutlich, dass sie vom ersten Moment des Gesprächs an ins Auge stechen. So war es auch im Fall von Frau I.:

Frau I. war schlank, dunkelblond und sah aus wie ein braves Mädchen. Sie kleidete sich eher unauffällig und schlicht, benutzte kein Make-up. Frau I. hatte die Augen eines traurigen Kindes und ein aufgeklebtes Lächeln. Im Gespräch löste sich das Lächeln manchmal ganz unerwartet ab und verschwand völlig. Dann war ihr Mund ganz verkniffen. Gleichzeitig veränderte sich die Erzählweise der Klientin, die normalerweise höflich und korrekt war, in scharfe Ironie und Sarkasmus – Wut, die kaum hinter dem geschlossenen Mund zurückgehalten werden konnte. Der Kampf des Anteils, der voll überschäumender Wut war, mit dem anderen, dem korrekten und gut sozialisierten Anteil, war deutlich sichtbar und hörbar. Frau I. meinte, sie hätte sonst ein ganz angenehmes Leben, eine nicht besonders anstrengende, gut ertragbare Arbeit in einer Behörde, aber »aus für sie nicht nachvollziehbaren Gründen komme sie in Beziehungen mit Menschen nicht zurecht«. Zur Psychotherapie war Frau I. von ihrer Zahnärztin geschickt worden, die bei ihr nächtliches Zähneknirschen (Bruxismus) festgestellt hatte.

Frau J. sah aus wie ein kleines verlorenes Kind. Sie machte einen spröden und unsicheren Eindruck. Gekleidet war sie kindlich, gar nicht wie eine Frau. Es schien als würde sie sich in ihrer Kleidung verstecken. Als Grund für die Psychotherapie gab sie an, sie wäre gern mehr sie selbst, obwohl sie Zweifel habe, ob dies überhaupt möglich sei, da sie selbst nicht wisse, wie sie überhaupt sei. Einige Minuten später erfuhr die Therapeutin zu ihrem Erstaunen, dass Frau J. seit einigen Jahren verheiratet war. Sie arbeitete in einer großen Firma, leitete eine ganze Gruppe von Mitarbeitern und koordinierte wichtige, hochdotierte Projekte. Die Klientin behauptete voll Überzeugung, dass ihr die leitende Position keinerlei Schwierigkeiten bereite. Sie erklärte, dass sie als Chefin mit klar definierten Prozeduren und Regeln arbeite, womit sie bisher niemals Probleme gehabt habe.

Herr K. war ein zierlicher Mann von unbestimmtem Alter. Im ersten Augenblick hatte der Therapeut den Eindruck, Herr K. sähe wie ein Junge aus, der sich in allen Dingen immer sehr viel Mühe gab, aber trotzdem permanent unzufrieden war. Je mehr Mühe er sich gab, desto unzufriedener wurde er. Nach einer längeren Weile erzählte Herr K., dass er pensionierter Offizier sei. Viele Jahre hatte er in einer verantwortungsvollen Führungsposition gearbeitet. Je länger er über seinen Militärdienst sprach, umso deutlicher konnte man in ihm eine völlig andere Person erkennen, als die, die mit einer schwierigen familiären und privaten Realität außerhalb des Militärs zu kämpfen hatte. Im Prinzip sah man zwei Personen. Zwei völlig unterschiedliche.

Es wirkte so, als ob sowohl Frau J. als auch Herr K. seit Jahren in zwei völlig unterschiedlichen Rollen auftraten. In beiden sehr erfolgreich. Diese Art der inneren Zerrissenheit, die Bestandteil jahrelanger Erfahrungen der Personen ist, ist ein wichtiges diagnostisches Signal für das hier besprochene Phänomen.

Herr O., ein kinderloser, sehr gut situierter 40-jähriger Mann, sagte, er beginne seine Therapie aufgrund »eines Gefühls der Unzufriedenheit mit sich selbst und dem Gefühl, Zeit zu vergeuden«. Nach der Trennung seiner Eltern, die sich scheiden ließen, als Herr O. noch die Grundschule besuchte, wohnte er viele Jahre, bis zu seiner Hochzeit, bei seiner Mutter. Seine Eltern befanden sich die ganze Zeit über in einem schwierigen Konflikt aus Hass und diversen, das Haus und das Geschäftliche betreffenden, gegenseitigen Abhängigkeiten. Obwohl der Klient weiterhin finanziell von seinen Eltern abhängig war, sprach er über sie mit Distanz, mit einer gewissen Kälte und unausgesprochenen Aggression. Als er selbst heiratete, löste er sich nur scheinbar von seiner Herkunftsfamilie, er verweilte weiterhin in ihr. Nach seiner eigenen Scheidung vor einigen Jahren, lebte er noch lange mit seiner Ex-Frau zusammen. Von Zeit zu Zeit traten sie wieder als Paar auf. Von Zeit zu Zeit schliefen sie miteinander. Mit der Scheidung von seiner Frau hatte er die Beziehung zu ihr nicht beendet. Während der Therapiesitzungen erzählte er oft spontan von dem guten Eindruck, den er auf Frauen mache. Er prahlte viel und lobte sich selbst in den höchsten Tönen. Herr O. hatte viele Versuche unternommen, eine gleichberechtigte Beziehung aufzubauen, wobei es meist recht schnell zu sexuellen Kontakten kam. In einer Sitzung meinte er, das Wichtigste für ihn sei seine sexuelle Leistungsfähigkeit und er liebe es, sich selbst beim Sex im Spiegel zu beobachten und sich selbst in seiner Zufriedenheit zu beobachten.

Bei Klienten, die von Dissoziation betroffen sind, kann diese in verschiedenen Lebensbereichen auftreten. Die Personen sind beispielsweise Inhaber mehrerer Firmen oder haben mehrere Jobs gleichzeitig, sie haben mehrere Hochschulabschlüsse oder Berufsausbildungen oder besitzen mehrere Wohnungen. Manchmal haben sie einen bestimmten Beruf erlernt, arbeiten aber in einem völlig anderen Bereich. Sind sie selbst Ärzte oder Therapeuten, arbeiten sie oft an mehreren Arbeitsstellen gleichzeitig. Oft lebt die Person in einer Partnerschaft, gleichzeitig aber auch nicht. Obwohl es keine äußeren Einwände gibt, gehen Personen mit Dissoziation oft keine formellen Partnerschaften ein, befinden sich in zwei Beziehungen gleichzeitig oder lassen sich scheiden und heiraten erneut. Zur Therapie bringen sie häufig viele voneinander getrennte Themengebiete mit, die scheinbar überhaupt nicht zusammengehören.

Wieder andere Personen mit Dissoziation zeigen Verhaltensweisen, die den Anschein erwecken, der Klient wäre keine einheitliche Persönlichkeit, sondern setze sich aus einzelnen Inseln zusammen. Die dissoziierten, abgespaltenen Anteile des Klienten können in unterschiedlichen Beziehungen zueinander stehen. Sie können sich auf Leben und Tod bekämpfen, einen zermürbenden Kleinkrieg gegeneinander führen, oder aber in völliger Isolation, in Vergessen oder auch Nichtwissen um ihre Existenz verbleiben. Oft kämpfen die unterschiedlichen Anteile aber gar nicht gegeneinander, sondern ignorieren sich gegenseitig, kommunizieren kaum miteinander oder verbleiben in Isolation.

Sehr viele Klienten, bei denen innere Zerrissenheit dominierendes Trancephänomen ist, betrachten einen bestimmten Persönlichkeitsanteil als feindliches oder unerwünschtes Element. Sieht es danach aus, als würde ein Anteil des Klienten versuchen, einen anderen Anteil zu zerstören, kann dies zu Suizidversuchen, zu einem Vernachlässigen der Therapie oder zu ernsten körperlichen Erkrankungen führen. Darüber hinaus treten oft Störungen der Impulskontrolle auf – der Klient ist nicht in der Lage, seine Impulse zu kontrollieren, so, als kämen diese von einer anderen Person oder von einem anderen unabhängigen Persönlichkeitsanteil. Dies äußert sich in riskantem Verhalten, Spielsucht, zufälligen Sexualkontakten, im Missbrauch psychoaktiver Substanzen, Abhängigkeiten oder im Herausreißen von Haaren (Trichotillomanie).

Manche Menschen wiederum sind überrascht darüber oder zweifeln gar daran, selbst auch aggressive, milde und spontane Persönlichkeitsanteile oder etwa Anteile kindlicher Freude zu besitzen. Diesbezügliche Verhaltensweisen offenbaren sich meist während besonderer Anlässe, wie beispielsweise im Urlaub, bei Feierlichkeiten oder infolge übermäßigen Alkoholkonsums.

Ein Merkmal, mit dem Symptome definiert werden, ist, dass das Verhalten als (zumindest teilweise) unabhängig vom Willen der Person wahrgenommen wird. Laut dieser Definition können Aspekte von Dissoziation in jedem Symptom beschrieben werden:

> »Dies gilt speziell für Muster, die man als Sonderform von Sichbeklagenden-Mustern beschreiben kann, nämlich solchen, bei denen man unter ungewollten unwillkürlichen Prozessen im eigenen Inneren leidet, z. B. Panikattacken, Zwängen, Depressionen etc. ›Ich‹ erlebt sich dabei als Opfer, nun aber nicht von Tätern von außen, die ›Täter‹ sitzen vielmehr quasi im eigenen Inneren« (Schmidt 2005, S. 113).

Deutlich sichtbar sind Symptome von Dissoziation bei somatischen Störungen *(somatic symptom disorder)*. Der Klient kommt mit Schmerzen oder Müdigkeit nicht zurecht, hat das Gefühl, keinen Einfluss darauf zu haben, was in seinem Körper geschieht. Auch bei Menschen, die mit Panikattacken zu kämpfen haben oder vom Borderline-Syndrom *(borderline personality disorder)* betroffen sind, lässt sich der Mechanismus der Dissoziation erkennen. Dissoziation ist auch Kern der Konversionsstörung *(conversion disorder)*, bei der sich emotionale Störungen auf der Ebene körperlicher Wahrnehmungen manifestieren. Der Symptomstrauß der Konversionsstörung ist überaus farbenfroh und vielgestaltig. Des Öfteren treten Symptome wie Nicht-laufen-Können oder unerwartete Sinneswahrnehmungen wie etwa Probleme mit dem Hören, Sehen oder Fühlen auf, sowie Schwierigkeiten beim Sprechen oder Schlucken. All diese Symptome scheinen ohne jeglichen Bezug zum emotionalen Zustand der Person zu sein.

Bei einer Störung, die häufig bei Kindern im Schulalter diagnostiziert wird, dem Aufmerksamkeits-Defizit-Hyperaktivitäts-Syndrom (ADHS), führen die typischen Verhaltensweisen wie Unaufmerksamkeit, Hyperaktivität und Impulsivität dazu, dass die Störung als Dissoziation von Körperwahrnehmungen bei gleichzeitig nach außen gerichteter Aufmerksamkeit verstanden werden kann. Darüber hinaus zeigen viele klinische Berichte (Racicka 2013) einen Zusammenhang der Störung mit einer falschen Ernährungsweise und einem häufigeren Übergewicht bei Kindern mit ADHS im Vergleich zu Gleichaltrigen. Dies scheint die Diagnose Dissoziation bei diesen Kindern und den Familien, in denen sie aufwachsen, zu bestätigen. Oft reagieren Kinder mit ADHS, vor allem wenn sie übergewichtig sind, weniger sensibel auf innere Anzeichen von Hunger oder Sättigung (Davis et al. 2006). Die Frage, worauf die Eltern der Kinder weniger sensibel reagieren, wovon sie abgespalten oder abgetrennt sind und welche systemische Funktion die Dissoziation beim Kind erfüllt, sollte während einer individuellen Diagnostik bei jeder Familie, die sich mit einem Kind zur Behandlung meldet, beantwortet werden.

Das Phänomen der inneren Getrenntheit ist auch bei Personen sichtbar, die sich Körpermodifikationen *(body modification, BM)* unterziehen, die am Körper bleibende Spuren hinterlassen – beispielsweise Tätowierungen, Piercings oder plastische Operationen –, als wäre das Aussehen des Körpers (manchmal auch nicht sichtbarer Stellen am Körper) vor dem Eingriff für die Psyche zu schwer zu akzeptieren gewesen. Bei einigen Personen tritt nach der ersten Modifikation eine Besserung des Selbstwertgefühls ein (Pajor, Broniarczyk-Dyła i Świtalska 2015), dann bleibt es für gewöhnlich bei diesem einen Eingriff. Andere hingegen setzen das autoaggressive Verhalten durch Körpermodifikationen über Jahre hinweg fort. Da bei diesen Personen oft auch andere Verhaltensweisen dissoziativer Natur auftreten, wie etwa ein erhöhter Stimulationsbedarf, Missbrauch diverser Substanzen und riskantes Verhalten, sind einige Therapeuten der Meinung, dass Tätowierungen und Piercings bei (vorwiegend) jungen Menschen ein diagnostischer Hinweis darauf sind, dass ein erhöhtes Suizidrisiko oder die Gefahr ernsthafter Verletzungen infolge eines Unfalls besteht (Dhossche, Snell a. Larder 2000).

Der dissoziative Kampf, den Klientinnen mit Anorexie in ihrem Inneren austragen, setzt sich aus vielen aufeinanderfolgenden Gefechten zwischen Körper und Psyche zusammen. Keine Seite ist im Stande, solch einen zerstörerischen Kampf zu gewinnen. Hinsichtlich der destruktiven Hartnäckigkeit dieses Kampfes und des Alters der betroffenen Frauen lässt sich die Erkrankung metaphorisch mit dem Dreißigjährigen Krieg vergleichen. Diese Kämpfe, die die innere Gebrochenheit der erkrankten Person widerspiegeln, kommen in der Aussage von Frau K. deutlich zum Ausdruck:

> »Ich habe einen etwas herrschsüchtigen Charakter, alles muss so sein, wie ich es will. Und wenn das mal so nicht geklappt hat, dann habe ich mich selbst bestraft ... Wenn etwas nicht nach meinem Willen ging, dann habe ich das an meinem Körper abreagiert. Immer. Entweder durch Erbrechen, oder durch Hungern oder durch Ritzen ... Als meine Krankheit fortgeschritten war, als sie ihren Höhepunkt erreicht hatte, war der Körper die absolute Nummer eins, das Allerwichtigste ... Er war irgendwie so wie eine Gottheit ... Wenn ich beschließe, zehn Kilo abzunehmen, dann tue ich das ...« (Rojek i Opoczyńska-Morasiewicz 2014).

Essstörungen sind ein Beispiel dafür, wie Körperwahrnehmungen vom Bewusstsein dieser Wahrnehmungen abgetrennt sind. Die Krankheit kann Spiegelbild des inneren Konflikts sein. Nachdem der dissoziierte Bereich erkannt ist, beruht die Therapiestrategie darauf, die Ressourcen des Klienten zu erkennen und sie auszubauen. In diesem Fall bedeutet das, Orte zu bestimmen, an denen ein besserer Kontakt zwischen Körper und Psyche möglich ist. Eine ähnliche Strategie würde auch bei der Behandlung von Personen zur Anwendung kommen, die mit unterschiedlichen Formen psychosomatischer Störungen zu kämpfen haben, etwa mit dem Reizdarm-Syndrom oder sexueller Dysfunktion. Auch bei der posttraumatischen Belastungsstörung, bei der Erinnerungsmaterial, Emotionen und Körperwahrnehmungen abgespalten wurden und nicht integriert sind, wird Dissoziation deutlich. Bei der dissoziativen Persönlichkeitsstörung *(dissociative personality disorder)* sind Persönlichkeitsanteile derart abgespalten, dass sich die Person der Existenz dieser Anteile nicht einmal bewusst ist und es sogar bestreitet, derartige Anteile überhaupt zu besitzen.

Personen, die innerlich zerbrochen sind, haben Schwierigkeiten damit, Körpersignale zu interpretieren. Es scheint, als würden sich die Klienten selbst nicht spüren. Sie wissen nicht, wie sie sich fühlen, vor allem dann, wenn ihnen nichts wehtut. Aus diesem Grund leiden sie häufiger als andere Menschen an verschiedenen psychosomatischen Erkrankungen. Nur so können sie spüren, dass sie lebendig sind. Fast scheint es, als würden sie ihre psychosomatischen Beschwerden unbeabsichtigt selbst hervorrufen. Da die Klienten keinen Zugang zu emotionaler Fülle haben, hilft der Körper und sendet Lebenszeichen.[9] Integration wiederum ist eine Entwicklungserfahrung. Assoziation, also die Verbindung der verschiedenen Persönlichkeitsaspekte zu einer harmonischen Ganzheit, benötigt Zeit und günstige Bedingungen. Manchmal findet keine Integration statt und einige Anteile sind weiter entwickelt als andere. So kann beispielsweise die Entwicklung kognitiver Prozesse durch die Schule entsprechend gefördert werden, die emotionale oder soziale Entwicklung aber in einem gewissen Moment abbrechen. Dissoziation ist hier also Ausdruck eines nicht vollendeten Integrationsprozesses. Eine ungleichmäßige Entwicklung gehört auch zur Erfahrung besonders begabter Kinder, bei denen sich

9 Mehr zum Thema innere Zerbrochenheit und Abspaltung der Emotionen von den Körpersignalen ist in folgenden Arbeiten zu finden: Rossi, Erickson-Klein a. Rossi 2010c, Rossi 2002 sowie in zahlreichen Texten von Alexander Lowen.

bestimmte Fähigkeiten (z. B. eine musische, sportliche oder kognitive Begabung) deutlich schneller entwickeln als andere (beispielsweise emotionale oder soziale) Fähigkeiten. Barbara Schlichte-Hirsemenzel (2006, nach Gauck 2016) führt Aussagen von Personen dieser Gruppe an: »Ich hatte gehofft, dass ich mich irgendwann anpasse, aber die anderen blieben immer in der Mehrheit«; die Lehrerin eines achtjährigen Jungen wiederum beschreibe ihren Schüler so: »Er spricht wie ein Erwachsener, die Erwachsenen aber sehen in ihm nur ein altkluges Kind. Er sieht aus wie ein Kind, die anderen Kinder aber verstehen nicht, was er sagt. Er passt also nirgendwo hin.«

Weitere Ursachen von Dissoziation sind (einmalige oder sich über längere Zeit wiederholende) traumatische Erfahrungen. Die Dissoziation ist hier der Preis, der noch über eine lange Zeit hinweg dafür gezahlt werden muss, dass das Trauma überstanden wurde.

Eine Klientin, die viele Jahre an Depressionen litt und jahrelang Opfer von Missbrauch war, beschrieb dies recht deutlich:

> »Ich habe den Eindruck, dass ich für meine Chance zu überleben einen ungerechtfertigt hohen Preis zahle. Manchmal scheint es mir, dass ich längst alles abbezahlt hätte, und dann wieder weiß ich, dass ich niemals imstande sein werde, das abzubezahlen.«

Den Mechanismus der Dissoziation kann man mit einem Zerschlagen vergleichen, das durch einen äußeren Impuls erfolgte – mit einem Zerbrechen der bereits formierten Ganzheit in einzelne Stücke. Dies geschieht so häufig, dass Dissoziation unter Therapeuten allgemein als Signal dafür gilt, dass beim Klienten mit großer Wahrscheinlichkeit traumatische Erfahrungen vorhanden sind.

Innere Zerbrochenheit beim Kind ist häufig Konsequenz eines traumatischen Ereignisses, wie etwa der Scheidung der Eltern, und vor allem der damit verbundenen emotionalen Atmosphäre. Hier laufen langwierige zerstörerische Prozesse ab, und die Kinder der streitenden Eltern werden in das Drama eines Loyalitätskonflikts zwischen Mutter und Vater hineingezogen. Dissoziation wird in diesem Fall auf verschiedenen Ebenen deutlich, etwa in Verhaltensstörungen und psychosomatischen Symptomen. Auf einer tieferen Persönlichkeitsebene zeigt sich die Dissoziation beim Kind in Zweifeln wie »Welches Ich ist mein richtiges Ich?«.

Je früher in der Kindheit traumatische Ereignisse aufgetreten sind, und je länger sie dauerten, desto deutlicher sind die inneren dissoziativen Narben. Frühkindliche traumatische Erfahrungen können sowohl integrative Entwicklungsprozesse stoppen als auch das wieder zerstören, was bereits integriert war. Die Dissoziation als Strategie, um das Trauma zu überstehen, erfüllt im Moment der traumatischen Erfahrung eine positive Funktion und gilt in diesem Falle als Ressource. Doch diese Strategie, die hilft, traumatische Ereignisse zu überstehen, hinterlässt Narben, Spuren in den Emotionen, in den kognitiven Strukturen und Spuren, die im Körper gespeichert werden. Die Dissoziation kann so stark sein, dass es bei Einwirkung ähnlicher Reize wie während des traumatischen Ereignisses zu einer erneuten Erregung kommt – zu einer Restimulation traumatischer Reaktionen. Ist die Restimulation sehr intensiv, können die Klienten psychotisch wirken. Ihr Verhalten ist für sie selbst und für ihr Umfeld dann dermaßen unerklärlich, dass sich ihr Zustand im Prinzip nur als psychische Erkrankung, als bedrohlich oder als psychische Krise beschreiben lässt, auch wenn das keine passenden Erklärungen sind. Die extremste Form innerer Gespaltenheit ist die multiple Persönlichkeit. Bei Klienten, die sexuell missbraucht wurden, denen Gewalt widerfahren ist oder die traumatische Situationen erlebt haben, sollte sich eine Therapie immer auf den Bereich Assoziation – Dissoziation beziehen.

Eine Form von Dissoziation, die bei Personen auftritt, die um ihr physisches und psychisches Überleben kämpfen mussten, ist eine Identifikation mit dem Aggressor. Emotionen und Verhalten des Täters werden verinnerlicht und in die Psyche des Opfers integriert, was auch als Introjektion bezeichnet wird. Im Mechanismus der Introjektion werden mehrere Trancephänomene deutlich: der Bereich Assoziation – Dissoziation, Elemente von Halluzination (fremde Werte und Überzeugungen werden als eigene angenommen) sowie Zeitregression (Geschehnisse aus der Vergangenheit werden über viele Jahre hinweg immer wieder abgespult). Das Phänomen der Täteridentifikation wurde bei Überlebenden von Völkermord, Opfern von Vertreibung und Umsiedlung, Holocaustopfern, Überlebenden von Konzentrationslagern sowie Opfern von Entführung und Geiselnahme beobachtet. Ein Anteil der Persönlichkeit leidet, während der andere Anteil versucht, das Leid durch eine emotionale Nähe (Assoziation) zum Aggressor zu lindern. Das unbeabsichtigte Einladen des Täters ins Innere – die Integration des Aggressors – verringert die Angst und verleiht ein illusorisches Gefühl von Kontrolle. Beim Opfer entsteht so das Gefühl zu wissen, wer der Täter ist, ihn zu kennen und dadurch

Einfluss auf sein Verhalten zu haben. Das hilft dem Opfer zu überleben. Auf längere Sicht aber, sogar noch viele Jahre nach der realen Bedrohung, können hierdurch Tendenzen zu autodestruktivem oder aggressivem Verhalten entstehen. Eine Person, die derartig gespalten ist, wird möglicherweise zum Aggressor gegen sich selbst oder gegen andere. Ein Phänomen dieser Art wird, aufgrund von Ereignissen, die im August 1973 in der schwedischen Hauptstadt stattfanden, Stockholm-Syndrom genannt. Geiseln, die von Bankräubern sechs Tage lang festgehalten wurden, brachten nach ihrer Befreiung den Aggressoren, die sie gefangen gehalten und ihr Leben bedroht hatten, eine gewisse Art von Verständnis und Sympathie entgegen. Ein Beispiel für das Stockholm-Syndrom, das große mediale Aufmerksamkeit erlangte, ist die Geschichte von Patty Hearst, der Erbin des Medienmoguls William Hearst. Im Alter von 20 Jahren wurde Patty Hearst entführt, zwei Monate lang in einem Schrank gefangen gehalten und gefoltert. Die Gefangene identifizierte sich derart mit ihren Entführern und deren Ideologie, dass sie später selbst an Banküberfällen teilnahm und neue Mitglieder für die Terrororganisation rekrutierte. Als Symbol für ihre neue Identität legte Patty Hearst ihren bisherigen Namen ab und nahm ein Pseudonym an. Als sie freikam, heiratete sie einen ihrer Leibwächter, der während ihrer bedingten Entlassung für ihre Sicherheit zuständig gewesen war.

Ein anderer Mechanismus, der sich bei Personen beobachten lässt, die in einer grausamen Realität ums Überleben kämpfen mussten, ist eine Assoziation nicht mit Personen, sondern mit Repräsentationen positiver Objekte: mit angenehmen Kindheitserinnerungen, Geschichten aus der Bibel oder Worten aus Poesie und Gebeten. Dieser Mechanismus wurde u. a. bei Überlebenden des Holocaust beschrieben (Klein i Kogan 2007). Eine Flucht ins Innere, eine Nähe zu Gott und zu Heiligengestalten sowie mystische Erfahrungen können helfen, sich vom aktuellen Drama und von enormem Leiden zu distanzieren. Mechanismen von Dissoziation bleiben oft über viele Jahre hinweg erhalten. In Familien von Überlebenden sind sie allgegenwärtig und treten auch bei Personen auf, die erst nach dem Zweiten Weltkrieg geboren wurden, sowohl dann, wenn die Eltern Opfer waren, als auch dann, wenn sie der Tätergruppe angehört hatten. Die Mechanismen sind auch noch in nachfolgenden Generationen zu beobachten. Das Trancephänomen der Zeitregression und das der posthypnotischen Suggestion treten hier parallel auf.

Dissoziation ist eine Strategie der Psyche, sich bei Gefahr zu schützen. Die schmerzhaften Bereiche von Körper, Psyche oder Erinnerung werden abgetrennt. Sie tritt als funktionale Lösung im Moment der Gefahr auf. Merkmale von Dissoziation sind etwa übermäßige Kontrolle – sowohl der eigenen Person als auch anderer – übermäßiges Kritisieren, Isolation, Misstrauen, Rückzug, Ratlosigkeit und Verschlafenheit.

Die Erfahrungen, die beim Klienten bezüglich der inneren Zerrissenheit vorhanden sind, können aber auch während der Therapie genutzt werden, denn wenn der Klient dank dieses Mechanismus ein traumatisches Ereignis überstanden hat, kann man sich in der Therapie auf eben diese Erfahrungen berufen und mit Trance arbeiten. Die Trancearbeit basiert auf den Fähigkeiten des Klienten, an zwei Orten oder in zwei zeitlichen Dimensionen gleichzeitig zu existieren und einen angemessenen Abstand (in Raum und Zeit) von den dramatischen Ereignissen zu finden. Hier eignen sich verschiedene Techniken oder Tranceprozeduren, wie beispielsweise die Kristallkugel-Technik (*cristal ball technique,* Hammond 1990). Darüber hinaus kann man sich auch auf das Potenzial berufen, das aufgrund des Überlebenskampfes und der damit verbundenen Erfahrungen beim Klienten vorhanden ist. Untersucht der Therapeut, auf welche Weise es der Klient geschafft hat, die traumatische Situation zu überstehen (denn dass er sie überstanden hat, ist schließlich ein Fakt), kann er zu Bildern und Symbolen vordringen, die sich der Klient während des Traumas im Inneren vorgestellt hat (z. B. Engel, Schutzheilige oder andere Geisteswesen), kann das Gefühl der Verbundenheit des Klienten mit diesen Bildern erkennen und sie dann auf symbolische Begriffe, wie »unerschütterlicher Kern«, »innere Weisheit« oder »Seele« zurückführen. Dieser Bezug sollte auf den inneren Erfahrungen des Klienten beruhen und im Einklang mit dessen Wertesystem stehen.

Im Film *Jenseits der Angst (Fearless)* von Peter Weir (1993) wird ein Fall von Dissoziation als Folge eines Flugzeugunglücks gezeigt. Die Hauptperson Max ist einer von wenigen Überlebenden des Unglücks. Nach diesem Ereignis verändert er sich, kann weder Angst noch Traurigkeit mehr spüren. Sogar seine Erdbeerallergie, die ihm früher Atembeschwerden bereitet hatte, verschwindet.

Die metaphorische Geschichte eines Klienten, der an einer enormen assoziativen Störung leidet, zeigt Woody Allen in seinem Film *Zelig* (1983). Der Titelheld hat das Problem, dass er sich immer der Person angleicht, mit der er gerade zusammen ist. Und nach einigen

Therapiesitzungen verwandelt sich Zelig dann natürlich in seine Therapeutin.

3.2.1 Dissoziation – Assoziation in Familien

Das hier beschriebene Phänomen der Dissoziation tritt nicht nur individuell auf, sondern kommt auch in Familien vor. Manchmal gewinnt der Therapeut beim ersten Treffen den Eindruck, »so eine nette Familie« sei zur Therapie gekommen. Später erfährt er dann, dass sich die jugendliche Tochter unlängst geritzt hat, davor einen Suizidversuch unternommen hatte, dass sie ohne wichtigen Grund viele Wochen weit entfernt vom Wohnort der Familie stationär behandelt worden war und dass in der Familie ein hohes Maß an Aggression und Gewalt herrscht. Es scheint, als wären alle Familienmitglieder von ihren Emotionen abgeschnitten, vor allem die Eltern scheinen weit von den Emotionen ihrer Kinder entfernt zu sein.

Eine Form der Abtrennung ist auch aus dem kurzen Gespräch eines Therapeuten mit seiner 20-jährigen Klientin herauszuhören.

Die Klientin benötigte Unterstützung, da bei ihrem jüngeren Bruder eine Tumorerkrankung festgestellt wurde. Die vierköpfige Familie, Mutter, Vater und die beiden Kinder, wohnten in einer gemeinsamen Wohnung.

Die Klientin berichtete: »Meine Mutter leidet furchtbar ... das hat sie so mitgenommen, sie ist fix und fertig, sie tut gar nichts mehr. Und der Mann meiner Mutter, der kommt schon gar nicht damit zurecht.«

Der Therapeut fragte: »Ist das Ihr Vater?«

Die Klientin antwortete: »Ja, ja, ich habe doch eben erzählt, dass er mit der Situation gar nicht zurechtkommt, er flüchtet sich in Arbeit, oder er schläft.«

Dass die Klientin ihren Vater als den Mann ihrer Mutter bezeichnete, zeigt ganz deutlich den emotionalen Abstand zwischen Vater und Tochter.

Auch in der Therapie von Herrn und Frau H. war der Bereich Assoziation – Dissoziation wesentliches diagnostisches Element.

Herr und Frau H. begannen ihre Ehetherapie aus Gründen, die sie selbst als »Probleme mit der Kommunikation miteinander« bezeichneten. Sie waren bereits seit über 30 Jahren verheiratet, hatten zwei Kinder und drei Enkel. Beide waren sie berufstätig und konnten berufliche und finanzielle Erfolge verzeichnen. Die Kinder hatten eine gute Ausbildung genossen und führten ihr eigenes Leben. Herr und Frau H. waren elegant gekleidet und attraktiv, sie bedienten sich einer schönen und gewählten Sprache. Ihre Worte wählten sie mit Bedacht, zeigten ein würdevolles Auftreten und hielten einen angemessenen Abstand zueinander. In der allgemeinen Wahrnehmung würden sie wohl als gesellschaftliches Musterbeispiel gelten. So nahm auch der Therapeut das Ehepaar wahr. Ziemlich lange hatte er das Gefühl, nicht zu wissen, warum Herr und Frau H. überhaupt zu ihm gekommen waren. Die beiden sprachen von der Absicht, ihre Kommunikation verbessern zu wollen. Während der ersten Sitzungen schienen sie ein ideales Paar zu sein, nur dass sich ideale Paare eben nicht in einer Therapie wiederfinden. Den Therapeuten quälte ein wachsendes Gefühl von Unbehagen. Auch beunruhigte ihn der immer wiederkehrende Gedanke, dass hier etwas nicht stimmen konnte. Nach einigen Sitzungen sagte Frau H., sorgfältig die Worte abwägend, dass sie das unbestimmte Gefühl habe, sich aber nicht völlig sicher sei, dass ihr Mann sie seit 15 Jahren betrüge. Sehr langsam und schrittweise enthüllte das Ehepaar einen Teil der bis dahin verschwiegenen langjährigen schmerzhaften Erfahrungen, die sie als »Probleme mit der Kommunikation miteinander« bezeichnet hatten. Sie hatten sich gegenseitig betrogen. Körperliche Gewalt, Grenzüberschreitungen, Aggression sowie Missbrauch von Alkohol und Marihuana herrschten seit Jahren zwischen ihnen. Sie kannten sich so gut, dass es ihnen gelang, sich konsequent und wirkungsvoll gegenseitig zu verletzen. Und das taten sie seit Jahren. Dieser leidvolle Bereich war abgetrennt, wurde ignoriert und war unzugänglich, und das nicht nur in den Erzählungen während der anfänglichen Therapiesitzungen. Er wurde auch vor der Außenwelt versteckt. Herr und Frau H. galten in ihrem Umfeld als Muster für eine harmonische und stabile Ehe. Obwohl ein Bereich der Beziehung überhaupt nicht zum anderen passen wollte, so waren doch beide Bereiche fester Bestandteil der langjährigen Erfahrungen der Familie H.

Frau N. begann eine Einzeltherapie wegen zahlreicher psychosomatischer Beschwerden, die sich im Zusammenhang mit »der dramatischen Situation zu Hause« enorm verstärkten. Seit Jahren lebte sie in einer komplizierten Ehe. Sie und ihr Mann arbeiteten in freien Berufen, genossen berufliche Anerkennung und gesellschaftliches Ansehen. Seit einiger Zeit war für Frau N. klar, dass ihr Mann noch eine weitere Beziehung hatte. Sie selbst hatte bereits mehrere, wie ihr schien geheime, kürzere oder länger Romanzen gehabt. Über eine Scheidung habe sie dennoch nie nachgedacht. Frau N. beschrieb Szenen von häuslicher Gewalt, Schlägen, Erniedrigung, gegenseitiger verbaler und körperlicher Aggression. Das bloße Anhören dieser Vorfälle war für die erfahrene Therapeutin emotional derart anstrengend, dass es keine Zweifel zu geben schien, dass die Klientin darunter leiden musste. Der Schmerz und die immer zunehmenden Schwierigkeiten in der Beziehung zu ihrem Mann seien in den letzten Monaten eskaliert. Während einer der ersten Therapiesitzungen hatte Frau N. erwähnt, mit ihrem Mann geschlafen zu haben. Die Therapeutin war überrascht. Im Zusammenhang mit dem, was sie vorher über Gewalt und dramatische Vorfälle in der Ehe gehört hatte, war bei ihr der Eindruck entstanden, das Paar schliefe bereits seit Monaten nicht mehr miteinander. Direkt darauf angesprochen, antwortete Frau N., dass sie selbstverständlich miteinander schliefen – wie immer. Aus ihrer Sicht sei der Sex mit ihrem Mann gut – so wie immer. Als sie die Verwunderung der Therapeutin bemerkte, meinte Frau N., dass die beiden Dinge – Sex und die komplizierte Beziehung zu ihrem Mann – miteinander nichts zu tun hätten. Das sei wie Tag und Nacht. Der Tag sei der Tag und die Nacht sei die Nacht. Wenn sie Sex habe, egal mit wem und wo, dann sei der Sex für sie immer gut, und sie sehe keinen Grund dafür, warum sie nicht auch mit ihrem Mann weiterhin guten Sex haben solle.

Herr Z., Anfang 30, verheiratet, sprach über die komplizierte Beziehung zu seinen Eltern. Ohne seine Eltern darüber zu informieren, hatte er, ein halbes Jahr vor Beginn der Therapie, Klage bei Gericht gegen sie eingereicht. In der Klage ging es um finanzielle Berechnungen in Verbindung mit einem Erbe, von dem nach Meinung von Herrn Z. ein bedeutender Teil ihm zustand und nicht den Eltern. Herr Z. hatte die letzten Jahre in der Firma seines Vaters gearbeitet. Seine Mutter kümmerte sich oft um sein Kind. Zusammen mit seiner Frau war Herr Z. regelmäßig, vor allem an den Sonntagen, zu Besuch bei seinen Eltern. Vom Gerichtsprozess mit ihrem Sohn erfuhren die Eltern aus einem Amtsschreiben. Sie waren schockiert. Herr Z. meinte während der Therapiesitzung, dass er keinen Grund sehe, warum er mit seinen Eltern vorher darüber hätte reden oder sie informieren sollen. Er war völlig erschrocken über die Reaktionen von Vater und Mutter. Die Eltern brachen daraufhin den Kontakt zu ihrem Sohn ab. Die Mutter wollte kein sonntägliches Essen mehr für ihn kochen. Der Vater entließ ihn aus der Firma, er meinte, er hätte das Vertrauen zu seinem Sohn verloren. Es schien, als würde der

Sohn die Reaktionen seiner Eltern absolut nicht verstehen. Herr Z. forderte über einen Gerichtsprozess von seinen Eltern eine beträchtliche Summe Geld und war der Meinung, dass diese Forderung in keiner Weise ihre bisherigen Beziehungen beeinträchtigen sollte, da die beiden Angelegenheiten – Finanzen und Emotionen – schließlich nichts miteinander zu tun hätten. Letztendlich würde die Sache so oder so vom Gericht geklärt werden, es gäbe also überhaupt keinen Grund, darüber zu sprechen.

3.2.2 Dissoziation – Assoziation im Erleben des Therapeuten

Bei der Arbeit mit Personen, die innerlich zerrissenen sind, ist Nähe schwierig. Die Klienten sind anderen Menschen gegenüber sehr misstrauisch und haben kein Vertrauen zu sich selbst, was in ihren früheren Erlebnissen begründet liegt. Deshalb ist es gar nicht einfach, eine gute therapeutische Beziehung aufzubauen. Wenn sich die unterschiedlichen Aspekte der inneren Struktur des Klienten in einem Konflikt miteinander befinden, bleibt unklar, mit welchem dieser Anteile der Therapeut zusammenarbeiten soll. Manchmal sind bestimmte Anteile während einer Therapiesitzung besonders aktiv, während andere Anteile des Klienten erst in der folgenden Sitzung in Erscheinung treten. Auch im Laufe der therapeutischen Arbeit kann sich das immer wieder ändern. Beim Therapeuten wird dadurch ein ganzes Spektrum verschiedener, oft schwieriger Reaktionen hervorgerufen. Er ist zuweilen desorientiert, müde, unwillig oder gereizt.

Als mögliche Reaktion darauf kann beim Therapeuten auch eine Tendenz zum Polarisieren auftreten, indem beispielsweise eine Beziehung nach dem Muster »Retter und Ertrinkender« aufgebaut wird. Dem Therapeuten als »Retter« verleiht dies die Illusion, wirkungsvolle und angemessene Hilfe zu leisten, und dem »geretteten« Klienten wird vorgetäuscht, diese zu erhalten. Für beide Seiten ist dieses Muster aber leider auch Garantie für eine beständige Distanz. Denn eine deutliche Distanz und ein sicherer Abstand zum Therapeuten schützen den Klienten vor dem Risiko einer erneuten Traumatisierung. Der Klient wird auch während der Behandlung den Zugang zu traumatischen Erfahrungen blockieren. Klienten, die von Dissoziation betroffen sind, sind von wesentlichen Aspekten der eigenen Wahrnehmung abgeschnitten. Die Elemente, die ausgeblendet werden, tauchen so selten in den Erzählungen der Klienten auf, dass Zweifel angebracht sind, dass ihre Berichte auch mit dem übereinstimmen, was sie tatsächlich erleben.

Der Therapeut ist während seiner Arbeit oft selbst von Dissoziation betroffen. Sie schützt ihn davor, die Schmerzen und Verletzungen des Klienten, die zu dessen innerer, unausgesprochener Erfahrung gehören, zu spüren. Beim Therapeuten kann das zu starken, oftmals schwer zu benennenden, schwer zu verstehenden und schwer zu ertragenden Reaktionen führen, die sich häufig auch körperlich manifestieren. Es kann sogar der Wunsch auftauchen, den Klienten loszuwerden. Solch ein versteckter Impuls (der leider erst nach einiger Zeit reflektiert wird) führt oft dazu, dass der Klient die Therapie vorzeitig abbricht.

Eine Therapeutin beschreibt ihre Erfahrungen mit Dissoziation während einer Therapiesitzung folgendermaßen:

> »… Der Klient ergeht sich in langen Litaneien. Ich habe den Eindruck, dass er, wie er so an die Decke schaut, nur mit sich selbst spricht und meinem Blick ausweicht. Wenn ich ihn nicht unterbrechen würde, was schwierig ist, würde sein Monolog die ganze Sitzung andauern. Er erzählt von scheinbar nebensächlichen und unwesentlichen Dingen. Wenn mal eine Sitzung etwas besser läuft, dann habe ich bei den nächsten beiden Treffen wieder das Gefühl, keine Verbindung zu ihm zu haben.«

Ein Merkmal von Dissoziation ist der charakteristische Erzählstil des Klienten. Trocken und korrekt, so als würde es ihn nichts angehen, berichtet er von seinen dramatischen Erfahrungen. Die Sprache des Klienten kann technische und wissenschaftliche Begriffe sowie psychologischen Jargon enthalten. Der Klient berichtet beispielsweise von einem »niedrigen Selbstwertgefühl«, »Problemen mit der Kommunikation« oder einem »unerfüllten Bedürfnis nach Nähe«. Hier ist es schwierig, ein Therapieziel zu formulieren. Oft werden auch Beschreibungen, wie »um den Schmerz nicht zu spüren«, »um mich nicht schuldig zu fühlen«, »um mich normal zu fühlen«, »um frei von somatischen Beschwerden zu sein« verwendet. Ein Klient, der von der lebensbedrohlichen Erkrankung seines Vaters berichtete, bediente sich zum Beispiel der Formulierung: »Das Bein meines Vaters hatte Wundbrand«. Eine andere Person wiederum meinte: »Ich habe einen Partner, den man als festen Partner bezeichnen könnte«.

Eine Therapeutin beschrieb ihre Erfahrungen mit einer Klientin, die unter psychosomatischen Beschwerden litt, folgendermaßen:

> »Ich spüre die Klientin nicht, das ist unangenehm. Die Frau hat so ein steifes Verhalten, sie ist so ein Kopfmensch, absolut rational ... Für mich ist das schwierig, denn die Sitzung läuft nicht. Nichts entwickelt sich. Nichts ist miteinander verbunden. Es gibt keinen roten Faden, der sich durch die Sitzungen zieht. Die Arbeit ist so zerrissen. Manchmal habe ich den Eindruck, ich fühle mich selbst wie die Klientin, ohne Verbindung nach innen oder nach außen. Sie hat nicht eine Sitzung verpasst, aber ich mache mir Gedanken, warum sie überhaupt noch kommt.«

Ein Paar, bei dem innere Zerrissenheit dominierendes Trancephänomen war, wurde von seiner Therapeutin folgendermaßen wahrgenommen:

> »Dafür, was die beiden durchgemacht haben, und dafür, was zwischen ihnen los ist, verhalten sie sich während der Sitzungen ungewöhnlich kultiviert. Und gerade das weckt bei mir Zweifel.«

Bei der Diagnostik im Bereich Dissoziation – Assoziation hilft oft eine Supervision, besonders eine Gruppensupervision. Reflektiert der Therapeut seine Arbeit mit einer von Dissoziation betroffenen Person, so identifizieren sich die unterschiedlichen Teilnehmer des Supervisionsteams unbewusst oft so stark mit den dissoziierten Anteilen dieser Person, dass sie spontan in einen Konflikt miteinander geraten. Die Streitigkeiten der Gruppenteilnehmer, die oft von überraschender Intensität sind, spiegeln die abgetrennten oder miteinander kämpfenden Anteile des Klienten wider. Diese charakteristische Arbeit in der Gruppe hilft, die Prozesse innerhalb des Bereichs Assoziation – Dissoziation zu erkennen und zu beschreiben, die in der Psyche des Klienten ablaufen. Noch deutlicher wird dies, wenn es bei der Reflexion um eine Familie geht und sich die Teilnehmer der Gruppensupervision lebhaft mit den verschiedenen Familienmitgliedern identifizieren, miteinander in Interaktion treten, Antagonismen oder Koalitionen entstehen und die Teilnehmer auf diese Weise die Prozesse im Bereich Assoziation – Dissoziation, die sich in der Familie abspielen, wiedergeben. Dies ist auch einer der Hauptgründe, warum von Familientherapeuten gefordert wird, regelmäßig an Supervisionen teilzunehmen (Haley 1999).

Wird der Klient während der diagnostischen Reflexion als innerlich gespaltene Persönlichkeit beschrieben, sollte die therapeutische Behandlung in Richtung Assoziation gehen. Es gibt viele assoziative Behandlungsstrategien. Sie stützen sich darauf, die Aufmerksamkeit des Klienten nach innen zu lenken, das Selbstvertrauen zu stärken, und berufen sich außerdem auf durchlebte Emotionen sowie Körperwahrnehmungen des Klienten. Hierbei ist die Hypnose als therapeutisches Werkzeug von unschätzbarem Wert.

Eine mögliche Therapiestrategie wird im folgenden Beispiel in verkürzter Weise von einer Therapeutin vorgestellt, die eine Lehrerin behandelte. Die Klientin litt unter psychosomatischen Beschwerden.

»Ich hatte mich entschieden, der Klientin mitzuteilen, dass ich sehr berührt war, als sie darüber sprach, welches Unrecht und welche Vernachlässigung den Kindern vonseiten der Erwachsenen widerfahren war. Ich fragte sie, wie das, was sie erzählt hatte, sich auf ihre eigene Lebensgeschichte beziehen könnte. Es war überraschend für mich, dass die Klientin nach einer Weile begann, ganz lebendig Episoden aus ihrer eigenen Kindheit zu erzählen. Zum ersten Mal weinte sie. Nach der Sitzung verspürte die Klientin zu Hause eine unglaublich große Wut. Nach der darauffolgenden Sitzung heulte sie vor Schmerz. Als noch eine Sitzung vergangen war, beschloss die Klientin, ihrem Mann einige Erlebnisse aus ihrer Kindheit zu erzählen. Sie war sehr überrascht, als ihr Mann daraufhin selbst von seiner schweren Vergangenheit berichtete. Die beiden hatten zuvor noch nie auf diese Weise miteinander gesprochen. Nach diesem Gespräch fühlte sich die Klientin ihrem Mann viel näher.«

Die therapeutische Intervention, die hier Anwendung fand, um Assoziation zu erzeugen – »ich hatte mich entschieden, der Klientin mitzuteilen, dass ich sehr berührt war …« – wird in der kognitiven Verhaltenstherapie als Modellierung bezeichnet. In der Gestalttherapie bezeichnet man dies auch als ein Enthüllen von Blockaden seitens des Therapeuten.

Nähe, also Assoziation mit dem Klienten, muss zu Beginn der Therapie hergestellt werden. Dadurch wird es möglich, eine gute therapeutische Beziehung aufzubauen. Im ericksonschen Konzept spricht man hierbei vom Sich-Einstimmen auf den Klienten. Dieses Einstimmen erfolgt sowohl auf sprachlicher Ebene, etwa dadurch, dass der Therapeut Wörter, Symbole, Metaphern, Idiome, charakteristische Redewendungen oder Vieldeutigkeiten einsetzt, derer sich der Klient bedient, um seinen Zustand zu beschreiben (Zeig 1994), als auch auf der Ebene erlebter Emotionen und Körperwahrnehmungen:

> »Wie bereits erläutert wurde, besteht ein exemplarischer Prozess der Hypnotherapie (und ganz generell der Psychotherapie) aus den Elementen Pacing, Unterbrechen und Elizitieren. Der Therapeut lässt sich zunächst auf den Bezugsrahmen des Patienten ein und unterbricht dann dessen gewohnte bewusste Haltung, um die generative Reorganisation von Ressourcen anzuregen« (Zeig 2014, dt. 2015, S. 178).

Beim Aufbau der therapeutischen Zusammenarbeit ist es wichtig, auch andere Aspekte (auch, wenn sie für den Veränderungsprozess ungünstig sind) abzuwägen, die es dem Therapeuten ermöglichen, Nähe zum Klienten herzustellen.

Manche Therapeuten zeigen eine übermäßige Tendenz zur Assoziation. Während der Einzeltherapie wird das in einer großen Nähe zum Klienten oder zu einem seiner Anteile deutlich und lässt sich daran erkennen, dass der Therapeut eine geringe Distanz zum Klienten hält. So duzt er den Klienten beispielsweise oder verwendet unbegründet den Plural, spricht etwa während einer Supervision von »unserer Therapie«, sagt »wir haben Fortschritte in der Therapie gemacht«, »bei uns klappt die Therapie nicht«, »was wir auch tun, hinterher ist bei uns doch wieder alles beim Alten«, »wir konnten schon in der ersten Sitzung das Therapieziel formulieren«, »gemeinsam sind wir zu dem Schluss gekommen« oder »wir formulieren die Lebensziele der Klientin«. Es zeigt sich die Überzeugung: Je näher der Kontakt zum Klienten, desto besser. Dieses Phänomen trifft man auch in der systemischen Therapie an. Es zeigt sich darin, dass unbewusst Koalitionen mit einem der Familienmitglieder eingegangen werden. Das tritt beispielsweise dann zutage, wenn Eltern auf verdeckte Weise beschuldigt werden, für die Erkrankung ihres Kindes verantwortlich zu sein, oder wenn Emotionen beim Therapeuten auftauchen, die sich gegen eine Person in der Familie richten und wahrscheinlich bei einem anderen Familienmitglied bestehen.

Erkennt der Therapeut derart starke emotionale Impulse bei sich, führt das zu den folgenden diagnostischen Fragen:

- Wessen Emotionen spüre ich?
- Werden diese Emotionen offen zum Ausdruck gebracht, oder werden sie in der Familie blockiert?

- Welche für das System nützliche Funktion erfüllt das Blockieren der emotionalen Kommunikation?
- Was behindert den Emotionsfluss in der Familie?
- Was kann während der Therapie geschehen, um den Emotionsfluss in Bewegung zu bringen?

Die Suche nach Antworten auf diese Fragen, hilft dabei, die in der Familie ablaufenden Mechanismen zu verstehen. Bei Paartherapien beispielsweise ist eine Koalition mit einem der Partner daran zu erkennen, dass der Therapeut versucht, den anderen Partner zu einer Einzeltherapie zu bewegen. Hiermit wird dieser Partner auf verdeckte Weise für die Probleme in der Beziehung verantwortlich gemacht. Eine starke assoziative Reaktion des Therapeuten erfüllt an sich eine wichtige Rolle beim Kennenlernen der Familie oder des einzelnen Klienten, jedoch sollte der Therapeut genau auf seine emotionalen Impulse, die aus dem Assoziationsprozess hervorgehen, achten.

Eine übermäßige Assoziation des Therapeuten mit dem Klienten kann Folge einer persönlichen Neigung beim Therapeuten sein, eine unbewusste Reaktion auf ein verdecktes oder offenes Bedürfnis des Klienten nach Nähe, oder aber eine Verbindung beider Faktoren.

Bei der Arbeit mit Personen, bei denen der Bereich Dissoziation – Assoziation dominierendes Trancephänomen ist, muss der Therapeut darauf achten, einen für den Klienten günstigen Abstand in der Beziehung einzuhalten. Für manche Klienten ist ein enger Kontakt zum Therapeuten gut, für andere wiederum ist ein sicherer Abstand besser. Diesen Abstand herauszufinden und eine optimale Distanz bzw. Nähe einzuhalten, stellt für den Therapeuten eine schwierige berufliche Herausforderung dar. Besonders deutlich wird das bei der Arbeit mit Personen mit der Diagnose Borderline sowie bei Klienten mit Verhaltensstörungen.

Es sei hier betont, dass der Therapeut in der Lage sein sollte, eine enge, wohlwollende und empathische Beziehung zum Klienten aufzubauen, auch zum Klienten, der von Dissoziation betroffen ist, wie schwierig dies auch sein mag. Diese zwischenmenschlichen Fähigkeiten des Therapeuten werden von den Klienten sehr geschätzt und wirken sich positiv auf die Behandlungseffekte aus (Szymczyk i Cierpiałkowska 2012). Innere Zerrissenheit scheint ein Phänomen zu sein, mit dem es Therapeuten immer häufiger zu tun haben. Das liegt sowohl an der Beschleunigung des Lebenstempos als auch am gesellschaftlichen Druck, verschiedene, schwer miteinander vereinbare Rollen gleichzeitig erfüllen zu müssen (z. B. die persönliche und berufliche Entwicklung und das traditionelle Familienbild). Mit der technologischen Entwicklung im Bereich der Kommunikation wird den Menschen die Möglichkeit geboten, sich zu ein und demselben Zeitpunkt in verschiedenen Beziehungen und an verschiedenen Orten scheinbar gleichzeitig aufhalten zu können, wodurch sie einer stetig wachsenden Flut von Eindrücken ausgesetzt sind. Mit diesen Herausforderungen setzen sich zahlreiche Therapeuten auseinander, und in Fachkreisen wird zu diesem Thema viel diskutiert (Drath 2015; Kamińska 2013; Bronowski, Sawicka i Kluczyńska 2009). Ethische und juristische Regelungen zu Verhaltensweisen des Therapeuten, die sich entweder positiv oder aber negativ auf die psychische Gesundheit des Klienten auswirken können, halten, leider, wie gewöhnlich mit dem Tempo der technologischen Entwicklung nicht mit.

3.3 Katalepsie – Hyperaktivität

Katalepsie als Anzeichen von Trance wird als

> »merkwürdiger Zustand mit erhöhtem Muskeltonus und Balance, der es dem Probanden gestattet, Körperhaltungen und Stellungen ohne erkennbare Müdigkeitsreaktionen über außergewöhnlich lange Zeitspannen aufrechtzuerhalten« (Rossi, Erickson-Klein a. Rossi 2010d, p. 23, dt. S. 34).

Als verbreitete alltägliche Erfahrung lässt sich Katalepsie beschreiben als »in Gedanken sein«, »Unaufmerksamkeit« oder »ruhige Besinnung«.

> »In solchen Augenblicken erleben Menschen die gewöhnliche Alltagstrance; sie neigen dazu, ins Leere zu schauen – nach links oder rechts, je nachdem, welche Gehirnhälfte dominiert (Baken 1969) – und haben diesen ›verträumten‹ oder ›leeren‹ Blick. Ihre Augen können sich tatsächlich schließen, ihre Körper werden bewegungslos (eine Form der Katalepsie), bestimmte Reflexe (zum Beispiel Schlucken, Atmung usw.) können unterdrückt sein, und sie scheinen im Augenblick ihre Umgebung nicht wahrzunehmen[…]« (Rossi, Erickson-Klein a. Rossi 2014b, p. 39, dt. S. 103).

> »Auf das Phänomen Katalepsie Bezug nehmend kann ein breites Spektrum von Verhaltensweisen beschrieben werden […], jegliche Form von

> Bewegungslosigkeit […] verursacht durch Faszination, Überraschung, Angst oder auch durch Müdigkeit und Krankheit« (Rossi, Erickson-Klein a. Rossi, 2014b, p. 39).

Katalepsie im weiteren Sinne, auf den ich mich beziehen möchte, wird durch folgende Begriffe wiedergegeben: Bewegungslosigkeit, Anhalten, Erstarren, Versteinern, Verhärten, Verknöchern, eingefroren sein, Innehalten, Lethargie, Trägheit, Leblosigkeit sowie das stetige Wiederholen einer Verhaltenssequenz, obwohl sich Umstände und Kontext verändert haben.

Für die Anfangsphase beim Prozess der Katalepsie trifft der Begriff »Faszination« durchaus zu (vgl. Charcot, nach: Rossi, Erickson-Klein a. Rossi 2014b, p. 37). Eine Person, die fasziniert ist, verharrt regungslos in Bewunderung oder Begeisterung, ist vollkommen vertieft in das, worüber sie erstaunt oder verwundert ist, und erstarrt in völliger Bewegungslosigkeit.

Katalepsie ist auch herauszuhören, wenn sich Klienten darüber beklagen, sie hätten schon seit Langem Probleme, positiv und gesund zu funktionieren. Obwohl sie sich sehr bemühen, schaffen sie es nicht, gesund zu werden. Als Eheleute quälen sie sich über Jahre in einer toxischen Beziehung oder gehen (wenn sie sich dann scheiden lassen) eine nächste, ähnlich komplizierte Partnerschaft ein. Als Eltern fühlen sie sich seit Jahren ratlos, wenn es um ein inakzeptables Verhalten der Kinder geht. Auch kognitive Prozesse können in Bewegungslosigkeit verharren, was sich in einer starren Denkweise, in emotionalen Prozessen, sich wiederholenden Ereignissequenzen oder systematischen Verhaltensmustern zeigen kann.

Katalepsie ist in chronischen Erkrankungen zu erkennen, in immer wieder auftauchenden Schmerzen oder im langjährigen Erhalt von Rentenleistungen und den damit verbundenen sozialen Konsequenzen.

Ein Zeichen von Bewegungslosigkeit sind auch hartnäckige Schuldgefühle, also nicht abgeschlossene, eingefrorene Prozesse des emotionalen Austauschs zwischen wichtigen Personen im System.

Auch während der Therapiesitzungen zeigen manche Klienten Bewegungslosigkeit. So setzen sie sich beispielsweise immer auf denselben Platz, kehren immer wieder zu denselben Themen zurück, möchten ein einmal begonnenes Thema gern weiterführen und vertiefen. Manchmal sprechen sie langsam und ausschweifend. Dann wieder schweigen sie. Signalisiert der Therapeut neue Themen, werden diese nicht gehört oder boykottiert. Man bekommt das Gefühl, man würde sich im Kreis drehen und immer zu denselben Themen zurückkehren. Die Zeit bleibt stehen, der Klient ebenso, und wenn auch noch der Therapeut von diesem Phänomen betroffen ist, dann stagniert die Therapie.

Personen, bei denen Katalepsie dominierendes Trancephänomen ist, arbeiten oft über viele Jahre hinweg am selben Arbeitsplatz, nehmen, obwohl keine Besserung eintritt, weiter dieselben Medikamente ein und gehen immer zu demselben Arzt. Oft tragen sie dieselbe Kleidung wie bei der letzten Sitzung und wenn sie sprechen, ist ihre Stimme gleichbleibend und monoton (was auch ein Anzeichen von Dissoziation, also einer Abspaltung der Emotionen, sein kann).

Frau P. war um die 40 und machte den Eindruck einer selbstständigen Person mit Lebenserfahrung. Sie wohnte allein in ihrer eigenen Wohnung und war finanziell unabhängig. Die Klientin arbeitete in einem anerkannten Beruf. Mit der Therapie begann sie wegen psychosomatischer Beschwerden. Erfolglos kämpfte sie gegen ihr Übergewicht. Obwohl sie sich sehr um eine gesunde Ernährung und viel Bewegung bemühte, viel Sport machte, war ihr Gewicht weiterhin zu hoch. Sie nahm zwar seit Jahren nicht mehr zu, schaffte es aber auch nicht, abzunehmen. Weder sie selbst noch ihre Diätistin, die sie seit langer Zeit behandelte, fand dafür eine Erklärung. Ihren Chef beschrieb Frau P. als einen von Marihuana abhängigen Sadisten. Sie fühlte sich von ihm gemobbt. Sie mochte ihren Arbeitsplatz nicht, genauso wenig mochte sie ihre Kolleginnen, mit denen sie zusammen in einem Raum arbeitete. Obwohl Frau P. eine auf dem Arbeitsmarkt sehr gefragte Fachkraft war, arbeitete sie seit Jahren in derselben Firma.

Vor zehn Jahren war ihre Schwester bei einem Unfall ums Leben gekommen – die beiden Schwestern waren sich sehr ähnlich gewesen. Der Therapeut, der die Behandlung von Frau P. durchführte, beschrieb seine Schwierigkeiten mit der Klientin folgendermaßen:

»Die Therapie dauert bereits fast ein Jahr, und nichts verändert sich, ich fühle mich ratlos. Ich gebe mir Mühe, bekomme aber oft zu hören: ›Sprechen Sie bitte nicht so mit mir!‹ oder ›So möchte ich nicht arbeiten.‹

Das, was wir tun, zeigt keine Wirkung, und etwas Neues zu tun klappt auch nicht. Ich spüre, dass die Klientin die Situation derart kontrollieren will, dass keine Bewegung, keine Veränderung möglich ist.«

Nach vielen Monaten Therapie erzählte die Klientin eine Geschichte, die deutlich machte, dass Katalepsie bei ihr das dominierende Trancephänomen war. Frau P. verharrte in Bewegungslosigkeit und Sitzung für Sitzung sank auch der Therapeut immer tiefer in diesen Zustand. In einer Sitzung schließlich erwähnte die Klientin wie zufällig: »Letztes Wochenende war ich, wie immer, mit meinen Eltern auf dem Friedhof.«

Dieser Satz und vor allem die beiden Worte »wie immer« ließen den Therapeuten aufhorchen. Es stellte sich heraus, dass Frau P. seit Jahren Woche für Woche mit ihren Eltern das Grab der verstorbenen Schwester besuchte. Dies war ein unabänderliches wöchentliches Ritual. Zu dritt verbrachten sie dort mehrere Stunden. Die regelmäßige Pflege des Grabes war der wichtigste Teil eines jeden Sonntags und wurde von langen Monologen der Mutter über Ereignisse aus dem Leben ihrer verstorbenen Tochter begleitet. Frau P. musste mehrmals mit anhören, wie ihre Mutter der verstorbenen Schwester Dinge aus ihrem Leben zuschrieb, also aus dem Leben der mithörenden, lebenden Tochter. Anfangs war Frau P. darüber einfach nur erstaunt und versuchte, ihre Mutter zu berichtigen. Diese aber reagierte nicht. Es änderte sich nichts, so als könnte oder wollte die Mutter ihr lebendes Kind nicht hören. Auf gewisse Weise wollte sie sicher auch nicht wahrhaben, dass ihre zweite Tochter nicht mehr lebte und die Mutter nicht mehr hören konnte. Sie verwechselte ihre beiden Töchter miteinander und die lebende Tochter verharrte, genau wie ihre Eltern, in nicht durchlebter Trauer. Die Klientin beschrieb auch die Wohnung der Eltern, in der sich nichts verändert hatte. Es gab keine neuen Möbel, wörtlich sagte die Klientin, es gab »nichts Neues«. Das Zimmer der Schwester sah genauso aus wie früher, so, als wäre sie für einen Augenblick hinausgegangen und würde im nächsten Moment wiederkommen.

Die Katalepsie bei Frau P. stand im Einklang mit der Bewegungslosigkeit der gesamten Familie. In ihrer Wohnung hatte die Klientin eine große runde, moderne Uhr. Die Zeiger der Uhr liefen rückwärts.

Im hier angeführten Beispiel treten gemeinsam mit der Katalepsie auch Elemente von Halluzination und Altersregression auf. Diese Phänomene dominieren sowohl bei der Klientin als auch in ihrer Familie.

Herr K. war um die 50. Bereits sein gesamtes Berufsleben hindurch arbeitete er in einer Behörde in einer nicht sonderlich repräsentativen Position. Seine Arbeit erforderte eine sehr systematische Herangehensweise. Früher war Herr K. einmal verheiratet gewesen, seine Frau hatte aber vor mehr als zehn Jahren einen Antrag auf Annullierung der Ehe gestellt, dem stattgegeben worden war. Seitdem lebte Herr K. allein. Er hatte weder Kinder noch Geschwister. Bevor Herr K. mit der Therapie begann, hatte er bereits zehn Jahre lang Medikamente gegen Depressionen eingenommen. Er klagte über Energielosigkeit, hatte Schlafprobleme und wachte morgens immer sehr zeitig auf. Obwohl Herr K. nicht direkt darüber sprach, so war seine Niedergeschlagenheit doch in jedem seiner Worte spürbar. Regelmäßig hatte er dieselben Medikamente, die ihm immer vom selben Arzt verschrieben worden waren, eingenommen, und obwohl sich keinerlei Behandlungseffekte erkennen ließen, nahm er sie weiter ein. Stationär war der Klient noch nicht behandelt worden und bei der Arbeit hielt er ganz gut durch, er beklagte sich aber darüber, dass es ihm im Prinzip die ganze Zeit über schlecht ginge. Darüber hinaus zweifelte Herr K. an der Richtigkeit der Diagnose, die ihm gestellt worden war, und hatte die ganzen Jahre über einen großen Teil seines Monatsgehalts für zusätzliche Untersuchungen ausgegeben. Seiner Meinung nach konnte aber niemand feststellen, was mit ihm los sei. Als der Klient zwölf Jahre alt war, hatte sich sein Vater in ein Sanatorium begeben, so zumindest wurde es dem Jungen damals mitgeteilt. Nach ein paar Monaten kehrte der Vater zurück, und es stellte sich heraus, dass er schwer krank war. Er hatte Krebs. Eines Abends rief der Vater seinen Sohn beim Namen, er solle doch zu ihm ins Zimmer kommen. Der Junge aber bewegte sich nicht vom Fleck. Er wusste selbst nicht, warum. Am nächsten Tag starb der Vater. Seit dieser Zeit war Herr K. nie wieder auf einer Beerdigung gewesen. Schon beim erstem Treffen hatte die Kleidung des Mannes die Aufmerksamkeit des Therapeuten erregt. Sie sah aus, als wäre sie älter, als der Klient selbst. Herr K. sprach nicht viel, und wenn er etwas sagte, dann ging es dabei eher um ärztliche Untersuchungen und seine erfolglosen Behandlungen, als dass er über sich selbst sprach. Auf die Frage was für ihn wichtig sei, was er in der Therapie erreichen möchte und welche Bedürfnisse er habe, bat der Klient, die Frage zu wiederholen, denn er verstehe nicht ganz, was gemeint sei. Der Stillstand im Leben und in den Erzählungen von Herrn K. war derart lähmend, dass der Therapeut die lähmende Wirkung bereits während des ersten Gesprächs mit dem Klienten gespürt hatte.

An diesem Beispiel ist auch gut zu erkennen, dass Katalepsie häufig in Verbindung mit Zeitregression auftritt.

Bewegungslosigkeit ist auch ein wesentliches Element von Zwangsstörungen und zeigt sich beispielsweise in sich wiederholenden Ritualen des Waschens, Reinigens, Aufräumens, Überprüfens, Nachzählens und Kontrollierens. Das Verhalten von Bulimikern beispielsweise kann als Suche nach einem angemessenen Platz zwischen Stillstand und übermäßiger Bewegung betrachtet werden. Bewegungslosigkeit zeigt sich bei Klienten mit Bulimie auch in folgenden kataleptischen Ritualen und sich wiederholenden Verhaltenssequenzen: einkaufen gehen, das Essen zubereiten, sich vollessen und das Gegessene wieder loswerden. Auch die Gedanken der betroffenen Personen, die mit Kalorienzählen, Ernährungsfragen, dem Aussehen oder Trainingsplänen beschäftigt sind, verharren in Stillstand. Die Worte, mit denen die Klienten selbst ihre Beschwerden beschreiben, wie »Überfressen«, »Vollessen«, »Vollstopfen« oder »in sich hineinschlingen«, stehen symbolisch für Unersättlichkeit und besitzen die Eigenschaft einer unaufhaltsamen Bewegung – eines Nicht-anhalten-Könnens. Das Phänomen der Katalepsie ist auch beim Stottern oder bei anderen Sprachstörungen psychogenen Charakters deutlich erkennbar (Kleszcz-Szczyrba 2014). Wird Katalepsie als dominierendes Trancephänomen diagnostiziert, so kommen therapeutische Interventionen zum Einsatz, in denen Bewegung enthalten ist. Der Klient bekommt beispielsweise Hausaufgaben (die sich auf neue Arten von Aktivitäten beziehen), es werden therapeutische Rituale oder verschiedene Formen des Psychodramas während der Therapiesitzung angewandt, vor allem aber werden Tranceerfahrungen konstruiert, die Aktivität und Bewegung beim Klienten voraussetzen.

Bewegungslosigkeit kann durch verschiedene Faktoren verursacht werden. Der erste Faktor, der hierbei betrachtet werden sollte, betrifft Langzeitfolgen einer einmaligen traumatischen Erfahrung. Von den drei in Gefahrensituationen möglichen Reaktionen – Kampf, Flucht oder Erstarren – steht einem Kind (und auch Erwachsenen in Opferrolle) meist nur Letztere zur Verfügung – ein Verharren in Bewegungslosigkeit. Einen Kampf mit der Welt der Erwachsenen aufzunehmen ist unmöglich, und dass eine Flucht gelingt, sehr unwahrscheinlich. Ein Verharren in Bewegungslosigkeit ist hier die einzige Möglichkeit. Verfestigt sich der Stillstand, der einst Rettungsmechanismus war, wird er zur Belastung – als würde ein eisiger Hauch das Blut in den Adern gefrieren lassen und den Atem abdrücken, als würde die Stimme im Halse stecken bleiben und sich das Herz in einen Stein verwandeln. Eine solche Erfahrung wird Lots Frau in der Bibel zuteil, als sie verbotenerweise zurückschaut und sich vor Schreck über das, was sie erblickt, in eine Salzsäule verwandelt.

Katalepsie kann auch durch erworbene Ratlosigkeit verursacht werden, also wenn man aus einer lang andauernden schwierigen Situation nicht herauskommt. In diesem Fall lässt sich kein einzelnes Ereignis herausgreifen, sondern es liegt ein sich immer wieder wiederholendes oder über lange Zeit andauerndes Leiden vor. Es ist wie eine lange Gefangenschaft, eine Gefangenschaft in physischer und psychischer Gewalt, ein Gefangensein in Ratlosigkeit, Schmerzen und Ohnmacht. Erfahrungen dieser Art können dazu führen, dass sich kataleptische Verhaltensmuster verfestigen und auf Aktivitäten in unterschiedlichen Lebensbereichen ausbreiten. Dieses Phänomen ist auch in Familien zu beobachten, in denen ein Gefühl von Erniedrigung, sozialer Stigmatisierung, Hilflosigkeit oder Armut von Generation zu Generation weitergegeben wird.

Auch posthypnotische Suggestion kann ein Grund für das Auftreten von Katalepsie sein, vor allem dann, wenn die Suggestion Leben und Bewegung untersagt oder ganz direkt befiehlt, in Schweigen zu verharren, die Zeit zu überstehen (statt zu leben), zu Hause zu sitzen, bei den Eltern zu bleiben, aufs Haus aufzupassen, Familiengeheimnisse oder die Vergangenheit zu bewahren, oder aber es verbietet, Spontaneität und Freude zu zeigen oder die Stimme zu erheben. Diese Wirkung kann man mit der eines Fluchs oder eines bösen Zaubers vergleichen. Im Abschnitt 3.9 zum Trancephänomen der posthypnotischen Suggestion werde ich auf diesen Mechanismus noch genauer eingehen. Auch durch Verwicklung ins kommunikative Netz der Doppelbindung – ein Kommunikationsmuster, das für langjährige unbefriedigende Beziehungen verantwortlich ist – kann Bewegungslosigkeit entstehen.

Katalepsie tritt auch dann auf, wenn sich die dissoziierten Anteile einer Person über Jahre hinweg in einem Kampf gegeneinander befinden. Sie bleiben dabei in einem relativen Gleichgewicht und verharren permanent in einem nicht gelösten gegenseitigen Konflikt. Da die miteinander kämpfenden Ich-Anteile annähernd gleich stark sind, entsteht eine Pattsituation, vergleichbar mit einem Stellungskrieg. Die von ihren jeweiligen Stellungen aus kämpfenden Armeen sind ungefähr gleich stark, und ihren Anführern gelingt es weder, einen Sieg zu erringen, noch den Krieg zu beenden.

Die Liste möglicher Ursachen von Katalepsie könnte mit Sicherheit länger sein. Die Mechanismen dieses Phänomens zu bestimmen ermöglicht es dem Therapeuten, den Klienten besser zu verstehen. Wurde Katalepsie als dominierendes Trancephänomen diagnostiziert, so lautet das strategische Ziel, den Klienten in Richtung Bewegung zu führen. Der Ursache der Katalepsie beim Klienten nachzugehen ist dagegen nur eine mögliche Etappe, die aber nicht in jedem Fall notwendig ist. Für viele Therapeuten ist diese Etappe hilfreich, andere wiederum suchen gleich nach Bewegung in den Erfahrungen des Klienten sowie nach Möglichkeiten, das, was in Bewegungslosigkeit erstarrt ist, wieder in Gang zu setzen.

Katalepsie, wie sie hier dargestellt wird, tritt oft in Verbindung mit Zeitregression und Dissoziation auf und ist ein Anhaltspunkt dafür, dass in der Vergangenheit des Klienten mit hoher Wahrscheinlichkeit traumatische Ereignisse stattgefunden haben.

Ein Übermaß an Bewegung, also Hyperaktivität, ist wiederum ein Bereich, der bei der Arbeit mit Personen mit Borderline, mit affektiver bipolarer Störung, und in der Suchtproblematik unbedingt berücksichtigt werden sollte, sowie überall dort, wo es erwünscht ist, mehr Beständigkeit zu erreichen und beizubehalten.

Das Verharren in Bewegungslosigkeit zieht sich als Motiv auch durch die Literatur. Man findet es beispielsweise in Samuel Becketts Stück *Warten auf Godot,* in Franz Kafkas *Das Schloss* oder in Abe Kōbōs Roman *Die Frau in den Dünen.* Das Motiv der Bewegungslosigkeit, des Erstarrens, dominiert auch im Installationszyklus des Künstlers Damien Hirst »Natural History«, der Tiere (u. a. eine Kuh, ein Schaf und einen Hai) in mit Formalaldehyd befüllten Aquarien zeigt. Eine dieser Installationen trägt den metaphorischen Titel »Die physische Unmöglichkeit des Todes in der Vorstellung eines Lebenden«. Auf ein Verharren in Bewegungslosigkeit bezieht sich auch René Magritte in dem surrealistischen Gemälde »Manets Balkon« (1950) sowie der Bildhauer Constantin Brâncuși in seinen Skulpturen »Mademoiselle Pogany« (1913) und »Fish« (1926), die sich im Tate Modern Museum in London befinden. In metaphorischen Überlieferungen und Märchen taucht Katalepsie als symbolisches Objekt auf, in das eine lebendige Person verwunschen wird: ein Stein, ein Felsblock, ein eiserner Ofen oder hundertjähriger Schlaf. Das Herz verwandelt sich in einen Eisklumpen oder wird von einem eisernen Ring umklammert.

Ein gewisses Übermaß an Bewegung, oder vielmehr ungezügelte Bewegung, strahlt das Werk »Dynamik eines Hundes an der Leine« des italienischen Malers und Vertreters des Futurismus Giacomo Balla aus. Beunruhigende Elemente übermäßiger Bewegung tauchen auch in den Werken der Kubisten auf. So etwa in Picassos zahlreichen Frauenporträts (u. a. von Marie-Thérèse Walter, Dory Maar, Lee Miller oder Marie Baert). Die Arbeiten Picassos, angefertigt im zweidimensionalen Raum der Leinwand, scheinen gleichzeitig mehrere Gesichter ein und derselben Frau zu zeigen, oder auch nur ein Gesicht, das von verschiedenen Seiten betrachtet wird. Die Faszination an der Bewegung prägt auch zahlreiche Bilder des Malers Józef Chełmoński, so etwa seine Darstellungen galoppierender Pferdegespanne, in denen ungehemmte Bewegung sichtbar wird.

Im »Boléro« von Maurice Ravel sind die Klänge einer Reise zu hören – am Anfang herrscht Stillstand, Monotonie und beinahe Bewegungslosigkeit, die dann in energiegeladene Lebendigkeit und Freude übergeht. Das Stück beginnt mit leisen, beunruhigenden Trommelklängen. Die Töne erinnern an den Rhythmus des Herzschlags oder des Atems und verstummen erst mit dem letzten Takt. Nach einer Weile ertönen dann die melancholischen Klänge der Flöte, des kleinsten Instrumentes im gesamten Orchester. Um diese stille Traurigkeit spürbar zu machen, wird noch etwas Bewegung benötigt, davon gibt es bis jetzt noch nicht viel im Stück – die Energie entwickelt sich erst. Die Zeit dehnt sich, es geschieht nicht viel, die Musik läuft so dahin, scheint kein Ende zu finden und sich manchmal sogar zurückzuentwickeln. Ähnlich monoton klingt der immer wiederkehrende Trommelrhythmus. Nach einiger Zeit dann beginnen die verschiedenen Instrumente des Orchesters, zaghaft und vereinzelt, die Melodie der Flöte aufzugreifen. Die unterschiedlichen Instrumente heben an zusammenzuarbeiten. Sie verbinden sich miteinander und finden ihren Platz – ertönen mal im Vordergrund und sind dann wieder im Hintergrund zu vernehmen. Die Musik wird lebendig, gewinnt an Energie, ertönt in immer voller werdenden Klängen, um dann, in den letzten Minuten, im Klang des gesamten Orchesters anzuschwellen und alle sechsundzwanzig Instrumente erklingen zu lassen.

In gewisser Weise kann dieses Stück mit einer erfolgreich abgeschlossenen Therapie verglichen werden, die ein Klient aufgrund seines Verharrens in Katalepsie begonnen hatte, etwa zur Behandlung einer Depression oder Zwangsstörung. Atem und Herzschlag des

Klienten sind die minimalen Voraussetzungen, mit denen der Therapeut zu Beginn arbeitet. Sogar bei Klienten mit dem größtmöglichen Anteil an Katalepsie, den man sich vorstellen kann, funktioniert die Atmung und schlägt das Herz. Die Klienten selbst können das hören, fühlen oder sehen. Bereits auf den kleinsten Elementen von Bewegung, die der Therapeut beim Klienten wahrnimmt, kann er eine Tranceerfahrung aufbauen, die in Richtung Lebendigkeit führt.

Auch der Therapeut kann Katalepsie erfahren, etwa wenn er das Gefühl hat, die Therapie sei festgefahren, nichts bewege sich und trotz Bemühungen trete keine Veränderung ein. Um mit Trance zu arbeiten, benötigt der Therapeut langjährige Erfahrungen mit den verschiedenen Aspekten des Unbewussten, muss experimentiert, zahlreiche Untersuchungen und Unterscheidungen durchgeführt sowie Diagnosen gestellt und Diskussionen mit Fachkollegen geführt haben.

Das Konzept der Trancephänomene bezieht sich auf das Unbewusste. Dieses jedoch entzieht sich einer logischen Beschreibung und lässt sich nur schwer in Worte fassen. Die Welt der Kunst scheint durch ihre Vielschichtigkeit und durch den Raum, den sie für Interpretationen lässt, geeignet, innere Erfahrungen bezüglich der hier beschriebenen Trancephänomene zu illustrieren. Die Beispiele, die ich hier anbringe, stammen aus unterschiedlichen Epochen und unterschiedlichen Bereichen der Kunst, geben aber alle die emotionalen Aspekte der Trancephänomene und deren Besonderheiten wieder. Sich in die Klänge der Musik zu vertiefen, Werke der bildenden Kunst zu betrachten, sich der Literatur oder Werken der Filmkunst zu widmen, kann einen den Unterschieden in der Wahrnehmungsweise annähern, die charakteristisch für die unterschiedlichen Trancephänomene sind.

3.3.1 Katalepsie in Familien

Von Katalepsie in der Familie spricht man dann, wenn das System nach Ablauf einer gewissen Zeit weiter in einer bestimmten Entwicklungsetappe verharrt, die mit dem biologischen Alter der Familienmitglieder nicht im Einklang steht, oder wenn die Familie in einer emotional nicht aufgearbeiteten Vergangenheit feststeckt. Manche Familien stagnieren im Lebenszyklus aufgrund der Vergangenheit, andere wiederum aus unbegründeten Ängsten vor der Zukunft. Auch Paare können in Bewegungslosigkeit verharren. Treten psychosomatische Symptome auf oder leidet ein Kind unter Ängsten, die es daran hindern, zur Schule zu gehen, wohnt eine Person immer noch mit ihren Eltern zusammen und ist trotz eigener Berufstätigkeit weiterhin finanziell von ihnen abhängig oder besteht eine stärkere Bindung zur Herkunftsfamilie als zum eigenen Lebenspartner, so sind dies alles Muster von Katalepsie in Familien.

Bewegungslosigkeit im familiären System kann man als Suche nach zusätzlicher Zeit verstehen, um:

- die nächste Entwicklungsstufe entsprechend dem Familienlebenszyklus erreichen zu können
- mit einer schwer zu akzeptierenden, schmerzhaften oder traumatischen Vergangenheit zurechtzukommen.

Oft beruft sich das familiäre System auf Elemente von außen (von Institutionen oder Personen), damit es weiter in Katalepsie verharren kann und das Ticken der biologischen Uhr nicht hören muss, solange, bis Bewegung und Entwicklung wieder möglich sind. Das illustrieren beispielsweise Klinikaufenthalte, mit denen das Märchen von einer unbehandelbaren Krankheit aufrechterhalten werden soll. Sie erlauben es, ein volljähriges Familienmitglied weiter in der Rolle eines Kindes zu halten, das auf ständige Betreuung angewiesen ist. Leidet beispielsweise ein Kind unter sozialen Ängsten und wird aus diesem Grund individuell zu Hause unterrichtet, so verstärkt diese unbegründete Maßnahme die Ängste des Kindes und verfestigt, indem das Kind zu Hause festgehalten wird, seine soziale Isolation. Somit wird die typische Funktionsweise einer Familie mit einem Kind im Kindergartenalter aufrechterhalten. Judith Mazza (2001) betont:

> »Dort, wo ein Symptom auftaucht, ist die Interaktion in der Familie eingefroren. Je länger die Situation andauert, als desto starrer kann man die Interaktionen beschreiben.«

Ein Therapeut beschrieb seine Erfahrungen mit einer Klientin, bei der Katalepsie dominierendes Trancephänomen war, auf folgende Weise:

> »Ich habe das Gefühl, dass sich seit vielen Monaten nichts mehr bewegt in der Therapie, obwohl die Klientin immer pünktlich ist und nicht eine Sitzung verpasst hat. Es stagniert. Wir treten auf der Stelle und ich bin zu der traurigen Überzeugung gekommen und habe sogar Angst davor, dass diese Therapie niemals ein Ende finden wird.«

Der Gegenpol zu kataleptischem Verhalten ist Bewegung, oder vielmehr deren Übermaß – die Hyperaktivität.

Herr S. meldete sich zum wiederholten Mal zur Therapie. Grund dafür waren Angstzustände und Panikattacken. Außerdem litt er unter Schlafstörungen und verschiedenen psychosomatischen Beschwerden. Herr S. war bereits an vielen verschiedenen Orten bei wechselnden Spezialisten in Behandlung gewesen, hatte Rat bei zahlreichen Psychologen, Psychiatern und auch bei Internisten gesucht. Der Klient war immer gleichzeitig bei mehreren Ärzten in Behandlung. In der von ihm eingereichten Dokumentation der Behandlung tauchten zahlreiche unterschiedliche Diagnosen auf.

Herr S. war Inhaber mehrerer Firmen, bei anderen Firmen wiederum war er Teilhaber. Er war in unterschiedlichen Geschäftsbereichen tätig, gründete neue Firmen, löste andere auf. Er befand sich permanent in finanziellen Streitigkeiten mit mehreren Geschäftspartnern und hatte Probleme damit, die Steuern termingerecht zu zahlen. Seinen Worten nach hatte er, obwohl er geschäftlich mit großen Summen jonglierte, permanent finanzielle Probleme. Dieser Zustand war nicht bloß vorübergehend, sondern dauerte schon viele Jahre an. Aus der Perspektive von Herrn S. gab es keine Aussicht auf eine Besserung. Seit Jahren befand sich der Klient in einem konfliktreichen, nicht abgeschlossenen Scheidungsprozess mit seiner Frau und hatte seit Langem zahlreiche, seiner Meinung nach unverbindliche, Liebschaften. Er besaß mehrere Wohnungen, von denen er aber jede auf den Namen eines anderen Familienmitglieds gekauft hatte, formell gehörte ihm also keine einzige davon. Seit dem offenen Konflikt mit seiner Frau war er ohne festen Wohnsitz. Er befand sich oft auf Geschäftsreisen oder wohnte bei seinen Eltern. Sein Leben erinnerte an das eines Vagabunden, er war schwer zu erreichen, lebte teilweise an der Grenze der Legalität, außerhalb des Systems, ohne ein Zuhause, so, als wäre er gar nicht da. Die Aktivität des Klienten, in ständiger, scheinbar unvorhersehbarer, chaotischer Bewegung hatte ihre Grundlagen sowohl in der Funktionsweise seiner Herkunftsfamilie als auch der aktuellen Familie. Die Mutter, die vom Sohn als unberechenbar wahrgenommen wurde, war mehrfach in psychiatrischen Kliniken gewesen. Sowohl die früheren Funktionsweisen der Familie als auch Ereignisse aus früheren Generationen zogen Kreise der Verwirrung. Die Familie sowie auch der Klient funktionierten, soweit wie die Geschichte der Familie zurückreichte, im Chaos. Chaos und Unberechenbarkeit waren scheinbar die einzige Konstante des Klienten.

Nachdem der Therapeut bei Herrn S. Hyperaktivität als dominierendes Trancephänomen diagnostiziert hatte (obwohl in der Beschreibung des Klienten auch deutliche Aspekte von Dissoziation und Regression ersichtlich waren), unternahm er Bemühungen, Bedingungen für ein sicheres Innehalten, einen regulären Wohnsitz, Vorhersehbarkeit, und ein beständiges Setting zu schaffen sowie die Aufmerksamkeit des Klienten aufs Hier und Jetzt zu lenken. Dies war nicht einfach, weder für den Klienten noch für den Therapeuten.

Zu Beginn der Therapie sagte Herr S. die vereinbarten Termine im letzten Moment ab, oder erschien, ohne abgesagt zu haben, nicht zur Sitzung und meldete sich erst am nächsten Tag. Zu den Sitzungen kam er oft zu spät. Er redete viel, und es war für ihn schwierig, sich auf ein Thema zu konzentrieren. Herr S. sprang von einem Thema zum anderen, rutschte hin und her, als könnte er nicht ruhig auf einem Platz sitzen. Er war erschöpft und hatte einen unsteten Blick, als würde er das, was er betrachtete, gar nicht sehen. Und er war permanent in Hektik. Nach einem halben Jahr Bemühungen gelang es, recht regelmäßige Therapiesitzungen durchzuführen, und der Klient meinte: »Diese Therapie ist die einzige Konstante in meinem Leben.« Versuche, eine formelle Tranceinduktion durchzuführen, waren für den Klienten nur schwer annehmbar. Er sagte, er hätte derart abschweifende Gedanken, dass es für ihn schwierig sei, sich zu konzentrieren. Die Zusammenarbeit fiel ihm leichter, wenn nichtdirektive Formen der Einladung zur Trance angewendet wurden. Nach einer gewissen Zeit und nachdem der Klient weitere Tranceerfahrungen während der Sitzungen gemacht hatte, während derer bei ihm ein Zustand der ruhigen, sicheren Stabilität erzeugt und seine Aufmerksamkeit nach innen gelenkt wurde, war Herr S. in der Lage, sich ganz bequem hinzusetzen und seinen Blick über einen längeren Moment hinweg auf eine Stelle zu richten. Er traute sich sogar, weitere Elemente der Stabilität in sein Leben einzulassen. Herr S. fand Freude an einer festen Partnerschaft, begann, regelmäßig in einem Sportclub zu trainieren, und zwar an einem festen Tag zu fester Stunde und mit einem festen Trainer.

Das Gefühl von völligem Chaos hatte relational auch der Therapeut wahrgenommen, und es entstand ganz gewiss auch bei anderen Personen, die Herrn S. begegneten. Ein Gefühl von Chaos ist für gewöhnlich ein sicherer Hinweis darauf, dass zumindest zwei Trancephänomene gemeinsam auftreten: Hyperaktivität und eine Störung im Bereich der Grenzen (im Trancebereich Assoziation – Dissoziation), und dass die therapeutische Arbeit in genau diesen Bereichen erfolgen sollte.

Bewegung als Gegensatz zu Katalepsie wurde in der traditionellen Hypnose durch eine symbolische Erfahrung von Levitation (der Hand oder des Arms) hervorgerufen. So wie es sich bei einer eingefrorenen Bewegung um Katalepsie handeln kann, so kann Levitation eine sich entwickelnde oder fortsetzende Bewegung bedeuten. Um während der Diagnostik einschätzen zu können, welche Tendenz innerhalb dieses Trancephänomens beim Klienten dominiert, muss bestimmt werden, worauf der Klient seine Aufmerksamkeit richtet: ob er eher auf Beständigkeit, Kontinuität und Stabilität fokussiert ist, oder aber auf ständige Bewegung und Veränderung.

3.4 Positive und negative Halluzination – Wörtlichnehmen

Halluzination wird auch als Sinnestäuschung, Illusion, Trugbild oder Einbildung bezeichnet. Gearys (2001) Vorschlag teilt diesen Trancebereich in positive Halluzination und negative Halluzination. Eine andere Möglichkeit besteht darin, sich auf den Bereich zwischen Halluzination und Realität zu beziehen, oder man nimmt ein Dreieck, an dessen Scheitelpunkten sich die positive Halluzination, die negative Halluzination sowie eine Art »Hyperwirklichkeit«, ein unbedingtes Wörtlichnehmen, befinden. Reflexionen im Bereich Halluzination – (Hyper-)Wirklichkeit bzw. Wörtlichnehmen und Arbeitsstrategien, die sich daraus ergeben, sind seit jeher in der Psychiatrie und in der Psychotherapie gegenwärtig. Die Arbeit auf diesem Gebiet, mit welchen Begriffen auch immer sie bezeichnet wird, ist für den Psychotherapeutenalltag.

Das Wesen der Halluzination beruht darauf, dass eine Person ihre innere Realität als objektiv existierende Wirklichkeit ansieht (vgl. Erickson 2010, p. 266).

Laut dieser Definition halluziniert jeder Mensch ein bisschen. Der wesentliche Unterschied liegt darin, wie ausgeprägt derartige Irrtümer sind, wie häufig sie auftreten, welche Bereiche sie betreffen, wie lange sie vorhalten und ob sie einer späteren Korrektur unterliegen sowie welcher Art die spezifische, individuelle Natur dieser Sinnestäuschungen ist.

Halluzination kann sich auf Erfahrungen im Bereich einer oder mehrerer Sinneswahrnehmungen beziehen. Dabei ist es sowohl möglich, Erlebnisse zu erschaffen (positive Halluzination), als auch Erlebtes auszublenden (negative Halluzination).

Positive Halluzination ist eine Veränderung der Wahrnehmung, die darauf beruht, dass etwas empfunden (gefühlt), gesehen oder gehört wird, das im direkten sensorischen Feld nicht existiert (Haley, Klein 2010).

Negative Halluzination wiederum ist ein Trancephänomen, das darauf beruht, dass bestimmte Erfahrungsaspekte von einer Person nicht wahrgenommen werden. Hier liegt eine Veränderung der Wahrnehmung vor, was in diesem Fall bedeutet, dass etwas nicht empfunden, gesehen oder gehört werden kann, das objektiv im sensorischen Feld existiert (Hayley Klein 2010). Die Bezeichnung »negativ« bezieht sich ausschließlich auf die Tatsache, dass real existierende Elemente aus dem Bereich der Wahrnehmung entfernt werden und nicht etwa darauf, irgendeiner Sache eine unangenehme oder schlimme Bedeutung zukommen zu lassen. Einfache Beispiele für negative Halluzination finden sich dort, wo wir den lauten Straßenlärm nicht hören, das Brummen des Computers oder die Geräusche der Lüftungsanlage nicht wahrnehmen, das herrliche Wetter während einer schweren Prüfung nicht bemerken, oder während eines fesselnden Gesprächs eine neben uns stehende Person nicht wahrnehmen.

Halluzination ist Teil von dem, was in der psychoanalytischen Denkweise als Übertragung bezeichnet wird. Übertragung bedeutet:

> »Die Verlagerung gedanklicher Muster, Verhaltensweisen und durchlebter Gefühle in der Beziehung zu wichtigen Personen in der Kindheit auf eine Person, mit der sich das Subjekt in einer andauernden zwischenmenschlichen Beziehung befindet. (...) Der hierbei ablaufende Prozess ist in bedeutendem Maße unbewusst. (...) Personen, die am häufigsten Gegenstand von Übertragung sind, sind die Eltern, aber auch Geschwister, Großeltern, Lehrer, Ärzte oder Kindheitsidole« (Moore i Fine 1996).

Verwechselt bzw. halluziniert werden also sowohl Personen als auch Orte und Zeit, die begleitenden (angenehmen oder bedrückenden) und zuweilen sehr deutlichen Emotionen werden dabei als real erlebt. Mit diesem Aspekt der Halluzination haben es Therapeuten häufig zu tun. Es werden ihnen Eigenschaften zugeschrieben, die sie nicht besitzen (positive Halluzination) oder aber Eigenschaften, über die sie verfügen, werden ihnen aberkannt (negative Halluzination). Über kurz oder lang werden sie in die Rolle einer Person gesteckt, die sie nicht sind – Eltern, Mentoren, ideale Partner oder Kinder. Auch der Therapeut selbst kann von Halluzination betroffen sein, besonders dann, wenn er die Halluzinationen des Klienten als Wirklichkeit hinnimmt und sich mit der Rolle, die ihm vom Klienten zugeschrieben wird, identifiziert. Diese Art der Halluzination beim Therapeuten bezeichnet man in der analytischen Terminologie als Gegenübertragung.

Dieser Bereich, in dem Personen verwechselt werden und ihnen beispielsweise Bedeutung oder Eigenschaften zugeschrieben werden, die sie in Wirklichkeit nicht besitzen, betrifft nicht nur den Therapeuten, sondern ebenso Familienmitglieder oder Personen aus dem Umfeld des Klienten.

Frau T. sprach mehrere Sitzungen lang von ihrem Freund: »auf seinen Rat hin habe ich mich zur Therapie gemeldet«, »mit ihm fühle ich mich gut und sicher«, »niemand versteht und akzeptiert mich so wie er, wir können über alles sprechen«. Oft berief sich die Klientin auf die Meinung ihres Freundes. Es entstand der Eindruck, dass sie über eine feste und solide Beziehung sprach. Dann stellte sich heraus, dass sie diesen Mann nur sehr selten sah, manchmal nur alle paar Wochen. Gelegentlich erhielt sie E-Mails oder eine SMS, die beiden kommunizierten übers Internet, telefonierten sporadisch und hatten ein Mal miteinander geschlafen. Die Klientin halluzinierte, dass dieser Mann ihr fester Freund sei, unbewusst verwechselte sie ihn mit ihren Sehnsüchten.

Frau H., 40, gebildet und beruflich aktiv, verbrachte viel Zeit damit, über ihre Beziehung zu einem Mann zu berichten, mit dem sie sich seit über einem Jahr sehr verbunden fühlte. Die Erzählweise der Klientin war blumig und enthielt eine große Bandbreite an Emotionen. Fast jeden Tag sprächen sie und ihr Freund mehrere Stunden miteinander. Nach einer gewissen Zeit stellte sich heraus, dass der Mann in einem zweihundert Kilometer entfernten Ort wohnte. Sie hatten sich erst zwei Mal gesehen, die Gespräche fanden übers Telefon oder sporadisch per Skype statt, und die beiden hatten Kontakt über soziale Medien. Die Beziehung – so nannte Frau H. diese Bekanntschaft – hatte nicht viel mit der Wirklichkeit gemein, sondern beruhte auf einer Halluzination.

Eine Möglichkeit, negative Halluzination besser zu diagnostizieren, ist es, sprachliche Muster beim Klienten zu beobachten, insbesondere das, was unbenannt bleibt. Wird etwas nicht benannt, kommt dies einem schwarzen Loch im Kosmos gleich. Man kann es nicht sehen, dennoch verschlingt es Energie und hat dadurch wesentlichen

Einfluss auf die psychische Wirklichkeit. Das, was unbenannt bleibt, befindet sich nicht im Bereich der bewussten Wahrnehmung. So wird beispielsweise eine Geschichte über Gewalt erzählt, ohne dass der Begriff Gewalt erwähnt wird. Oder es wird über Pädophilie gesprochen, ohne dass die Wörter Vergewaltigung, Täter oder Missbrauchstäter fallen (und natürlich ebenso wenig der Begriff »Pädophilie«), oder man beschreibt Suchtverhalten, und umgangssprachliche Begriffe wie Drogenabhängiger, Alkoholiker, Trinker oder Zocker sind gar nicht zu hören. Der Klient beschreibt bestimmte Verhaltensweisen oder erzählt eine Geschichte, verwendet aber nicht die Wörter, die dazugehören. Ein bestimmtes Ereignis oder Verhalten befindet sich außerhalb der Wahrnehmung der Person und kann somit also auch nicht benannt werden. Dadurch wiederum, dass Dinge nicht benannt werden, wird die negative Halluzination aufrechterhalten und weiter verstärkt. So entsteht ein Teufelskreis.

Negative Halluzination tritt oft dann auf, wenn eine Person oder ein System keine Worte findet, um das Ausmaß des inneren Leidens zu beschreiben. Ein Grund dafür kann in der ungeheuren Größe des Leidens liegen, das beispielsweise mit traumatischen Erfahrungen verbunden ist. Bezeichnungen wie »unaussprechlicher Schmerz« oder »unbeschreibliches Leid« geben dies sprachlich wieder. Hat ein Mensch seine Eltern verloren, so wird er als Waise bezeichnet. Eine Frau, deren Mann verstorben ist, nennt man Witwe. In den meisten Sprachen existiert aber kein entsprechender Begriff für eine Person, deren Kind gestorben ist. Vielleicht deshalb, weil das Ausmaß dieses Schmerzes nicht zu beschreiben ist

Ein Grund für negative Halluzination kann auch in dramatischen Erfahrungen liegen, für die in früheren individuellen, familiären und gesellschaftlichen Überlieferungen kein sprachliches Äquivalent existierte. Etwa, wenn die moderne Medizin Dinge ermöglicht, die bisher nicht vorstellbar waren, wie zum Beispiel die Geburt eines Kindes mit einem letalen Gendefekt. Wenn keine Worte gefunden werden, um das Leiden zu beschreiben, wird oft die bloße Existenz des Leidens durch negative Halluzination ausgeblendet.

Auch in einem breiteren gesellschaftlichen Kontext ist negative Halluzination in gewissen Sprachmustern erkennbar, und zwar dann, wenn Begriffe oder Termini die Realität eher verdecken, als sie zu beschreiben. So wird statt des Wortes »schikanieren« in Polen sogar im diesbezüglichen Gesetz der Begriff »Mobbing« verwendet. Der häufig gebrauchte Begriff »Eurowaisen« beschönigt den Umstand, dass in Polen Kinder von ihren Eltern aus wirtschaftlichen Gründen im Stich gelassen werden. Die Eltern arbeiten im Ausland, während ihre Kinder zu Hause zurückbleiben. Auf der Suche nach neutralen bzw. korrekten Begriffen entstanden auch Bezeichnungen wie »Sexarbeiterin« (statt Prostituierte) oder »Polyamorie«. Mit der Bezeichnung »eine Schwangerschaft terminieren«, also einen Schwangerschaftsabbruch beispielsweise wegen eines tödlichen Gendefekts beim Fötus vorzunehmen, wird die Illusion aufrechterhalten, dass es in jedem Fall eine medizinische Lösung gibt. Die Bezeichnung »Klimawandel« vernimmt man viel häufiger, als dass von einer »katastrophalen Klimaveränderung« gesprochen wird, oder es werden »alternative Fakten« erwähnt, statt von »Lüge, Betrug und Schwindel« zu sprechen.

Kommunikative Schwierigkeiten auf dem Gebiet, das ausgeblendet wird, sind ebenfalls ein Grund dafür, dass etwas unbenannt bleibt. Oft werden diese Schwierigkeiten von beiden Seiten des therapeutischen Dialogs, zumindest aber vom Therapeuten, nicht reflektiert (negative Halluzination). Ein Gebiet, das in der Kommunikation häufig negativer Halluzination unterliegt, ist das der Erotik und Sexualität.

Während einer Gruppensupervision berichtete eine erfahrene Therapeutin von ihrer Arbeit mit einer 30-jährigen Klientin. Nachdem sie viele Aspekte der Therapie sehr genau dargestellt hatte, war klar, dass der Bereich der Sexualität ausgeklammert worden war. Eine Therapeutin, die an der Supervision teilnahm, fragte:

»Warum sagst du denn gar nichts zum Thema Erotik?«

»Dazu kann ich nichts sagen, weil ich darüber nichts weiß.«

»Was soll das heißen? Habt ihr darüber nicht gesprochen? Hast du nicht nachgefragt?«

»Wo ich doch nicht einmal weiß, wie ich die Klientin zu diesem Thema befragen soll?«

»?«

»Wenn du sie sehen würdest, würdest du es auch nicht wissen. Sie sieht aus, als wäre sie höchstens elf Jahre alt.«

Halluzination spielt auch eine Rolle bei Suchtmechanismen. Der Erkrankte bestreitet eindeutige Fakten: »Ich habe nichts getrunken!«,

»Ich hab damit überhaupt kein Problem.« »Ich bin nicht abhängig, ich könnte jeden Moment aufhören …« Es werden scheinbar rationale Begründungen gefunden, die den Konsum der Substanz rechtfertigen sollen. Ein ganzes Kartenhaus aus falschen Glaubenssätzen wird aufgebaut. Ein Symptom von Suchterkrankungen (laut ICD-10) ist »der anhaltende Konsum einer Substanz trotz des Nachweises eindeutig schädlicher Folgen«. Eine Person, die alkoholabhängig ist, trinkt, obwohl ihr die medizinischen Folgen bekannt sind und deutliche soziale Probleme, wie beispielsweise der Verlust des Arbeitsplatzes, das Scheitern der Ehe, Gesetzeskonflikte, Alkohol am Steuer usw. auftreten (Mellibruda i Sobolewska-Mellibruda 2006).

Ein Klient, ein gebildeter Mann, trinkt jeden Abend mindestens eine Flasche Wein und behauptet, dass: »der Wein, den er trinke, nicht schädlich sei, denn er würde nur teuren Wein trinken. Der hätte keine schädigende Wirkung auf die Gesundheit und würde auch keine Abhängigkeit erzeugen.«

Ein anderer Klient raucht seit Langem zwei Schachteln Zigaretten täglich und behauptet, es gebe keine eindeutigen wissenschaftlichen Beweise für die Schädlichkeit des Rauchens, und die allgemein verbreitete, und seiner Meinung nach nicht belegte, Ansicht über die Schädlichkeit von Zigaretten sei nur Propaganda von Firmen, die Produkte zum Abgewöhnen des Rauchens herstellen. Die Halluzination, der der Klient erliegt, ist für alle (außer für ihn selbst) erschreckend, insbesondere, da er selbst ein angesehener Arzt und Universitätsprofessor ist.

Halluzination in Bezug auf Suchterkrankungen und Alkoholismus wird auch in einem breiteren gesellschaftlichen Kontext deutlich, so beispielsweise in der weit verbreiteten falschen Annahme, dass Menschen, die gebildet und im Berufsleben erfolgreich sind, doch schließlich nicht von Alkoholismus betroffen sein könnten. »Wenn sie Alkoholiker wären, könnten sie doch niemals so erfolgreich sein« oder »Mit dem Verstand und dem Wissen, das sie haben, würden sie niemals so tief unten landen«.

Um bei der Behandlung von Suchterkrankungen ein Therapieziel zu bestimmen, ist es notwendig, einen angemessenen Platz im Bereich zwischen Halluzination und Realität zu finden. Das ideale, oft aber unrealistische Ziel wäre die einfach zu definierende Abstinenz.

Wird dagegen ein realistisches Therapieziel abgesteckt, wie beispielsweise eine teilweise Abstinenz, so ist das wiederum sowohl für den Therapeuten als auch für den Klienten schwierig, da dieses Ziel recht unpräzise ist. Hier geht es also vor allem darum, die goldene Mitte zwischen einem unrealistischen, illusorischen und einem realen, erreichbaren Ziel zu finden.

Eine wichtige Rolle spielt das Phänomen der Halluzination auch bei Essstörungen. Personen mit Anorexie oder Bulimie nehmen ihren Körper als größer wahr, als er in Wirklichkeit ist – sie überschätzen die Größe ihres Körpers (Brytek-Matera 2011). Sie sehen also etwas, das gar nicht vorhanden ist. Klienten mit Essstörungen, sowohl wenn sie übergewichtig als auch wenn sie untergewichtig sind, weigern sich oft, auf die Waage zu steigen. Sie möchten nicht, dass ihre falschen Überzeugungen mit der Realität konfrontiert werden. Kognitive Verhaltenstherapeuten stellen deshalb die Bedingung, dass sich der Klient vor Beginn einer Therapie wiegen lässt (Waller i in. 2011). Dies könnte man als Intervention betrachten, die zum Ziel hat, die Halluzination in Richtung Wirklichkeit zu bewegen. Die emotionale Ebene wird in Familien, in denen Essstörungen auftreten, oft ausgeblendet und nicht wahrgenommen. Die Mütter sehen weniger sich selbst, als die Mutterrolle, die sie erfüllen. Oft bestreitet die Familie auch, überhaupt Probleme psychologischer Natur zu haben (Józefik i Ulasińska 1999).

Halluzination war auch in der Geschichte von Frau V. dominierendes Trancephänomen:

> Frau V. klagte bei ihrem Arzt über schlechte Stimmung, Unruhe, Müdigkeit, Niedergeschlagenheit und darüber, permanent schlechte Laune zu haben. Sie selbst bezeichnete ihre Symptome als Depression. Die Klientin meinte, ihr Zustand hinge damit zusammen, dass sie von ihrem Mann enttäuscht worden war. Zum ersten Mal hatte ihr Mann sich geweigert, dabei zu helfen, ihren Vater, der wieder einmal Alkoholprobleme hatte, ins Krankenhaus zu bringen.
>
> Der Arzt führte bei Frau V. eine genaue Anamnese durch und erfuhr von der Klientin, dass sie unter unkontrollierten Essanfällen litt. Die Anfälle traten für gewöhnlich nachts auf, die Klientin stand auf und bediente sich aus dem Kühlschrank. Zwei, drei Mal in der Woche verspürte sie den Zwang, essen zu müssen. Dann stopfte sie sich voll und erbrach sich danach. Frau V. fühlte sich ratlos, sowohl den Essattacken als auch dem Erbrechen gegenüber. Ihre Zähne waren kaputt, sie litt an Übergewicht und hatte schon die unterschiedlichsten Diäten pro-

biert, die aber alle keinerlei Wirkung zeigten. Auf die Frage, wie lange sie bereits unter diesen Symptomen litt, gab sie zur Antwort, dass die Symptome schon seit zwanzig Jahren bei ihr auftreten. Bisher hatte sie dies aber nicht als Krankheit wahrgenommen.

Der Arzt stellte Bulimie fest. Er riet der Klientin, auf ihre Gesundheit zu achten und überwies sie zur Psychotherapie. Frau V. war sichtlich überrascht darüber, begann aber mit der empfohlenen Therapie. Obwohl die Klientin bereits die Hälfte ihres Lebens unter schweren Symptomen litt, die sie im täglichen Leben beeinträchtigten, hatte sie sich selbst nie als krank wahrgenommen. Genauso wurde auch der Alkoholismus des Vaters über viele Jahre hinweg durch negative Halluzination ausgeblendet, sowohl von der Klientin als auch von deren Angehörigen. Die Halluzination in der Familie zeigte sich auch darin, dass Begriffe, wie Alkoholismus, Abhängigkeit oder Sucht von den Familienmitgliedern überhaupt nicht verwendet wurden. Das Verhalten des Vaters wurde vielmehr wie eine von Zeit zu Zeit auftretende, nicht direkt benannte, Schererei behandelt. Die Familie griff nur dann ein, wenn sich das Verhalten des alkoholkranken Vaters absolut zuspitzte. Die Krankheit selbst wurde nie benannt und nie behandelt. Dass es sich hierbei um negative Halluzination handelte, wird umso klarer, da Frau V. ein geisteswissenschaftliches Studium absolviert hatte, sie also theoretisch das diesbezügliche Wissen besitzen musste.

Die Verweigerung des Ehemannes, die von der Klientin als direkter Auslöser der körperlichen Symptome sowie einer Ehekrise, die sie dann zur Therapie bewegt hat, wahrgenommen wurde, kann als familiäre Intervention in Richtung einer Hinwendung zur Realität betrachtet werden. Die bisherigen Mechanismen der Halluzination im familiären System konnten damit effektiv infrage gestellt werden.

Das Phänomen der Halluzination wird durch gewisse Tendenzen in der Gesellschaft oft noch verstärkt. Besonders deutlich ist dies in den sozialen Medien zu erkennen. Die meisten Menschen, die Internetportale wie Facebook oder Instagram nutzen, scheinen die dort veröffentlichten Fotos oder Informationen als Realität hinzunehmen, anstatt sie als gezielt deformierte Wirklichkeit zu betrachten, mit der ein bestimmtes Ziel verfolgt wird. Mann gewinnt hier den Eindruck, das Leben der Stars und Sternchen sei ausschließlich wunderbar und erfolgreich und diese Menschen begegneten der Welt immer glücklich, lächelnd und energiegeladen. Sie sind meist erfolgreich, verbringen ihren Urlaub an zauberhaften Orten, haben elegante Wohnungen und attraktive Partner. Sie lächeln und wenn sie mal einsam sind, dann nur für kurze Zeit, und wenn sie krank werden, schaffen sie es, die Krankheit zu besiegen. Sie sind schön, klug und edel. Zu diesen Bildern passen Informationen über die schweren Seiten des Lebens, wie beispielsweise die Nachricht vom Suizid des Schauspielers Robin Williams, der jahrelang unter Depressionen litt, überhaupt nicht. Die Reichen und Schönen werden nicht krank und sterben nicht. Sie sind ewig. Sie wecken Bewunderung oder rufen Neid hervor. Sie glitzern und glänzen, vor allem dann, wenn es sich nicht um reale Personen, sondern um unwirkliche Abbildungen handelt. In der europäischen Kultur gab es lange Zeit genaue Vorschriften für die Trauerzeit, in denen festgelegt war, wie lange, je nach Verwandtschaftsgrad mit dem Verstorbenen, Trauer getragen werden musste. In einer Kultur hingegen, die sich an Jugend und Schönheit orientiert und die das Thema Leiden sowie alles, was mit Alter und Vergänglichkeit zu tun hat, ausblendet, wird der Tod nicht wahrgenommen, also negativ halluziniert.

Unsterblich sind auch Nationalhelden. Je früher sie gestorben sind, desto häufiger werden ihnen Unsterblichkeit und andere heroische und übermenschliche Eigenschaften zugeschrieben. Politiker dagegen ziehen ganze Hasswellen im Internet auf sich, so, als würde das Bild, das die Medien von ihnen verbreiten, der Wahrheit entsprechen und sie selbst wären gar keine Menschen.

3.4.1 Halluzination in Familien

Ein Beispiel für Halluzination als dominierendes Trancephänomen im System ist die Geschichte der achtjährigen Antonia und ihrer Familie.

> Die aufmerksame Klassenlehrerin des Mädchens war beunruhigt, weil sie Veränderungen in Antonias Verhalten bemerkt hatte. Das Kind benahm sich plötzlich »als wäre es gar nicht anwesend, sondern weit weg, es war kein Kontakt mit dem Mädchen möglich«. Auf Anraten der Klassenlehrerin erschien die Mutter der Achtjährigen in der Beratungsstelle. Sie selbst hatte von den Verhaltensänderungen bei ihrer Tochter nichts bemerkt, kam aber, nachdem die Lehrerin sehr darauf gedrängt hatte, mit Antonia zur Beratung.
>
> Das Kind stammte aus einer kurzen Beziehung, die Eltern waren nicht verheiratet gewesen. Seinen biologischen Vater hatte das Mädchen nie kennengelernt und hatte nicht einmal eine Ahnung von dessen Existenz. Es hatte natürlich auch keine Ahnung von seinen Großeltern sowie der gesamten Familie seitens des biologischen Vaters. Ein paar

Monate nach der Geburt des Kindes war die Mutter mit einem anderen Mann zusammengezogen. Als Antonia zwei Jahre alt war, heiratete ihre Mutter den Mann, der, obwohl er nicht leiblicher Vater des Kindes war, dieses als sein eigenes annahm. Kurz darauf bekam Antonia eine kleine Schwester. Beide Mädchen betrachteten den Ehemann der Mutter als ihren Vater. Beide sagten zu ihm »Papa«, und er behandelte beide wie seine Töchter. Ein halbes Jahr vor dem ersten Besuch in der Beratungsstelle hatte der Mann herausgefunden, dass seine Frau ihn betrog und zum dritten Mal schwanger war – von einem anderen Mann. Daraufhin zog er von zu Hause aus. Er beantragte die Aufhebung der Adoption. Seine leibliche Tochter besuchte er weiterhin, zur adoptierten Tochter aber brach er den Kontakt ab. Er behandelte sie wie Luft. Es schien, als würde er sie weder hören noch sehen.

Die Halluzination zeigte sich sowohl im Verhalten der Mutter als auch im Verhalten von Antonias biologischem Vater, im Verhalten des Adoptivvaters und in den Symptomen des Kindes selbst. Die Verhaltensänderungen beim Kind wurden von einer Person bemerkt, die nicht zum System gehörte, von der Lehrerin des Mädchens. Die Halluzination beim Adoptivvater und der biologischen Mutter konnte niemand im System bemerken, da sie innerhalb der Familie sowie in allen Beziehungen der erwachsenen Familienmitglieder, mit denen das Mädchen zu tun hatte, permanent gegenwärtig war.

Halluzination in Familien zeigt sich auf ganz unterschiedliche Weise:

- Wichtige Personen werden beim Erzählen ausgeblendet (in Polen betrifft das meist den biologischen Vater des Kindes). Eine Mutter beispielsweise, die sich wegen Angststörungen bei ihrem Kind in der Familienberatung meldete, entgegnete auf die Frage nach dem Namen des Kindsvaters: »Sie hat keinen Vater und hat noch nie einen gehabt.«
- Es existieren keine oder nur sehr wenige Informationen zu einem Teil der Herkunftsfamilie und deren Vergangenheit. So ist beispielsweise über die Familie der Mutter wenig bekannt, über die Familie des Vaters dagegen gibt es eine ganze Menge Informationen, oder umgekehrt.
- In Adoptivfamilien werden oft die biologischen Eltern des Kindes ausgeblendet. Noch häufiger geschieht es, dass die biologischen Großeltern sowie die Geschwister der biologischen Eltern ausgeklammert werden.

- Zu den leiblichen Geschwistern werden keine oder nur sehr wenige Informationen preisgegeben.
- Es werden Bezeichnungen verwendet, die nicht zur Realität der Familie passen, beispielsweise werden Mutter, Vater oder Großeltern mit Vornamen (oder Spitznamen) angesprochen, die der biologischen Realität angemessenen Bezeichnungen dagegen werden nicht verwendet.
- Personen in der Familie werden als Ehefrau oder Ehemann, Verlobte oder Verlobter, Stiefmutter oder Stiefvater bezeichnet, obwohl sie es gar nicht sind.

Werden Familiengeschichten erzählt, sollte man genau zuhören und sowohl darauf achten, worüber gesprochen wird, als auch darauf, was verschwiegen wird. Die Arbeit mit dem Genogramm kann helfen, die Halluzination aufzulösen. Ein Vorteil dieser Technik ist die klare grafische Darstellung der Beziehungen zwischen allen Personen innerhalb der Familie.

Herr H., ein Mann mittleren Alters, war zum zweiten Mal verheiratet und beklagte sich über Konflikte mit seiner Frau und deren Sohn im Teenageralter, der aus einer früheren Beziehung der Frau stammte. Die drei wohnten zusammen in einer Wohnung. Herr H. war sehr aufgebracht, als er während der ersten beiden Einzelsitzungen von Konflikten, Chaos und von seinem Gefühl, nicht mehr Herr der Lage zu sein, berichtete. Er meinte, dass er die immer schlimmer werdenden Streitigkeiten mit dem Jungen und dessen Aggressionsausbrüche nicht mehr aushalten könne, was er als den wesentlichen und ausschlaggebenden Grund, für den Beginn der Therapie angegeben hatte. Für die Therapeutin war es schwierig, damit zurechtzukommen, es schien alles sehr verworren. Klar war nur, dass es der Klient und die anderen im Haushalt lebenden Personen sehr schwer hatten.

Treten in einer Familie starke Generationenkonflikte auf, so kann bei der therapeutischen Arbeit das ericksonsche Genogramm verwendet werden. Hierbei handelt es sich um eine Technik, die eine Zusammenarbeit innerhalb der Familie aufbaut, indem die Zukunft der Familie berücksichtigt wird. Als erster Schritt dieser Strategie werden Angaben zur aktuellen Familie und danach Informationen zur Herkunftsfamilie zusammengetragen.

Der Therapeut wendete diese Strategie an und erfuhr zu seinem Erstaunen, dass Herr H. einen Sohn hatte, der im gleichen Alter war wie der Sohn seiner jetzigen Frau. Während der bisherigen Sitzungen hatte er seinen Sohn oder gar die Beziehung zu ihm nicht einmal erwähnt. Der leibliche Sohn war weder in den Erzählungen noch im täglichen Leben von Herrn H. gegenwärtig.

Vater und Sohn hatten über lange Zeiträume hinweg keinen Kontakt miteinander. Die bloße Existenz des Sohnes unterlag beim Vater einer negativen Halluzination. Wenn er »mein Sohn« sagte, dann meinte er einen Jungen, dessen Vater er weder im rechtlichen noch im biologischen Sinne war. Über seinen leiblichen Sohn erzählte er nichts. Nach einigen weiteren Sitzungen berichtete Herr H., dass er selbst von seinem Vater (durch negative Halluzination) verstoßen worden war. Der Vater hatte ebenfalls die Existenz seines Sohnes nicht wahrgenommen. In der Familie von Herrn H. nahmen die Väter ihre Söhne nicht wahr, und die Vaterschaft wurde seit mindestens drei Generationen durch negative Halluzination ausgeblendet. Diese Familientradition wurde vom halluzinierenden Vater an den nicht wahrgenommenen Sohn weitergegeben. Wenn über den Vater wenig bekannt ist, so, wie es in der eben beschriebenen Familie der Fall war, dann hat der Sohn keine Wahl und identifiziert sich, um sich zum Mann entwickeln zu können, mit dem, was ihm aus den Familienüberlieferungen zugänglich ist. In der Familie von Herrn H. war klar, dass Vatersein und Mannsein bedeutete, seinen eigenen Sohn zu verstoßen. Mehr war über die Väter nicht bekannt.

Nachdem der Therapeut das Phänomen der Halluzination festgestellt und eine Hypothese dazu aufgestellt hatte, wen Herr H. mit wem verwechselte, fanden die Geschichten über die (stellvertretenden) Konflikte mit dem Sohn seiner Frau ein Ende, und es konnte damit begonnen werden, die eigentlichen Adressaten der komplizierten Gefühle des Klienten zu bestimmen. Das wiederum eröffnete den Zugang zu einer komplexen Bandbreite von Schmerz und Liebe, die seit Generationen in den Beziehungen zwischen den Männern in der Familie von Herrn H. gegenwärtig war. Es konnte eine Strategie aufgebaut werden, mit der eine neue und erfüllte männliche Identität aufgezeigt wurde, die über das Ausblenden der Vaterschaft hinausging. In der inneren Erfahrung von Herrn H. durften nun Aspekte von Männlichkeit auftreten, die er bis dahin nicht wahrgenommen hatte.

Illusionen zu erliegen, die Wirklichkeit nicht wahrzunehmen sind auch Umstände, die wiederholten oder fortlaufenden sexuellen Missbrauch sowie Gewalt in Familien begünstigen. Gemäß der Trancelogik wissen die Familienmitglieder, was geschieht, wissen es aber gleichzeitig auch nicht. Sie sehen es und sehen es wiederum nicht, hören es, hören es aber auch wieder nicht. Das gesamte System scheint auf bewusster äußerer Ebene die Botschaft zu übermitteln: »Es ist nichts passiert.«

Halluzinationen kommen in Familien häufig vor. Sie treten in Bezug auf verschiedene Personen auf. So wird das eigene Kind mit einem Elternteil verwechselt, die Ehefrau mit der Mutter, der Ehemann mit dem Vater, die Familie des Ehepartners mit Aspekten der eigenen Herkunftsfamilie, die Schwiegermutter oder der Schwiegervater mit nicht wahrgenommenen Aspekten der eigenen Mutter oder des eigenen Vaters.

Die innerfamiliäre Übertragung, bei der in der Familie Personen unterschiedlicher Generationen miteinander verwechselt werden, ist, wie bereits erwähnt, einer der am häufigsten zu beobachtenden Bereiche, in denen dauerhafte Illusionen auftreten (Simon i Stierlin 1998).

Führt beispielsweise die Mutter einer heranwachsenden Tochter einen verbitterten Kampf mit ihrem Kind, was häufig in Familien mit Essstörungen zu beobachten ist, so sollte geprüft werden, ob die Mutter nicht unbewusst ihre Tochter mit der eigenen Mutter verwechselt. Das Kind wird so zum falschen Adressaten von Emotionen und Erwartungen, die eigentlich einem Elternteil des Senders gelten. Der Absender, der Brief selbst und die darin enthaltene Botschaft sind richtig, falsch ist nur der Empfänger, an den der symbolische Brief gerichtet ist. Statt Mutter oder Vater wurde als Adressat irrtümlicherweise das eigene Kind vermerkt. Das Kind hat die Möglichkeit, den Brief wegzuwerfen, seine Annahme zu verweigern, ihn nicht zu lesen oder sich nicht um den Inhalt des Briefes zu kümmern, was jedoch völlig unrealistisch ist. Viel häufiger kommt es vor, dass das Kind den Irrtum der Eltern als Wirklichkeit hinnimmt, und das zieht ganz unterschiedliche Folgen nach sich. Möglicherweise unternimmt das Kind den Versuch, in die Rolle zu schlüpfen, die Mutter oder Vater von ihm erwarten und beginnt, seinen Eltern gegenüber elterliches Verhalten zu zeigen. Diese Form der Halluzination in Familien wird auch Parentifikation genannt – ein von dem amerikanischen Kinderpsychiater mit ungarischen Wurzeln Iván Boszormenyi-Nagy geprägter Begriff. Mutter oder Vater verwechseln ihr eigenes Kind mit ihren Eltern, das Kind wiederum verwechselt die diesbezügliche Halluzination der Eltern mit der Wirklichkeit. Diese Art der Verwechslung innerhalb der Familie kann sich auf problematische Weise über eine ganz Reihe von Generationen hinziehen.

Übernimmt das Kind einen Teil der elterlichen Rolle, ist dies an sich aber noch kein ausreichender diagnostischer Hinweis darauf, dass es sich hierbei um eine auf Halluzination beruhende Störung der Familienhierarchie handelt. Es müssen auch das Alter der Eltern und der Kinder sowie ihre reale Situation, wie beispielsweise ihr Gesundheitszustand, in Betracht gezogen werden.

Solch ein symbolischer Brief, der von den Eltern irrtümlicherweise ans Kind geschickt wird statt an die eigenen Eltern, kann von ganz unterschiedlichem Inhalt sein. Hier können Schmerz, Vorwürfe, Forderungen, Bitten, Erwartungen oder Hoffnung zum Ausdruck gebracht werden. Mit Sicherheit wäre der Inhalt diese Briefes ein wichtiger Kernpunkt für Gespräche mit der Eltern- oder Großelterngeneration, sollte es überhaupt irgendwann zu einem solchen Austausch kommen. In solch einem Gespräch könnte es um unerfüllte Bedürfnisse gehen, um Erwartungen, wie die Eltern (oder das Kind) hätten sein sollen, und auch um Träume bezüglich der eigenen Person, derer man sich früher nicht bewusst war. Ein weiteres Thema könnte sein, wie man mit Empfehlungen und Ratschlägen von Personen früherer Generationen zurechtgekommen ist, inwiefern die von den Eltern erhaltenen oder in Familienarchiven aufbewahrten Landkarten hilfreich oder eher hinderlich dabei sind, sich im eigenen Leben zurechtzufinden. Dieses Gespräch, das nie stattgefunden hat, kann im Laufe der Therapie begonnen werden. Dabei hilft es, die über Jahre hinweg erworbenen Fähigkeiten des Klienten zur Halluzination zu nutzen. Die Hypnose ermöglicht ein Trancegespräch mit im Inneren des Klienten anwesenden Personen. Diese Personen müssen nicht verfügbar sein, weder in der Realität der Therapiepraxis noch im realen Leben. Damit Veränderungen eintreten können, müssen allerdings, statt der falschen, halluzinierten Adressaten, die eigentlichen Empfänger bestimmt werden, mit denen dieses Gespräch dann geführt wird.

Als weitere mögliche Reaktion auf den Irrtum der Eltern können Bemühungen seitens des Kindes erfolgen, sich Eigenschaften anzueignen, über die es selbst nicht verfügt, die aber seine Eltern in ihm sehen. Dadurch wird die Entwicklung der eigenen Identität des Kindes in grundlegender Weise erschwert. Die Persönlichkeit des Kindes kann sich so nur in begrenztem Maße auf eigene Erfahrungen stützen und ist in diesem Fall bloß ein Konstrukt aus Erwartungen und Irrtümern wichtiger Personen in seinem Leben. Je mehr Halluzinationen die Eltern in Bezug auf ihr Kind hatten, desto schwieriger wird es für das Kind, sich aus diesen Illusionen zu befreien. Hierbei spielt es überhaupt keine Rolle, dass das leibliche Kind schon längst kein Kind mehr ist. Die hier beschriebene familiäre Konstellation erfordert oft einen jahrelangen Kampf, um die eigene Identität zu finden. Dieser Kampf wiederum verzögert den Prozess des Erwachsenwerdens, wobei auch das Trancephänomen der Regression eine Rolle spielt. Das Kind, und später der erwachsene Mensch, erliegt über viele Jahre hinweg einer Halluzination bezüglich des eigenen Selbstbildes. Ganz besonders deutlich wird dies bei Personen, die wir als narzisstisch bezeichnen.

Äußere Anzeichen dieses Mechanismus sind oft in Familien zu beobachten, in denen der Beruf von Generation zu Generation weitergeführt wird.

Herr D. wandte sich an einen Psychiater, weil er sich Sorgen um seine Frau machte. Herr und Frau D. waren sehr erfolgreiche Ärzte um die 40 und hatten zwei Kinder. Frau D. war angesehene Spezialistin und Oberärztin. Seit einiger Zeit erwähnte sie immer öfter in Gesprächen mit ihrem Mann, dass sie ihre jetzige Tätigkeit nicht länger ausführen wollte. Sie mochte diese Arbeit nicht und hatte sie noch nie gemocht. Sie hätte die Absicht, nicht nur die Leitung der Station, sondern vor allem ihre Arbeit als Ärztin aufzugeben, um sich dann eine völlig neue Tätigkeit zu suchen.

Anfänglich war Herr D. darauf gar nicht eingegangen. Er war der Meinung, es sei nur eine vorübergehende Krise, die mit der angespannten Situation in der Klinik zusammenhinge. Als seine Frau aber konkrete Vorbereitungen traf, ihre bisherige Arbeit aufzugeben, begann er sich ernsthaft Sorgen zu machen. Schließlich hatte seine Frau so viel Arbeit in ihr Studium und die anschließende Spezialisierung gesteckt. Sie hatte ihre Doktorarbeit geschrieben und war eine in ihrem Umfeld angesehene und bei den Patienten sehr beliebte Ärztin. Eine psychische Erkrankung schien hier eine logische medizinische Erklärung für die Veränderung im Verhalten seiner Frau zu sein. So wandte sich Herr D. an einen Therapeuten mit der Bitte um Hilfe. Frau D. stimmte ihrem Mann zu, dass sie tatsächlich sehr viel Arbeit in ihre Ausbildung gesteckt hatte. Jedoch hatte sie sich zuvor nie Gedanken darüber gemacht, was sie eigentlich werden wollte.

Beide Eltern sowie auch der Großvater von Frau D. waren bekannte Ärzte. Geschwister hatte sie nicht. Für alle war klar, welchen Beruf das Mädchen später ausüben würde. Niemand hat ihre Berufswahl je infrage gestellt. Die Klientin selbst auch nicht. Sie war eine gute Schülerin, schloss ihr Studium ab und durchlief dann wie selbstverständlich die nächsten Karrierestufen. Frau D. war sich nicht sicher, was eigentlich passiert war, dass sie gerade jetzt anfing, mehr über sich nachzudenken und sich Gedanken darüber zu machen, wer sie in Wirklichkeit sei. Sie erwähnte etwas von ihrem 40. Geburtstag und davon, wie schwierig er für sie sei. Es wuchs in ihr eine anfänglich noch unklare, aber immer beunruhigender werdende Ahnung, in ihrem Leben laufe etwas in die falsche Richtung. Sie selbst beschrieb es so, dass sie sich das erste Mal im Leben über sich selbst Gedanken mache. Darüber, wer sie eigentlich sei und was sie mit ihrem Leben anfangen wolle, vor allem jetzt, da sie spürte, wie viel davon bereits hinter ihr lag. In dem Moment kam sie zu der Einsicht, dass sie all die Jahre nicht ihren eigenen Weg gegangen war, sondern: »wie ein Schaf in der Herde den anderen hinterhergelaufen«.

Dass Personen verschiedener Generationen miteinander verwechselt werden kommt nicht nur als Halluzination von Eltern im Hinblick auf ihr Kind vor, sondern kann auch in der entgegengesetzten Richtung auftreten. So geschieht es, dass das erwachsene Kind seine Eltern mit den Personen verwechselt, die diese vor vielen Jahren gewesen oder eben nicht gewesen sind, nach Meinung des Kindes aber hätten sein sollen. Dies kann sich in unterschiedlichen Haltungen den Eltern gegenüber äußern, die häufig von aggressivem oder vorwurfsvollem Charakter sind. In der Pubertät ist das nachvollziehbar und gehört zum Entwicklungsprozess dazu, Jahre später jedoch ist solch ein Verhalten nicht mehr angemessen. Eltern können auch als allmächtig wahrgenommen werden, entweder als bedrohlich und feindlich, oder aber als unerreichbares Ideal. Hierbei bezieht sich die Halluzination nicht nur auf das Bild von den Eltern, sondern auch auf die Zeit. Das wiederum ist mit zwei weiteren Trancephänomenen verbunden: mit der Altersregression und einer Störung der Zeitwahrnehmung.

3.4.2 Halluzination im Erleben des Therapeuten

Sowohl der Klient als auch der Therapeut sind permanent Illusionen ausgesetzt. Erliegt der Therapeut einer Halluzination, ist das oft Antwort auf eine Halluzination beim Klienten – der Therapeut stimmt sich auf die Halluzination des Klienten ein. Halluzination beim Therapeuten kann aber auch unabhängig vom Klienten auftreten und mit charakteristischen Trancephänomenen beim Therapeuten selbst zusammenhängen. Denn schließlich ist auch ein Therapeut nicht frei von Trancephänomenen. In gewisser Weise entspricht die Halluzination beim Therapeuten oft dem, was man in einem anderen Zusammenhang als Gegenübertragung bezeichnet.

Hinsichtlich der Diagnostik ist Halluzination für den Therapeuten ein schwieriger Bereich. Dafür gibt es mehrere Gründe. Dauert die therapeutische Beziehung länger an oder wird von intensiven Emotionen begleitet, so wächst die Wahrscheinlichkeit, dass der Therapeut genau den Trancephänomenen erliegt, die beim Klienten oder bei der Familie, mit der er arbeitet, dominieren. Symbolisch könnte man das als einen gemeinsamen Tanz im Rhythmus der Trance beschreiben. Dominiert eine Illusion, so erliegt oft auch der Therapeut dieser Illusion. Dadurch werden die diagnostischen Möglichkeiten des Therapeuten eingeschränkt. Halluzination beim Therapeuten kann sich auf unterschiedliche Weise zeigen. Sie macht es oft schwierig, das, was der Klient erzählt, von der Wirklichkeit zu unterscheiden. Sie kann sich darin zeigen, dass der Therapeut Themen, die der Klient ausblendet (negative Halluzination), auch in der Beschreibung des Klienten auslässt. Solche Beschreibungen sind für gewöhnlich fragmentarisch und einseitig. Falls der Klient das Thema Verständnis ausblendet, wird es auch in der Beschreibung ignoriert. Blendet der Klient emotionale Aspekte aus, so werden diese auch in der Beschreibung ausgelassen. Während sich der Therapeut die Leidensgeschichte des Klienten anhört, blendet dessen Wahrnehmung oft die Ressourcen, Stärken und das Entwicklungspotenzial des Klienten aus.

Darüber hinaus unterliegen im Falle negativer Halluzination Leerstellen, Lücken und das, was der Klient in seinen Aussagen verschweigt und aus seiner Wahrnehmung ausblendet, der Diagnose. Wie bei einem schwarzen Loch lässt sich auch negative Halluzination über das Verhalten von Objekten, die sich in der Nähe befinden, definieren. Es ist viel einfacher, den Charakter von realen und sichtbaren Dingen zu bestimmen, als sich auf etwas zu beziehen, das man nicht sehen kann. Für den Therapeuten ist der schwierigste Aspekt von Halluzination der, der durch eigene unbewusste Prozesse verursacht wird und zur Folge hat, dass der Therapeut seine Klienten mit anderen, auch mit wichtigen Personen, verwechselt. Supervision oder Selbstreflexion können dabei helfen, Bereich, Häufigkeit und Ausprägung derartiger Verwechslungen, die sich oft im Unbewussten des Therapeuten abspielen, zu reduzieren.

Eine Therapeutin sprach während einer Supervision über ihre Arbeit mit einer Klientin, bei der Halluzination dominierendes Trancephänomen war. Zu Beginn beschrieb sie die Klientin und berichtete, dass Frau C. Mutter von zwei Kindern sei. Nachdem die Therapeutin eine halbe Stunde über die Klientin gesprochen hatte, stellte sich heraus, dass diese nicht nur zwei, sondern vier Kinder hatte. Die ersten beiden Kinder waren deutlich älter und spielten eine große Rolle sowohl im Leben als auch in den Erzählungen von Frau C. Die beiden jüngeren Kinder waren deutlich später zur Welt gekommen. Sie tauchten in den Berichten von Frau C. gar nicht auf. Man bekam den Eindruck, dass die Kinder im Leben der Klientin überhaupt nicht existierten. In der Wahrnehmung der Therapeutin, die ebenfalls von der Halluzination beeinträchtigt war, existierten die beiden jüngeren Kinder auch nicht. Höchstwahrscheinlich hatte sich die Therapeutin so sehr mit der Klientin assoziiert, dass sie die Welt mit deren Augen wahrnahm und deshalb ebenfalls nur zwei Kinder sah.

Das folgende Fallbeispiel zeigt eine, bei Suchterkrankungen typische, schwierige Therapieerfahrung mit Halluzination:

Frau H., eine 28-jährige Architektin, klagte über Stimmungsschwankungen, Gereiztheit, Unruhe und ständige Konflikte bei der Arbeit. Obwohl kein klares Therapieziel definiert und der Leidensdruck nicht besonders spürbar war und darüber hinaus bei der Klientin keine Veränderungen ersichtlich waren, erschien Frau H. regelmäßig zur wöchentlichen Therapiesitzung. Den Therapeuten, der das Gefühl hatte, nicht recht zu wissen, worum es bei der Therapie ging, verwunderte das. Aus diesem Grund beschloss er, die Sache einer Supervision zu unterziehen. Der Therapeut erwähnte, dass die Klientin nach drei Monaten Therapie angesprochen hatte, früher einmal Marihuana konsumiert zu haben, darüber aber schon hinweg zu sein. Daraufhin wurde sie vom Therapeuten gefragt, warum sie das nicht bereits eher erwähnt hätte. Die Klientin entgegnete, sie hätte Angst gehabt, die Therapie beenden zu müssen und in ein spezielles Zentrum für Suchtbehandlung geschickt zu werden. Der Therapeut berichtete weiter ausführlich über die Therapie, und die Personen, die bei der Supervision anwesend waren, fielen langsam in einen Zustand der Ermüdung und des Unverständnisses, bis endlich jemand fragte:

»Wie lange hat denn die Klientin eigentlich Marihuana konsumiert?«

»Seit ihrem 14. Lebensjahr. Aber jetzt ist sie clean.«

»Woher weißt du denn das?«

»Das sehe ich schließlich. Außerdem sagt sie es selbst.«

»Willst du mir erzählen, dass jemand, der die Hälfte seines Lebens, 14 Jahre lang, von Marihuana abhängig war, von einem Tag zum anderen damit aufhören kann?«

»Eben genau das. Sie war abhängig, jetzt ist sie clean.«

Das Supervisionsteam konnte nicht glauben, was es von dem Therapeuten, der schließlich über reichlich Berufserfahrung verfügte, zu hören bekam. Der Therapeut dagegen war unglaublich verwundert darüber, dass die Gruppe darauf bestand, er würde etwas ganz Offensichtliches nicht wahrnehmen. Die Illusion des Therapeuten, dass die Klientin nicht mehr konsumiere, war genauso stark, wie das Bedürfnis der Klientin, dass der Therapeut ihr Glauben schenke.

Das Phänomen der Halluzination ist nicht nur dann schwierig, wenn eine Diagnose gestellt werden soll, sondern stellt auch im Laufe der Therapie für den Therapeuten eine Herausforderung dar. Entwickelt sich die Therapie zu einem intensiven Prozess des gegenseitigen Austauschs zwischen Klient und Therapeut, dann kann es passieren, dass der Therapeut, ohne es selbst zu bemerken, in die Trancewirklichkeit seines Klienten eintaucht. Die Supervision ist in solchen Fällen von unschätzbarem Wert, um dieses Phänomen aufzudecken, es als das beim Klienten oder dessen Familie dominierende zu diagnostizieren, um dann auf diesem Gebiet therapeutische Veränderungen herbeizuführen.

Ein Beispiel dafür, wie schnell man einer Illusion erliegen kann, ist die Geschichte der Familie S. die während einer Supervision vorgetragen wurde. Sowohl die Familie als auch die Therapeutin selbst, blendeten die bloße Existenz unbewusster Prozesse aus.

Grund für den Beginn der Therapie war Franek, der sich weigerte, zur Schule zu gehen. Franek war ein Einzelkind im Teenageralter und besuchte das Gymnasium. Seine Eltern waren beide berufstätig. Die erfahrene Therapeutin, verhielt sich so, als würde für die Familie als System, für die einzelnen Personen in der Familie und nicht zuletzt für sie selbst der Bereich des Unbewussten nicht existieren.

Sie führte Beispiele an, wie sie als Therapeutin interveniert hatte, die die versteckte Annahme erkennen ließen, die Probleme in der Familie würden sich auf bewusster Ebene abspielen und könnten auch auf dieser Ebene gelöst werden.

»Die Hypothesen zu den Symptomen des Jungen sind so offensichtlich, dass ich schon mehrmals mit den Eltern darüber gesprochen habe. Die Eltern hören zu, und ich habe den Eindruck, dass sie der gleichen Meinung sind, aber das bringt überhaupt nichts«, fasste die Therapeutin ihre Geschichte zusammen.

»In der Sitzung haben wir lange und detailliert darüber gesprochen, wie der Vater seinen Sohn am Morgen wecken soll, damit er endlich zur Schule gehen kann. Der Vater soll einfach ins Zimmer gehen, das Fenster weit öffnen, um viel frische Luft hineinzulassen, und dann seinen Sohn aufwecken. In der Sitzung haben wir alles besprochen, alles festgelegt, und später tut der Vater nichts dergleichen.«

Die Herangehensweise der Therapeutin war umso verblüffender, als dass sie normalerweise sehr gut mit Konzeptionierungen und Interventionen im Bereich des Unbewussten umzugehen verstand. In diesem Fall aber blendete sie durch negative Halluzination den unbewussten Bereich ihrer Arbeit einfach aus. Sie wollte mit der Familie unbedingt auf bewusster Ebene arbeiten und versuchte, die Therapie so durchzuführen, als würde der Bereich des Unbewussten nicht existieren oder als hätte er keinerlei Bedeutung.

Da bei jeder Halluzination ein wesentliches Stück Wirklichkeit ausgeblendet wird, kann eine Handlung niemals effektiv sein, solange sie sich nicht auf die Realität, sondern auf eine Illusion bezieht.

Der eben beschriebene Klient weigerte sich vor Beginn der Therapie, zur Schule zu gehen. Trotz der nun stattfindenden Therapiesitzungen stand er weiterhin morgens nicht aus seinem Bett auf und blieb tagelang zu Hause. Es änderte sich auch nichts im Verhalten des Vaters, der seinem Sohn weiterhin keine Grenzen setzte. Es änderte sich nichts im Verhalten der Mutter, die über ein Gefühl der kompletten Ratlosigkeit angesichts des Verhaltens ihres Sohnes als auch ihres Mannes klagte. Die Familie trat auf der Stelle, ebenso die Therapie.

Hierbei schien die Halluzination, die bei beiden Eltern gegenwärtig war, eine Schlüsselrolle zu spielen. Die Tatsache, dass ihr erstes Kind verstorben war, sowie der Einfluss seines frühen Todes auf die Funktionsweise der Familie, wurde von den Eltern komplett ausgeblendet. Die Familie hatte keine Phase der Trauer durchlebt und verharrte emotional in der Vergangenheit. Der lebende Sohn war Ersatz für das verlorene Kind, und je jünger er war, desto besser passte er zur Halluzination im familiären System. Beide Eltern erwarteten unbewusst von ihrem Sohn, dass er jünger sei, als er biologisch tatsächlich war, und der Sohn identifizierte sich unwissentlich mit diesen Erwartungen und verhielt sich, als hätte er noch nicht das Schulalter erreicht. Hätten die Eltern die Individualität des Sohnes akzeptiert und wären dessen Entwicklungsprozessen gefolgt, wäre ihnen damit die Möglichkeit genommen worden, weiterhin ihren Sohn als Ersatz für das verstorbene Kind zu behandeln. An den Aktivitäten der Therapeutin änderte sich ebenfalls nichts. Sie war emotional mit der Familie verbunden und versuchte hartnäckig, Veränderungen auf bewusster Ebene durchzusetzen.

Anlass für die Aufklärung des Falles war ein Satz, mit dem die Therapeutin während der Supervision ihre Ratlosigkeit ausgedrückt hatte: »Wir kommen an einen toten Punkt, und nichts geht weiter.« Die metaphorische Bedeutung der Worte »toter Punkt« war wesentlich. Sie wiesen symbolisch darauf hin, dass es nicht möglich sein würde, eine grundlegende Veränderung herbeizuführen, ohne zu berücksichtigen und wahrzunehmen, was tot ist. Die Therapeutin selbst hatte die versteckte Botschaft in ihren eigenen Worten nicht bemerkt, was noch zusätzlich das Wesen des Halluzinationsprozesses zeigt, den eine Person durchläuft, sowie den Automatismus dieses Verlaufs auf unbewusster, für die bewusste Reflexion nicht zugänglicher Ebene. Im hier angeführten Beispiel spielen außer der Halluzination und grundlegenden metaphorischen Aspekten auch die Trancephänomene der Altersregression und der Katalepsie eine große Rolle.

Widmen wir uns einem anderen Beispiel:

Frau F., eine 30-jährige Juristin, wurde von ihrem Therapeuten als außergewöhnlich attraktive Frau beschrieben, die sich aber ihrer eigenen Attraktivität nicht recht bewusst war. Die Therapie begann sie aufgrund von Ängsten und Kopfschmerzen, die ohne erkennbare Ursache auftraten. Nachdem sich die Symptome recht schnell besserten, berichtete die Patientin, dass sie seit Monaten zwei parallele Beziehungen hatte. Keiner der beiden Männer wusste etwas vom anderen. Einer von beiden war offiziell ihr Verlobter. Die Klientin sprach nicht viel über sich selbst, berichtete dagegen lange und ausführlich über gute und schlechte Eigenschaften der beiden Männer. Sie sprach davon, wie die Männer wohl jeweils reagieren würden, wenn sie von ihrem Konkurrenten erführen. Die positiven Eigenschaften des einen waren genauso erwähnenswert wie die des anderen, und negative Dinge gab es über beide wenig zu berichten. Obwohl ihr Verlobter für sie sexuell überhaupt nicht anziehend war, schlief sie mit ihm, ohne dass der Sex für sie befriedigend war. Den anderen Mann fand sie sexuell sehr attraktiv, hatte aber noch nie mit ihm geschlafen.

Während der Supervision bemerkte der Therapeut: »Ich weiß, dass mich das eigentlich nichts angehen sollte, aber leider interessiert es mich doch. In den Sitzungen kommentiere ich dieses Thema natürlich nicht, aber ich weiß selbst nicht, welcher der beiden Männer nun eigentlich mit ihr zusammen sein sollte.«

Die Aufmerksamkeit von Frau F. war nach außen gerichtet. Sie nahm sich selbst nicht wahr und blendete sich völlig aus (negative Halluzination). Sie sah jedoch die beiden Männer und machte sich Gedanken zu deren Gefühlen. Sich selbst spürte sich nicht, sie schien sich nicht wichtig zu sein. Dieses Phänomen übertrug sich auf den Therapeuten. Er nahm nicht die Klientin wahr, die bei ihm in Behandlung war, sondern sah mehr die beiden Partner, die er doch gar nicht kannte.

Halluzination beim Therapeuten deutet sich auch darin an, wie der Therapeut seinen Klienten anspricht. Verwendet er beispielsweise Vornamen, oder macht es den Eindruck, als sähe der Therapeut nicht, mit wem er arbeitet. Er nimmt weniger den erwachsenen Menschen wahr, sondern sieht vielmehr ein Kind, obwohl in der Therapiesitzung gar kein Kind anwesend ist. Hierbei bezieht sich die Illusion gleichzeitig auch auf die Wahrnehmung der therapeutischen Beziehung. Statt einer Beziehung zwischen zwei erwachsenen Personen bietet der Therapeut dem Klienten eine Beziehung nach dem Muster Eltern–Kind an. Eine andere interessante Hypothese ist die, dass ein solcher Prozess vom Klienten selbst unbewusst herbeiführt wird, da er seine erwachsenen Anteile nicht wahrnimmt, dagegen in gutem Kontakt zu seinen kindlichen, regressiven Anteilen steht. Folgt der Therapeut diesem Prozess, so nimmt er den Klienten leider auf verzerrte Weise wahr.

Halluzination beim Therapeuten als ein Phänomen, das auch im gesellschaftlichen Raum stattfindet und mit Ort und Zeit in Zusammenhang steht, kann auch kulturbedingt verstärkt oder abgeschwächt werden.

Einige Phänomene und Verhaltensweisen sind besser dokumentiert, andere wiederum schlechter oder überhaupt nicht. Beispielsweise sind Aspekte, die mit Ungleichheiten aufgrund gesellschaftlicher und individueller Geschlechterwahrnehmung verbunden sind, nur vereinzelt in Reflexionen und Fachdiskursen gegenwärtig, was eine Aufrechterhaltung der Illusion auf diesem Gebiet begünstigt.

Eine andere Form der Halluzination beim Therapeuten ist die, dass er die Therapie unentgeltlich durchführen würde. Dies suggeriert, dass der Therapeut keine Bezahlung für seine Arbeit entgegennehme, obwohl er natürlich ein Gehalt bekommt, nur eben von einer Institution, die zwischen ihm und dem Klienten vermittelt.

Mögliche Anzeichen für eine Halluzination beim Therapeuten sind Situationen, in denen die Eltern das Honorar für ihr Kind bezahlen, der Therapeut jedoch beschließt, mit den Eltern nicht über die Therapie des Kindes zu sprechen. Die finanzielle Realität nicht zu beachten und auszublenden ist charakteristisch für Altersregression.

Haley (2010) vertritt in seinem Artikel »Wie man als Therapeut mit einem Misserfolg umgeht« die Ansicht, dass

> »es höchstwahrscheinlich die erfolgreichste Strategie für Misserfolg ist, die reale Welt, in der der Klient lebt, zu ignorieren und der Kindheit, der inneren Dynamik und den Fantasien eine übergroße Bedeutung beizumessen. Die bewahrt garantiert sowohl den Therapeuten als auch den Klienten davor, Veränderungen in den Familienbeziehungen, unter Freunden, in der Schule oder in Nachbarschaftsbeziehungen herbeizuführen. Es ist völlig klar, wenn sich an ihrer Situation nichts ändert, können die Klienten auch nicht gesund werden …« (ebd., p. 89).

Bei der Arbeit im Bereich Halluzination stellt die Supervision, vor allem die Gruppensupervision, eine unschätzbare Hilfe dar. Sie ermöglicht es, mit den Augen eines unbeteiligten und unabhängigen Beobachters eine andere, im Dunkeln liegende Seite wahrzunehmen und zu erkennen, was dort Wichtiges verborgen liegt.

Die Halluzination als Fähigkeit des Klienten kann auch während der therapeutischen Behandlung genutzt werden. Darüber hinaus ist Halluzination ein untrennbarer Bestandteil von Angst. Aktivitäten imaginativer Art sind deshalb ganz besonders bei der Arbeit mit Angstpatienten zu empfehlen, da sie auf die besonderen Fähigkeiten von Personen mit Angststörungen zurückgreifen. Die Kompetenzen der Klienten auf dem Gebiet der Halluzination erweisen sich als nützlich, um therapeutische Rituale und Symbole zu erschaffen, die es ihnen ermöglichen, sich auf ihre Ressourcen zu konzentrieren. Sie helfen ihnen auch dabei, Wesen wie einen »inneren Helfer«, »innere Weisheit« oder einen »inneren Heiler« herbeizurufen oder Trancegespräche mit wichtigen Personen zu führen, mit denen in der Realität seit Langem kein Kontakt mehr möglich ist.

3.4.3 Hyperwirklichkeit oder auch Wörtlichnehmen

Mit der Hyperwirklichkeit, dem der Halluzination entgegensetzten Pol, haben wir es deutlich seltener zu tun. Kinder entwickeln beim Spielen gemäß ihres Entwicklungsprozesses Kreativität und Vorstellungsvermögen, oder wenn wir dafür einen anderen Begriff verwenden möchten – Halluzination. Ein Stöckchen, das im Wasser schwimmt, ist ein Boot, legt man das Stöckchen auf den Teppich, wird es zu einem Bus.

Kinder, die traumatische Ereignisse erfahren haben, spielen anders. Ohne es zu bemerken verbinden sie ihr Spiel mit realen Erfahrungen. Beim Spielen erschaffen sie die Gefahrensituation immer wieder aufs Neue, und es ist frappierend, mit welcher Genauigkeit, fast Wörtlichkeit, sie die Ereignisse nachspielen.

Auf eindrückliche Weise beschreibt Zofia Nałkowska (1994, S. 73 f.) im letzten Kapitel von *Medaillons* ein Spiel von Kindern im Konzentrationslager Auschwitz:

> »Professor Epstein aus Prag erblickte an einem sonnigen Vormittag im Sommer bei einem Gang durch die Lagerstraße in Auschwitz zwei noch lebende Kinder.
>
> Sie saßen im Straßenstaub und spielten mit kleinen Stöckchen. Er blieb stehen und fragte: ›Was macht ihr denn da, ihr beiden?‹
>
> Sie entgegneten: ›Wir spielen Juden verbrennen.‹«

Ein anderes klinisches Beispiel für Hyperwirklichkeit ist die Alexithymie (Gefühlsblindheit). In Polen gibt es zu diesem Thema keine statistischen Erhebungen. Es wird geschätzt, dass in den USA etwa 15 % der Personen, die sich in therapeutische Behandlung begeben, von Alexithymie betroffen sind. Diese Menschen sind Meister im pragmatischen Denken. Emotionale Elemente treten gar nicht auf oder, präziser, es ist diesen Menschen nicht möglich, Worte zu finden, um Emotionen zu beschreiben. Dies geht mit einem Mangel an oder einer nur geringen Fähigkeit zu Fantasie und Vorstellungsvermögen einher. So finden diese Personen nicht einmal in Bezug auf sich selbst Bezeichnungen für Gefühle. Sie sind auch nicht in der Lage, ihre Gefühle nahestehenden Menschen mitzuteilen. Es äußert sich nur ihr Körper, oft in Form von psychosomatischen Symptomen.

Doktor A. erschien in der Praxis, da der Therapeut dazu geraten hatte, eine Familientherapie mit dem jugendlichen Sohn durchzuführen. Davor war der Sohn einige Jahre lang in einer anderen Einrichtung individuell wegen Zwangsstörungen behandelt worden. Herr A. war ein bekannter Spezialist auf dem Gebiet der Chirurgie. Einen bedeutenden Teil seiner Arbeit verbrachte er auf Patienten konzentriert, die nicht bei Bewusstsein waren. Herr A. war ein anerkannter Arzt und für seine Professionalität und Zuverlässigkeit sehr geschätzt.

Während der Therapiesitzung behauptete Herr A., er könne seinen Sohn und dessen Probleme nicht verstehen. Er verstand nicht, wie man überhaupt irgendwelche Probleme haben kann. »Wenn ich ein Problem habe, dann löse ich es und habe kein Problem mehr. Wenn ich ein Problem nicht lösen kann, dann bedeutet das, dass dieses Problem für mich unlösbar ist, und damit hört es als solches für mich auf, zu existieren. Dann habe ich ebenfalls kein Problem mehr. Wie also kann man überhaupt so etwas wie ein Problem haben?« Das langjährige Leiden des Jungen war für die Therapeutin, die die Behandlung durchführte intensiv spürbar. Der Sohn selbst fühlte es ebenfalls. Nur der Vater konnte den Schmerz seines einzigen Sohnes nicht spüren.

Personen, die sich auf das Wortwörtliche konzentrieren, reagieren auf die Wörter, ignorieren aber deren Kontext (vgl. Erickson a. Rossi 2010, p. 75).

Klienten, bei denen die Welt der Emotionen durch Halluzination ausgeblendet wird, stellen für den Therapeuten eine Herausforderung dar. Es fällt ihnen schwer, sich für längere Zeit einer Therapie zu unterziehen und dabei die für sie unbekannte Welt der eigenen Emotionen und der Gefühle anderer Menschen zu analysieren. Noch weniger greifbar sind für die Klienten Beziehungen, da diese ein Phänomen außerhalb ihrer Erfahrungswelt darstellen. Für den Therapeuten ist es ratsam, eine Behandlung von Personen mit Alexithymie mit einem langen und behutsamen Prozess der Einstimmung zu beginnen. Der Klient lernt, Aspekte, die mit der eigenen Realität in Zusammenhang stehen, geduldig zu beobachten. Im nächsten Schritt können dann die ersten hervortretenden emotionalen Reaktionen des Klienten auf einfühlsame Weise verstärkt werden.

Das Trancephänomen der Hyperwirklichkeit, das bei Personen mit Alexithymie auftritt, steht mit extremer Dissoziation in Verbindung, mit einer Abtrennung der kognitiven von den emotionalen Prozessen.

Dieser Bereich der Trancephänomene bezieht sich auch auf die bereits beschriebene diagnostische Kategorie des Verarbeitens von Ereignissen. Das Erschaffen von Ereignissen ist mit positiver Halluzination verbunden, das Ausblenden von Ereignissen dagegen mit negativer Halluzination.

3.5 Betäubung (Anästhesie) – Analgesie – Überempfindlichkeit (Hypersensibilität)

Der Bereich dieses Trancephänomens befindet sich zwischen Betäubung und Überempfindlichkeit. Zwischen diesen beiden Extremen existiert ein großes Gebiet verschiedenartiger Wahrnehmungen, die sich darin zeigen, dass eine teilweise Verringerung des Schmerzempfindens eintritt. Analgesie bedeutet eine Verringerung der subjektiven Wahrnehmung von schmerzauslösenden Reizen oder eine Verringerung dieser Wahrnehmung in bestimmen Körperregionen. Der Schmerz, über den wir hier sprechen, kann sich auf die kinästhetische Körperwahrnehmung beziehen oder aber eine breitere, metaphorische Bedeutung haben, die vielen Aspekten des psychischen Schmerzes entspricht.

Klienten mit verringertem Schmerzempfinden tendieren oft zu autoaggressivem und riskantem Verhalten, experimentieren mit Drogen, lassen sich tätowieren oder piercen. Oft tragen sie Piercings an Stellen, wo andere Menschen Schmerz oder zumindest Unbehagen empfinden würden, oder sie treiben Extremsportarten. Es scheint, als würden sie auf verzweifelte Weise versuchen, irgendetwas zu fühlen, um von ihrer Betäubung loszukommen, in der sie oft schon länger gefangen sind, als ihre Erinnerung zurückreicht.

Treten sehr viele, oft intensive Symptome auf, kommt es bei den Klienten zu einer konsequenten Ablenkung der Aufmerksamkeit, so dass hier schon von einem Prozess der Gleichgültigkeit, des Abstumpfens oder des Betäubtseins gesprochen werden kann. So betäuben sich beispielsweise Bulimiker, indem sie unkontrolliert essen. Dies verursacht bei ihnen ein Gefühl der Entspannung inmitten des ganzen emotionalen Stresses (Talarczyk 2014).

Überempfindlichkeit kann dagegen auch als psychologische Komponente einer Allergie auftreten. Sie zeigt sich in übermäßigen Reaktionen auf Reize und in einer übermäßigen Schmerzempfindlichkeit. Derartige Reaktionen können im Zusammenhang mit verschiedenen Erfahrungsbereichen auftreten und Personen mit den unterschiedlichsten Diagnosen betreffen. Klienten mit Borderline-Diagnose werden metaphorisch auch als psychische Bluter bezeichnet: Selbst eine kleine Wunde verursacht eine lang andauernde Blutung. Die Bezeichnung beschreibt, wie leicht die Betroffenen zu verletzen sind und wie lange sie unter Verletzungen leiden, die durch scheinbar nichtige Anlässe hervorgerufen wurden.

Auf dem Gebiet der Hypersensibilität kann es hilfreich sein, mit Hypnose zu arbeiten. Bis Mitte des 19. Jahrhunderts, bevor man pharmakologische Betäubungsmittel entwickelt hatte, wurde die Hypnose genutzt, um Schmerzen zu betäuben. Dabei ging es hauptsächlich um körperliche Schmerzen. Die moderne Hypnose wird eingesetzt, um psychische Aspekte des Schmerzes zu lindern (Woźniakowska 2006).

In der Geschichte von Frau Z. wird deren langjährige Suche nach einer Balance zwischen Überempfindlichkeit und Betäubung deutlich:

Frau Z. erhielt Medikamente, da bei ihr eine Depression festgestellt worden war. Sie war über ein halbes Jahr krankgeschrieben und blieb zu Hause. Nachdem sie auf Anraten des Psychiaters, der ihr die Medikamente verschrieben hatte, wieder zur Arbeit ging, meldete sie sich einige Monate später bei einem anderen Arzt zur Psychotherapie. Als Grund gab sie an, dass sie mit ihrem Stress nicht klarkäme. Während der ersten Zeit sagte Frau Z. die Therapietermine oft ab oder verlegte sie. Dies machte den Eindruck, als würde die Klientin nicht wissen, ob sie nun eintreten oder lieber draußen bleiben sollte. Von der ersten Sitzung an war es erschreckend, wie sachlich Frau Z. mit sich selbst umging. Sie setzte sich selbst sehr hohe, nahezu unerreichbare Ziele. Auf ihre Gesundheit achtete sie kaum. Sie war abgemagert, aß nur unregelmäßig irgendeine Kleinigkeit, meist Schokoriegel, und trank den ganzen Tag über große Mengen Kaffee. Sie meinte, ohne den Kaffee könnte sie nicht wach bleiben, sondern würde die ganze Zeit nur schlafen. Frau Z. tanzte gern, aber sie tat es nicht, sondern machte jeden Tag das, was ihr überhaupt keinen Spaß machte – hundert Mal immer die gleichen monotonen Sportübungen. Sie tat dies für ihr Aussehen. Die Klientin trug einen großen Nasenring, dessen Anblick beim Therapeuten Unbehagen hervorrief. Obwohl sie so abgemagert war, war sie attraktiv und gutaussehend, sie selbst war mit ihrem Aussehen jedoch überhaupt nicht zufrieden. Sie mochte weder sich noch ihren Körper. Sie gefiel sich nicht. Einmal kam sie zu einer Sitzung direkt vom Zahnarzt. Sie verzichtete seit ihrer Schulzeit, sogar als einmal eine Wurzelbehandlung notwendig war, immer auf eine Betäubung, was die Zahnärzte nicht verstehen konnten.

»Die Ärzte denken, ich bin so schmerzunempfindlich. Aber ich mache das gerade, weil ich weiß, dass es wehtun wird, und ich möchte den Schmerz spüren, weil ich selten etwas fühle. Wenn ich starke Schmerzen spüre, dann, wenigstens dann, weiß ich, dass ich lebe«, fasste Frau Z. ihre Gedanken zusammen.

In der ersten Phase der Therapie erwartete die Klientin gute Ratschläge und schnelle sichtbare Effekte. An ihre Vergangenheit konnte sie sich nicht gut erinnern. Vor allem Erinnerungen an ihre Kindheit kramte sie sehr langsam aus ihrem Gedächtnis hervor. Zu Beginn der Therapie herrschte eine emotionale Kälte und Leere. Die Betäubung hatte bei der Klientin eine lange Geschichte und erfüllte über viele Jahre hinweg eine Schutzfunktion. Der langjährige Lebenspartner ihrer Mutter litt an einer Suchterkrankung, das Leben der Mutter und ihres Partners verlief nach dem Muster Tyrann und Opfer. Während einer ein Therapiesitzung erzählte Frau Z. ein Ereignis aus der Zeit, als sie ein Teenager war. Eines Abends wollte sie ihre Mutter beschützen, die von ihrem Partner misshandelt wurde, woraufhin der Mann auf sie losging und sie zu würgen begann. Frau Z. entging – wie sie mit kühler Stimme sagte – nur um ein Haar dem Tod. Seit diesem Ereignis befand sich am Hals der Klientin ein symbolisches, äußerlich nicht sichtbares Zeichen ihrer Überempfindlichkeit – sie konnte keine Rollkragenpullover tragen, keine Schals, keine am Hals geschlossenen Oberteile, denn dann hatte sie das Gefühl, es drücke ihr die Luft ab. Einige Zeit später zog Frau Z. mit ihren pflegebedürftigen Großeltern zusammen, um sich um die beiden zu kümmern. Der Großvater war an Demenz erkrankt, er wurde unberechenbar und aggressiv. Immer öfter erkannte er seine Umgebung nicht mehr. Es kam vor, dass er sich nachts lautlos mit einem Messer in der Hand ins Zimmer der schlafenden Enkelin schlich. Deswegen musste sich Frau Z. in ihrem Zimmer einschließen.

Die Klientin hatte früh geheiratet. Von ihrem Mann wurde sie wie ein Gegenstand behandelt, hauptsächlich betrachtete er sie als Sexobjekt. Er organisierte Treffen mit Kumpels, bei denen seine Frau »zur Benutzung« für die anderen Männer »herumgereicht« wurde und er dabei zuschaute. Die Aussage der Klientin dazu beschreibt auf charakteristische Weise den Prozess der Betäubung: »Beim ersten Mal war das schrecklich, aber später fühlte ich dann gar nichts mehr.« Aus diesem Satz ist genau die Funktion herauszuhören, die die Betäubung erfüllt: das nicht fühlen zu müssen, was so schrecklich ist. Als Frau Z. nach ihrer Hochzeit im dritten Monat schwanger war, wurde der Tod ihres ungeborenen Kindes festgestellt. Nach dem Verlust ihres Kindes war Frau Z. nicht imstande, zur Arbeit zu gehen. Sie erhielt die Diagnose Depression. Die Depression war einerseits wie eine Betäubung, andererseits aber eine Phase der übersteigerten Wahrnehmung, der übermäßigen Empfindsamkeit, die aus dem Gefühl einer unermesslichen Traurigkeit und einem psychischen Schmerz erwuchs, der noch nie herausgeschrien worden war. Sie war das erste Mal seit vielen Jahren in der Lage, lang anhaltend und intensiv Schmerz zu empfinden. Metaphorisch ausgedrückt zeigte die mehrmonatige Phase der Depression bei der Klientin, dass sie dazu fähig war, Schmerz zu empfinden, auch starken und lang anhaltenden Schmerz. Diese Erfahrung bereitete den Weg für eine Auseinandersetzung mit dem aufgestauten Schmerz. Mit dem Leiden, dass früher einmal untragbar erschien.

Ihre gute Beziehung zu dem Psychiater, der ihr die Medikamente verordnet hatte, war für die Klientin wegbereitend gewesen, um mit einer Psychotherapie zu beginnen und im Bereich der deutlich sichtbaren Betäubung und Dissoziation zu arbeiten.

Auch während der Therapiesitzungen war die Betäubung bei Frau Z. deutlich spürbar. Zwar berichtete sie über die dramatischen Geschehnisse in ihrem Leben meist spontan, ohne dass sie jemand danach gefragt hätte, doch sprach sie darüber mit tonloser, hölzerner Stimme. Kühl beschrieb sie die Fakten. Schnell und konkret gab sie weitere Informationen. Die Klientin berichtete über ein unermessliches Ausmaß an Leid und Verbrechen, das ihr von verschiedenen Männern zugefügt worden war. Dies veranlasste den Therapeuten, der ja selbst auch ein Mann war, dazu, mit der Klientin auf sehr einfühlsame und geduldige Weise zusammenzuarbeiten. Andererseits aber erforderte das langjährige Leiden der Klientin, das symbolisch im Piercing und den äußerlich nicht sichtbaren Spuren an ihrem Hals immer gegenwärtig war, eine Veränderung auf therapeutischer Ebene. Ein wichtiges Signal für wesentliche Veränderungen, die im Inneren der Klientin stattfanden, kam vonseiten des Therapeuten. Er machte sich Sorgen, da die Stimmung in den Therapiesitzungen immer bedrückender wurde. Gleichzeitig aber spürte er, dass die Beziehung zur Klientin vertrauensvoller und enger wurde. Im ersten Moment beunruhigte ihn das. Dann erkannte er jedoch, dass diese

Dynamik dahin führte, dass die Klientin ihren Zustand der lang anhaltenden Betäubung überwinden konnte, was ihn ermutigte, die effektiven Veränderungen weiterzuführen. Als Frau Z. dann bereit war, ihre Verletzungen und ihr Leiden auf sich zu nehmen, spürte sie zu Beginn sehr intensive Emotionen, die schmerzhaft, gar überaus schmerzhaft waren.

Das Trancephänomen der Überempfindlichkeit wiederum war im Verhalten von Herrn N. deutlich zu erkennen.

Zur Therapie erschien Herr N., Vater eines neunjährigen Jungen. Der Junge verhielt sich aggressiv, vor allem in der Schule seinen Lehrerinnen gegenüber. Er hatte eine vulgäre Ausdrucksweise, befolgte die Anweisungen der Lehrer nicht und verhielt sich arrogant. Die Schule teilte den Eltern mit, dass dringend eine Therapie nötig sei. Daraufhin wandten sich die Eltern an eine Einrichtung, wo ihnen eine Familientherapie angeboten wurde. Nach nur zwei Therapiesitzungen waren die Symptome des Kindes verschwunden, die Eltern wollten den Kontakt mit dem Therapeuten aber unbedingt aufrechterhalten. Sie meinten, die Therapie wäre für sie sehr wichtig, sie würden sonst nicht zurechtkommen. Herr N. arbeitete körperlich sehr schwer, manchmal mehr als zehn Stunden täglich. Seine Frau, einige Jahre älter als ihr Mann, kümmerte sich um den Haushalt und die beiden Kinder, den Sohn und die dreijährige Tochter. Sowohl Herr N. als auch seine Frau kamen aus kinderreichen Familien, und beide waren das jeweils jüngste Kind unter mehreren Geschwistern. In beiden Familien waren die Väter alkoholabhängig.

Als die beiden dann zu zweit ohne ihren Sohn zur Therapie erschienen, weinte Herr N. manchmal während der Sitzungen. Das war für ihn selbst überraschend. Es war ungewöhnlich, solch einen großen kräftigen Mann weinen zu sehen. Herr N. meinte, die Therapiesitzungen wären für ihn eine Qual. Er weinte meist dann, wenn er von seinem Sohn sprach. Er identifizierte sich mit dem Jungen und das öffnete ihm die Tür zu seiner eigenen Kindheit. Seine Erinnerungen waren geprägt von Gewalt seitens des Vaters und einem starken Gefühl des Verlassenseins. Herr N. gab auch zu, dass er selbst trinke, vor allem, seit sein Sohn auf der Welt war. Er wusste damals selbst nicht, warum, er spürte nur, dass er nicht zurechtkam. Während der Therapie meinte er, dass er sich wohl hatte betäuben müssen, so schwierig sei für ihn der Umgang mit den eigenen Emotionen gewesen. Mit dem Trinken hörte er auf, als seine Tochter zur Welt kam, und war seitdem trocken. Die Eheleute erschienen regelmäßig zu den Therapiesitzungen, sie erledigten nicht nur die Hausaufgaben, die ihnen der Therapeut auftrug, sondern waren auch selbst darauf bedacht, Neues zu lernen. Bei Herrn N. spürte man deutlich die Überempfindlichkeit, die nach dem langen Prozess der Betäubung einsetzte. Diese Überempfindlichkeit trat bei Herrn N. gemeinsam mit dem Trancephänomen der Altersregression auf.

Der Trancebereich Betäubung – Überempfindlichkeit kann auch als Unterkategorie eines Phänomens mit größerer Reichweite eingeordnet werden, des Trancephänomens Assoziation – Dissoziation. Eine Abgrenzung davon, was mit dem Körper oder Teilen des Körpers geschieht, ist ein grundlegender Mechanismus der Betäubung. Distanziert sich ein Klient von seinen Schmerzen oder von einem schmerzhaften Teil seiner Wahrnehmung, zeigt er damit seine »Fähigkeiten« auf dem Gebiet der Dissoziation.

Langjährige Erfahrungen mit Betäubung führen zu einer völligen emotionalen Verarmung aller Lebensbereiche. Die Abtrennung von der Körperwahrnehmung kann verursachen, dass ernsthafte Erkrankungen zu spät erkannt werden. In Einzelfällen können Fähigkeiten auf dem Gebiet der Dissoziation hilfreich sein, so zum Beispiel beim Lindern von Schmerzen. Ein solches Beispiel beschreibt Yapko (2013) in folgendem Fall:

Vicky war an Krebs erkrankt. Anfänglich war eine falsche Diagnose gestellt worden, und als später der Tumor diagnostiziert wurde, war es bereits zu spät. Die Klientin unterstrich klar ihre Erwartungen. Sie wusste, dass ihr nicht mehr viel Zeit blieb, und wollte die ihr verbleibende Zeit nicht »vollgepumpt mit Medikamenten« verbringen. Sie wollte lernen, mit ihren Schmerzen besser zurechtzukommen. Yapko fiel auf, dass die Klientin in den Gesprächen oft Formulierungen verwendete wie: »Ein Teil von mir ..., ein anderer Teil von mir ...« Damit konnte bei Vicky Dissoziation als dominierendes Trancephänomen diagnostiziert werden. Darüber hinaus stützte sich diese Hypothese auf Informationen zu zahlreichen Erfahrungen im Leben der Klientin, da sie mit dramatischen Ereignissen zurechtkommen musste, die bei ihr psychische Schmerzen verursacht hatten. Da war die von Gewalt geprägte Beziehung zu ihrem Mann, die Zeit, in der sie obdachlos gewesen war, sowie langjährige negative Erfahrungen mit dem Gesundheitssystem. Der Therapeut beschloss, sich auf die

Fähigkeiten der Klientin im Bereich Dissoziation zu berufen. Er half ihr dabei, sich zuerst von den Stellen ihres Körpers zu distanzieren, an denen sie die stärksten Schmerzen verspürte, von den Füßen und den Schultern. Danach forderte er sie auf, das Schmerzempfinden etwas zu verändern und es in ein Taubheitsgefühl umzuwandeln. Auf diese Weise konnte der Mechanismus der Dissoziation genutzt werden, um der Klientin zu helfen, im fortgeschrittenen Stadium der Tumorerkrankung mit ihren Schmerzen zurechtzukommen. Die Klientin lernte vom Therapeuten, ihre Schmerzen zu betäuben, und konnte diesen Mechanismus später auch selbstständig anwenden.

Betäubung verfestigt sich auch kulturbedingt, so beispielsweise in Geschlechterstereotypen wie: »Echte Männer weinen nicht« oder »Heul nicht, du bist schließlich kein Mädchen«.

Das hier besprochene Trancephänomen steht in Verbindung mit dem Bereich Assoziation – Dissoziation, denn Betäubung erfolgt durch eine Abtrennung von Körperwahrnehmungen, Überempfindlichkeit dagegen beruht auf einer Assoziation von Körperwahrnehmungen.

3.5.1 Der Bereich Betäubung – Überempfindlichkeit im Erleben des Therapeuten

In der Beziehung zum Klienten kann der Therapeut beide Extreme des Trancephänomens Betäubung – Überempfindlichkeit erleben. So berichtet der Klient beispielsweise von tragischen Erlebnissen, die in ihm aber keinerlei emotionale Reaktionen hervorrufen. Dies wird etwa in folgender charakteristischer Aussage eines Therapeuten deutlich:

»Eigentlich weiß ich gar nicht, wozu der Klient zur Therapie kommt, ich spüre ihn nicht, ich spüre seine Probleme nicht, vielleicht liegt das an seiner lässigen Art ... ich bin selbst verwundert, er war bereits mehrmals da ..., ich kann nichts zu den Emotionen sagen, oder vielleicht nur so viel, dass es keine gibt ...«

In extremen Fällen kann es passieren, dass der Therapeut während der Sitzung körperliche oder psychische Beschwerden erlebt – also selbst überempfindlich reagiert. Eine erfahrene Therapeutin hat das folgendermaßen beschrieben:

»... Mir tut buchstäblich alles weh, wenn ich an die Klientin denke, manchmal geht das schon morgens los, wenn wir einen Termin haben. Am schlimmsten tut mir der Magen weh, ich bin komplett gerädert und fühle mich total kaputt, ich kann das nicht mehr aushalten.«

Dieses Beispiel bezieht sich auf die Arbeit mit einer Klientin, die nicht ein Wort über ihren Schmerz oder ihre Beschwerden verloren hatte. Die Probleme, die sie als Grund für die Therapie angab, waren Unstimmigkeiten in der Beziehung mit ihrem Partner, die sie mit tonloser Stimme vortrug. Außerdem sprach sie darüber, Angst vor öffentlichen Auftritten zu haben, die aber zu ihren beruflichen Pflichten gehörten. Die Klientin schien eher betäubt, also von ihren Gefühlen getrennt zu sein. Die Therapeutin war dagegen sehr überrascht von der nicht kontrollierbaren Kraft der eigenen Wahrnehmungen. Die intensiven und schmerzhaften Reaktionen der Therapeutin signalisierten, dass es bei der Klientin Beschwerden in Bereichen geben musste, von denen sie völlig abgeschnitten war. Dadurch, dass die Therapeutin die eigenen Reaktionen, die in Verbindung mit der therapeutischen Behandlung der Klientin auftauchten, zur Kenntnis nahm, konnten wichtige diagnostische Hinweise gewonnen sowie eine Strategie entwickelt werden, um mit der Klientin an den schmerzhaften Bereichen ihrer Psyche zu arbeiten. Hier ging es um einen Bereich, der außerhalb der Wahrnehmung der Klientin lag und deshalb nie in ihren Berichten aufgetaucht war.

Den Bereich zwischen Betäubung und Überempfindlichkeit finden wir auch in der Kunst. Auf dem Gemälde *Gestalten* (1950) von Wojciech Fangor sind drei Personen dargestellt. Eine der Personen, eine Frau in weißem Gewand, scheint in Betäubung und Gleichgültigkeit gegenüber den aggressiven Blicken der nahe bei ihr stehenden Personen, einer Frau und eines Mannes, erstarrt zu sein. Ihre starren Augen und die geweiteten Pupillen ziehen, obwohl von einer dunklen Brille bedeckt, die Aufmerksamkeit des Betrachters auf sich. Als ein Kunstwerk, das Überempfindlichkeit thematisiert, kann auch *Der Schrei* von Edvard Munch betrachtet werden. Die zentrale Gestalt des Bildes ist voller Entsetzen und kontrastiert mit den ruhigen Gestalten im Hintergrund. Alle drei Personen auf dem Bild scheinen auf dem gleichen Weg oder der gleichen Brücke zu sein, der im Vordergrund stehende Schrei gibt die innere Wahrnehmung, die innere Qual dieser Gestalt wieder. Die zentrale Person auf dem Bild könnte sowohl ein Mann als auch eine Frau sein. Der Schrei aus tiefster Seele zwingt den

Betrachter, der Person in die Augen zu blicken und ihre intensiven Empfindungen zu teilen.

Das hier besprochene Gebiet steht auch mit einem anderen bereits behandelten Bereich der Trancephänomene in Verbindung, mit dem Bereich zwischen Katalepsie und Bewegung. Dieses Thema ist in den Werken vieler Künstler sichtbar, erwähnen möchte ich hier zumindest Jacek Małczewski (z. B. *Der Teufelskreis, Der Tod*) oder Hieronymus Bosch (*Die Versuchung des Heiligen Antonius, Visionen aus dem Jenseits* und vor allem *Garten der Lüste*). Die Gemälde von Bosch zeigen nicht nur die Bewegung der dargestellten Personen, sondern zwingen den Betrachter zu einer inneren Dynamik aus Assoziationen, Symbolen, Bedeutungen und emotionalen Wahrnehmungen.

Die folgenden vier Trancephänomene nehmen Bezug auf die verschiedenen Formen der individuellen Zeitwahrnehmung, auf das innere Erleben von Zeit.

3.6 Amnesie – Hypermnesie

Der Bereich Amnesie – Hypermnesie war in der ersten Zeit der Anwendung klinischer Hypnose für viele Wissenschaftler und Ärzte faszinierend. Wie funktioniert Erinnerung, welche Erinnerungen werden wie gespeichert, was wird vergessen und wie kann man in diesem Bereich intervenieren? All das war Gegenstand vieler Überlegungen und Diskussionen. Das Interesse am Thema Gedächtnis, Vergessen und Erinnern war so stark, dass es sogar dazu führte, die Wichtigkeit vergessener frühkindlicher Erfahrungen anzuerkennen. Das Aufdecken der frühkindlichen Erfahrungen und ihr Thematisieren während der Therapie sowie das Anerkennen ihres Einflusses auf das Leben des erwachsenen Menschen wurden später zu einer Grundlage des analytischen Denkens.

Die aktiven Prozesse, die auf dem Gebiet Amnesie – Hypermnesie unablässig ablaufen, ermöglichen es, mit emotional schmerzlichen und wichtigen Erfahrungen zurechtzukommen.

Sobald sich die Probleme verstärken, tritt eine Veränderung auf dem Gebiet dieses Trancephänomens auf. Prozesse des Erinnerns und Vergessens laufen ununterbrochen ab. Diese Erfahrungen stellen einen grundlegenden Teil des Lernprozesses dar. Sie sind auch verantwortlich für das Erlernen neuer Verhaltensweisen und dafür, dass dysfunktionale Verhaltensmuster vergessen und neue gesunde

Verhaltensweisen im Gedächtnis verankert werden, was auch ein essenzieller Bereich der Psychotherapie ist. Es geht also auch darum, den individuellen, nicht bewusst ablaufenden Stil des Erinnerns, Vergessens und Reagierens auf äußere Reize zu diagnostizieren (Zeig 2006, p. 181).

Personen mit Hypermnesie sind in der Lage, die genauen Daten von Ereignissen anzugeben, die bereits lange zurückliegen. Oft tun sie das spontan während der Therapiesitzung, so, als wäre die Vergangenheit weiterhin lebendig und gegenwärtig. Sie verhalten sich, als wären sie in das Archiv ihrer Vergangenheit abgetaucht. Der Prozess des Vergessens, der aus wichtigen emotionalen Gründen stattfindet, wurde gestört. Die Personen verharren weiter in der Vergangenheit, sodass dieses Trancephänomen auch mit Katalepsie und Altersregression in Verbindung steht. Amnesie dagegen bedeutet einen Verlust des Erinnerungsvermögens, oder dass über einen gewissen Zeitraum kein Zugang zu einem bestimmten Bereich des Gedächtnisses vorhanden ist. Hypermnesie wiederum heißt, dass Erfahrungen aus der Vergangenheit deutlich in Erinnerung geblieben sind und diese Erinnerungen oft aufgerufen werden. Obwohl so viel Zeit vergangen ist, sind die Ereignisse aus der Vergangenheit so lebendig und präsent, dass sie das tägliche Leben der Person beeinflussen. Amnesie und Hypermnesie werden entweder individuell oder in der Familie wahrgenommen. Das Nichterinnern umfasst etwa traumatische Ereignisse – bei einem einmaligen Erlebnis ein kurzes Zeitfenster oder aber, bei lang anhaltenden schmerzlichen traumatischen Erfahrungen, einen Zeitraum von vielen Jahren. Die Amnesie zeigt sich auch in den Erzählungen des Klienten während der Therapiesitzungen. So behauptet er beispielsweise, an gewisse Zeiträume seines Lebens keine Erinnerung zu besitzen: »Ich kann mich an meine Kindheit gar nicht erinnern, erst an die Zeit, als ich zur Schule ging.« Andere Klienten hingegen vermögen mit der Genauigkeit eines Chronisten von Geschehnissen aus eben diesem Zeitraum zu erzählen.

Das Nichterinnern betrifft Bereiche, die mit psychischem Schmerz verbunden sind. Es erfüllt eine Schutzfunktion und ist ein wichtiger Hinweis darauf, dass in der Vergangenheit des Klienten traumatische Erfahrungen vorhanden sind. Personen, deren Wahrnehmung von Vergessen dominiert wird, berufen sich selten auf ihre Vergangenheit. Fragt man sie danach, behaupten sie, sie könnten sich nicht erinnern. Manche Personen sagen ganz direkt: »Meine Erinnerung beginnt erst, als ich zwölf Jahre alt war. Als wäre vorher gar nichts gewesen.«

Auch bestimmte Teilbereiche des Lebens können von Amnesie betroffen sein.

Frau Z. begann eine Therapie, da bei ihr Symptome einer Depression auftraten. Während einer Sitzung erzählte sie, dass sie ein Zeitungsartikel sehr mitgenommen hätte. Darin sei es um die Geschichte eines Kindes gegangen, das sexuell missbraucht worden war. Als sie darüber sprach, reagierte sie sehr emotional. Die ganze Geschichte schien keine direkte Verbindung zur Klientin zu haben, die gerade dabei war, mitzuteilen, was sie am Wochenende gemacht hatte – sie war allein zu Hause gewesen und hatte in ihren Lieblingsbüchern und Zeitschriften gelesen. Ihre Erzählung schloss sie mit dem unerwarteten Satz ab: »... aber an so etwas kann ich mich doch gar nicht erinnern.« Genau diese Worte hatte die Klientin verwendet. »Und wenn Sie sich daran erinnern könnten, könnten wir dann damit arbeiten, oder sollten wir dann trotzdem lieber damit arbeiten, woran Sie sich nicht erinnern können?« »Ich habe doch gesagt, dass ich mich nicht erinnern kann«, gab die Klientin zur Antwort.

Der hier wörtlich wiedergegebene Dialog war ein klarer Hinweis darauf, dass ein wesentlicher Teil der Erfahrungen bei der Klientin von Amnesie betroffen war. Während der darauffolgenden Sitzungen blieb das signalisierte Thema unberührt. Als Frau Z. bereit war, mithilfe von Trance auf dem Gebiet ihrer Amnesie zu arbeiten, nahm sie das schmerzhafte Thema in Angriff, das mit traumatischen, von Gewalt geprägten Ereignissen in der Vergangenheit zusammenhing. Ziel der Trancearbeit war es in diesem Fall weder, diese Erlebnisse aus dem Gedächtnis zu entfernen, noch, sie aus dem Vergessen in die bewusste Ebene zu holen, sondern es ging hier einfach darum, die persönliche Geschichte von Frau Z. zu rekonstruieren.

Diese Art der Strategie ist eine der ericksonschen Möglichkeiten zur Arbeit mit Traumata. Ausführlicheres dazu findet sich in *Der Februarmann* (Erickson i Rossi 1996, dt. 1991).

Im oben angeführten Fragment einer Therapiesitzung sind auch die Auswirkungen posthypnotischer Suggestion erkennbar. Die Worte »ich kann mich nicht erinnern« klingen so, als hätte es eine Anweisung gegeben, das zu vergessen, was geschehen ist. Die Person, die diese Aufforderung so wirkungsvoll aussprach, die Begleitumstände, unter denen die Anweisung erfolgte, und vor allem das Ereignis selbst, das diese Anweisung betraf – all das wurde vergessen. Die Suggestion selbst war weiterhin wirksam, obwohl bereits mehr als zwanzig Jahre vergangen waren.

In vielen Fällen wirkt das Nicht-erinnern-Können auffallend stark auch auf positive und angenehme Erfahrungen. In solchen Situationen ist es wichtig, sich mit der langjährigen Wirkung von Suggestionen wie »Das Leben ist schließlich kein Spaß« auseinanderzusetzen, die einem in der Vergangenheit eingeredet wurden.

Sowohl das Nicht-erinnern-Können als auch die Hypermnesie sind nicht nur individuelle Erfahrungen, sondern treten auch in Familien und größeren Systemen auf. Von Amnesie können individuelle Traumata oder Traumata in einem System betroffen sein. Hierbei geht es oft um Gewalt, vor allem um Gewalt innerhalb der Familie oder einer lokalen Gemeinschaft, etwa Gewalt innerhalb einer Dorfgemeinschaft, zwischen den Bewohnern einer Stadt oder eines ganzen Landes.

Monika Sznajdermann (2016, dt. 2018, S. 52) beschreibt dieses Phänomen in einem Kapitel ihres Buches *Die Pfefferfälscher*, einer biografischen Erzählung, in der sie sich mit der Aufarbeitung der schmerzhaften Geschichte ihrer Vorfahren befasst:

> »Aus den ausgegrabenen Fragmenten der Geschichte, aus den spärlichen Dokumenten und den noch spärlicheren Worten meines Vaters, gerettet vor dem Holocaust, setzte ich die Erzählung zusammen. Dieses Buch ist aus seinem Schweigen entstanden. Mein Vater gehört zu jenen, die schweigen. Dieses Schweigen ist übermächtig, abgrundtief, man kann darin ertrinken. Deshalb habe ich begonnen zu erinnern. Gegen dieses Schweigen, gegen das Vergessen, gegen das Nichts, das alles verschlingen möchte.«

Mehr über Aspekte des Nichterinnerns im System ist bei Maria Orwid (2006) und in zahlreichen Arbeiten von Bert Hellinger nachzulesen.

Amnesie im System ist oft in Familiengeheimnissen zu finden. Die Liste potenzieller vergessener Bereiche ist sehr lang und bezieht sich beispielsweise auf Schwangerschaftsabbrüche, Fehlgeburten, den Verlust eines Kindes bei künstlichen Befruchtungsversuchen, auf früh verstorbene Kinder, Homosexualität, frühere Liebesbeziehungen der Eltern, auf uneheliche oder außereheliche Kinder, Adoption, falsche Vaterschaft, verheimlichte psychische Erkrankungen oder Geschlechtskrankheiten, auf Gewalt in der Familie, und andere schmerzhafte, mit Scham belegte oder traumatische Ereignisse im System, wie beispielsweise eine schwierige Kriegsvergangenheit, Erfahrungen von Erniedrigung und Verachtung, Armut oder sozialer Ausgrenzung. Nichterinnern kann auch die Gründe und Folgen von Kinderlosigkeit betreffen. In Adoptivfamilien zeigt sich das oft im Nichterwähnen der biologischen Eltern, Großeltern sowie der biologischen Wurzeln und der Herkunft des Adoptivkindes. In verschiedenen historischen und kulturellen Kontexten ist auch die nationale Herkunft (jüdisch, deutsch, polnisch, arabisch usw.) oder aber die soziale Herkunft einer Person von Amnesie betroffen.

Das Nichterinnern steht oft auch mit kulturellen Tabus in Verbindung, die in einer bestimmten Zeit an einem bestimmten Ort vorherrschten. Tabus ändern sich. Früher waren voreheliche sexuelle Kontakte oder uneheliche Kinder von Amnesie betroffen und wurden aus dem Gedächtnis gestrichen, heutzutage unterliegen diese Dinge nicht mehr einem solch starken Tabu. Dafür gibt es heute andere familiäre Erfahrungen, die verschwiegen werden, wie beispielsweise die Identität des Samenspenders oder der Eizellenspenderin bei künstlicher Befruchtung.

Der Bereich Amnesie – Hypermnesie spielt auch eine wesentliche Rolle beim posttraumatischen Belastungssyndrom, bei dem ein Teil der Erfahrungen und der Erinnerungen von Überempfindlichkeit geprägt, der andere Teil dagegen in Vergessenheit versunken ist.

Zeig (2006, p. 195) definiert die Amnesie als

> »einen Prozess, der in einer Person ohne deren (volles) Bewusstsein hervorgerufen wird oder ohne, dass sich die Person des Reizes bewusst ist, der diesen Prozess ausgelöst hat«.

Sie ist Grundlage des Trancephänomens der posthypnotischen Suggestion und steht sowohl mit Katalepsie als auch mit Zeitregression in Verbindung. Außerdem stellt Amnesie eine bestimmte Form dar, mit der Vergangenheit zurechtzukommen. Bei Amnesie geschieht das, indem belastendes Erinnerungsmaterial vergessen wird, bei Hypermnesie dagegen wird verzweifelt versucht, die Vergangenheit zu kontrollieren. Das Nicht-erinnern-Können wird zuweilen auch als Dissoziation betrachtet, die im Bereich des Erinnerungsvermögens abläuft.

Manchmal tritt Amnesie auch beim Therapeuten auf. Dieses Phänomen wird etwa dann erkennbar, wenn der Therapeut, der normalerweise über ein sehr gutes Gedächtnis verfügt, Probleme hat, sich an das zu erinnern, was während der Sitzung passiert ist. Er möchte sich dazu nach der Therapiesitzung Notizen machen, kann sich aber an wesentliche Fakten seiner Arbeit nicht erinnern. Diese Fakten sind selektiv, sie können eine bestimmte Person oder einen gewissen Zeitraum aus deren Leben betreffen. Das Nicht-erinnern-Können beim Therapeuten kann ein Hinweis darauf sein, dass die Dinge, die er in Bezug auf den Klienten vergessen hat, mit Bereichen außerhalb der bewussten Reflexion des Therapeuten in Verbindung stehen, die aber emotional für ihn sehr wichtig sind.

3.7 Zeitregression – Zeitprogression

Ich bin meiner Erinnerung ein schlechtes Publikum
Sie will, dass ich ständig auf ihre Stimme höre,
doch ich zapple herum, räuspere mich,
höre und höre nicht,
gehe, komme zurück und gehe wieder.

Sie will meine ganze Aufmerksamkeit und Zeit.
Wenn ich schlafe, fällt ihr das leicht.
Am Tage – nicht immer, und das nimmt sie übel.
(…)
Wisława Szymborska: »Nicht leicht mit der Erinnerung«

Zeitregression kann man verstehen als:

- einen Stillstand von Entwicklungsprozessen
- einen Rückzug des Klienten in Aktivitäten oder Funktionsweisen einer früheren Entwicklungsstufe
- eine starke Konzentration auf bestimmte Aspekte der Vergangenheit oder ein auf gewisse Bereiche bezogenes Funktionieren, das früheren Entwicklungsstufen entspricht.

In der Umgangssprache wird Regression bezeichnet als: Abtauchen in die Vergangenheit, Verharren in der Vergangenheit, Rückkehr in die Vergangenheit, Rückzug in die Kindheit, Rückschritte machen, Rückentwicklung oder einen Schritt zurück machen.

Zeitprogression dagegen wird in folgenden Formulierungen deutlich: der Zeit vorauseilen, sich in die Zukunft stürzen, die Zeit überspringen, Schritte nach vorn machen.

Klienten, die in der Vergangenheit verharren, kommen oft mit Themen aus der Kindheit zur Therapie, mit vergangenen Geschehnissen, mit Themen, die nicht abgeschlossen wurden, und mit denen sie sich bereits jahrelang beschäftigen. Die Symptome die bei diesen Klienten auftreten, haben häufig eine depressive Färbung und es scheint, als wären die Personen nicht auf der Höhe der Zeit.

Ein Hinweis auf Zeitregression ist beispielsweise dann erkennbar, wenn der Klient nicht auf seine Gesundheit achtet, wenn er Arztbesuche, Vorsorge- und Routineuntersuchungen nicht wahrnimmt und (unbewusst) davon überzeugt ist, dass sich jemand anders darum kümmern sollte. So, als wären die Eltern weiterhin anwesend und würden in Form von Institutionen oder Mitarbeitern im Gesundheitswesen in Erscheinung treten – etwa als Krankenkassen, Psychologen, Krankenhäuser, Hausärzte oder Krankenschwestern.

Die Klientin war eine 41-jährige, kinderlose Bibliothekarin. Als dominierendes Trancephänomen wurde bei ihr Regression in Form eines Stillstands von Entwicklungsprozessen diagnostiziert. Die Klientin sah aus, wie ein elfjähriges Mädchen, dies zumindest war der Eindruck des Therapeuten beim ersten Treffen. Sie war zierlich und kleidete sich so, als wollte sie ihre Weiblichkeit eher verstecken, Make-up trug sie nie. Sie war zum zweiten Mal verheiratet. Zur Therapie meldete sie sich wegen Wutausbrüchen ihrem Mann gegenüber, die sie nicht kontrollieren konnte. Nach einigen Therapiesitzungen stellte sich heraus, dass die Klientin in vielen Bereichen so funktionierte, als wäre sie weiterhin 13, 14 Jahre alt. Sie wohnte Wand an Wand mit ihren Eltern und traf sich jeden Tag mit ihnen. Sie arbeitete in einer Schule ganz in der Nähe, in genau der Schule die sie einst selbst besucht hatte. Mit ihrem Mann schlief sie nur sporadisch. Obwohl es dafür keine medizinischen Gründe gab, wurde sie nicht schwanger und konnte es sich auch eher nicht vorstellen, Mutter zu werden. Es machte den Eindruck, als wäre die Klientin in vielen wesentlichen Lebensbereichen Kind geblieben. Als hätte sie in einem bestimmten Alter einfach aufgehört, sich zu entwickeln. Dies hatte seine Ursache in dramatischen Ereignissen, die über lange Zeit hinweg stattgefunden hatten und die bei der Klientin vor Jahren die unbewusste Entscheidung hatten aufkommen lassen: »Da ist es schon besser, ein Kind zu sein, als eine Frau«.

Regression, verstanden als starke Konzentration auf Erfahrungen, die mit der Vergangenheit verbunden sind, manifestiert sich dadurch, dass bedeutende Aspekte von Verhalten oder Eigenschaften der Eltern in der Vergangenheit verinnerlicht wurden.

Herr R. war Anfang 40, er hatte eine eigene Firma und arbeitete sehr viel. Seit ungefähr 15 Jahren war er verheiratet. Nach einigen Therapiesitzungen erzählte er spontan, er hätte schon seit Jahren eine geheime Affäre, von der niemand etwas wüsste. Es schien, als wollte Herr R. sich weder von seiner Ehefrau noch von seiner Freundin trennen. Über viele Jahre hinweg hatte er eine sehr enge Beziehung zu seiner Mutter gehabt. Seine Mutter beschrieb er als herrschsüchtig, besitzergreifend und überfürsorglich. Die Affäre, die sein Geheimnis war, sah Herr R. als sehr wichtigen Bereich seiner persönlichen Freiheit an. Dieses Geheimnis half ihm, etwas aufzubauen, was sich bei ihm früher nicht entwickeln konnte. Als Kind hatte er keine Möglichkeit gehabt, sich eine Autonomie oder Privatsphäre zu erschaffen. Die Affäre gab ihm als erwachsenem Menschen das Gefühl, ein echtes Geheimnis zu besitzen. Unbewusst schuf Herr R. sich einen Bereich der Unabhängigkeit, was ihm in seiner Kindheit nicht möglich gewesen war. Außer der deutlich sichtbaren Regression ist in dem Verhalten des Klienten auch Halluzination zu erkennen. Herr R. verwechselte seine Frau, die er betrog und vor der er ein Geheimnis hatte, mit seiner Mutter, die zu der Zeit bereits verstorben war. Im Endeffekt zerstörte diese Verbindung aus Regression und Halluzination seine Ehe.

Ein anderes Beispiel für Zeitregression in Verbindung mit Halluzination ist die Geschichte von Herrn V.

Herr V. war seit 25 Jahren verheiratet und hatte drei Kinder. Von Beruf war er Gynäkologe. Seine Ehe schien ihm seit Langem leblos. Einige Jahre zuvor hatte er mit seiner Frau sogar eine Ehetherapie besucht, die aber nicht das erwartete Resultat gebracht hatte. Nun, da die Scheidung im Gange war, begann Herr V. mit einer Einzeltherapie. Zwei Gerichtsverhandlungen hatten bereits stattgefunden, die nächste stand in Kürze bevor. Der Termin rückte immer näher und es wurde immer offensichtlicher, dass sich Herr V. weniger vor der Verhandlung als vor seiner Frau fürchtete.

»In letzter Zeit denke ich immer öfter darüber nach, ob es nicht besser wäre, die Scheidung rückgängig zu machen. Manchmal vergesse ich sogar, warum ich die Scheidung überhaupt wollte. Meine Frau schickt mir jetzt immer öfter Nachrichten per SMS, dass ich alles falsch mache und es garantiert bis ans Lebensende bereuen werde, dass ich allein nicht zurechtkomme und dass ich mir das selbst niemals verzeihen und es noch bedauern werde, da sich meine Frau so für die Familie aufgeopfert hat und ich das jetzt alles kaputtmache ... Wahrscheinlich hat sie recht. Es ist, als wäre sie überall um mich herum und würde mein ganzes Blickfeld verdecken, 360 Grad, überall sehe ich nur sie und weiter nichts«, sagte Herr V.

»Wenn eine Frau das ganze Blickfeld verdeckt, absolut präsent ist, das ist eine recht besondere Erfahrung ...«

»Was meinen Sie denn damit?«

»Das wissen Sie doch sehr gut, und sei es aus beruflicher Erfahrung.«

»Denken Sie an eine Schwangerschaft?«

»Ich?«

»Nun ja, Schwangerschaft, Mutter ... Das hängt alles mit meiner Mutter zusammen. Sie hat uns alle terrorisiert, und vor allem mich, als einzigen Sohn. Alles musste immer so sein, wie sie es wollte. Bis heute fühle ich mich bei ihr wie ein Automat, sie drückt den entsprechenden Knopf und ich reagiere ... Ich bekomme zum Beispiel Schuldgefühle und dann mache ich, was sie will. Es gab keine andere Möglichkeit, kein Entkommen. Sie hat so viel für uns getan, sich um unsere Ausbildung gekümmert, sich so sehr aufgeopfert – das wiederholt sie unablässig. Das ist genau wie mit meiner Frau. Ich habe nicht gewusst, dass das so tief in mir sitzt. Seit so langer Zeit ...«

Weitere in der Praxis häufig auftretende Verhaltensweisen, die Regression, verstanden als Konzentration auf gewisse Bereiche der Vergangenheit, verdeutlichen, zeigen sich beispielsweise bei Personen, deren Bedürfnisse in der Kindheit nicht beachtet wurden. Diese Klienten kämpfen als Erwachsene häufig mit ihrem Partner oder mit anderen wichtigen Personen, wie beispielsweise Lehrern, Vorgesetzten und Autoritäten darum, dass ihre damals missachteten Bedürfnisse nun befriedigt werden. Bei dem hier beschriebenen Mechanismus spielt auch Halluzination eine Rolle, die sich darin zeigt, dass der Partner oder die Partnerin mit den Eltern verwechselt wird.

Es kommt vor, dass ein Klient eine Diagnose erhält, die seine Aufmerksamkeit längere Zeit auf die Vergangenheit richtet, was in Hinsicht auf eine spätere Therapie ungünstig scheint. Der Klient konzentriert sich zumindest so lange auf die Vergangenheit, bis er davon überzeugt ist, dass die Diagnose, die er erhalten hat, Sinn ergibt. Eine solche Diagnose ist die posttraumatische Belastungsstörung (PTBS), oder die für den Klienten noch stärker belastende Diagnose (die eine Störung des Identitätsgefühls verursacht), erwachsenes Kind suchtkranker Eltern zu sein. Der Klient ist, nachdem er die Diagnose vernommen hat, gewöhnlich erst einmal für eine gewisse Zeit beruhigt. Die Symptome und vor allem das Gefühl der inneren Unstimmigkeit werden beim Namen genannt und dem Klienten erläutert. Die Diagnose gibt Hoffnung, dass die Erkrankung geheilt werden kann, und bringt außerdem Ordnung in die innere Welt des Klienten. Indem die Diagnose die Persönlichkeit des Klienten neu definiert, beschreibt sie aber leider auch dessen Abhängigkeit von der Vergangenheit, bezeichnet den Klienten selbst gewissermaßen als Vergangenheit – beschreibt ihn als Opfer seiner Vergangenheit.

Aspekte von Regression können sich auch am Körper widerspiegeln: Sie sind erkennbar an der Figur, an der Art, wie der eigene Körper behandelt wird, am Umgang mit Gesundheit und Erkrankungen, an der Art und Weise, wie man sich bewegt oder spricht, oder auch an körperlichen Beschwerden. Wolf Buentig (2012) vertritt die Ansicht, dass psychosomatische Beschwerden bei Erwachsenen Aspekte von Regression enthalten, die sich auf den Zeitraum beziehen, als die Fähigkeiten zur verbalen Kommunikation noch nicht entwickelt waren. Der Körper ruft um Hilfe, so, als wäre die Person nicht in der Lage, zu sprechen. Mhairi McKenna (2012) ist der Ansicht, dass Dermatosen, die sich in der Kindheit entwickeln und bis ins Erwachsenenalter anhalten, ein typisches Symptom von Altersregression sind. Dermatosen erfüllen in der Kindheit häufig einen Schutzmechanismus und korrelieren bei sehr kleinen Kindern oft mit gestörten Aspekten der Mutterbindung.

Elemente von Regression sind in folgenden Krankheitsbildern erkennbar:

- Depression – die Aufmerksamkeit konzentriert sich übermäßig auf die Vergangenheit
- Essstörungen – die Schlüsselproblematik steht in Verbindung mit der Nahrungsaufnahme, mit der Bindung zur Mutter und mit oralen Aspekten, was charakteristisch für den frühkindlichen Entwicklungszeitraum ist
- Regression als Trancephänomen – ein Hinweis auf nicht abgeschlossene individuelle oder systemische Entwicklungsprozesse, steht oft mit nicht abgeschlossener Trauer in Verbindung.

Ziel der therapeutischen Arbeit bei Personen mit dem dominierenden Trancephänomen Regression sollte sein, dass der Klient die Vergangenheit verlassen und sich auf eine Reise in die Zukunft begeben kann. Für viele depressive Klienten ist die Perspektive, das nächste Jahr oder nur den kommenden Monat überstehen zu müssen, schwer vorstellbar. Vom Therapeuten verlangt die Arbeit in diesem Bereich Geduld und Ausdauer. Bei jungen Menschen ist es etwas einfacher, sie zu einer Zeitprogression zu bewegen. Torem (2006) gibt an, dass er bei dieser Personengruppe (auch bei Klienten mit Depression oder Essstörungen) erfolgreich Trancetechniken mit integrierter Zeitprogression anwenden konnte, die auf spontanen Zukunftsfantasien beruhten, wie sie bei jungen Menschen typisch sind – etwa »nach dem Schulabschluss« oder wenn man »erst einmal den Führerschein in der Tasche« hat.

Eine metaphorische Version des hier beschriebenen Phänomens findet sich in zahlreichen literarischen (Barrie 2015) wie filmischen (Hogan 2003) Versionen von Peter Pan, dem ewigen Kind, das nicht erwachsen werden will.

Zeitprogression dagegen beruht auf einer Tendenz, die Zukunft vorwegzunehmen. Eine solche Reise in die Zukunft kann von intensiven emotionalen und körperlichen Reaktionen begleitet werden. Informationen zu Zeitprogression sind manchmal in kurzen, scheinbar beiläufig eingeworfenen Aussagen des Klienten enthalten: »Mein Vater lebte schon immer im Ausland, und als ich fünf Jahre alt war, verlor meine Mutter bei einem Autounfall ein Bein. Da musste ich von einem Tag zum anderen erwachsen werden.« Klienten, die häufig in Vorstellungen bezüglich der Zukunft unterwegs sind, sprechen oft Themen an, die mit Angst in Verbindung stehen. Ein Beispiel hierfür ist die Prüfungsangst. Sie kann als Vorstellung von einer nicht gewollten Zukunft beschrieben werden, die einen Zugriff auf Wissen und Fähigkeiten lähmt und verhindert.

Ein Aspekt von Zeitprogression wird deutlich, wenn Verhaltensweisen angenommen werden, die dem biologischen Alter der Person voraus sind und erst für ein späteres Entwicklungsalter typisch wären. So kümmert sich beispielsweise die älteste Schwester von fünf Kindern jahrelang um die jüngeren Geschwister, geht der Mutter zur Hand, nimmt manchmal sogar deren Rolle ein. Auf diese Weise wird sie zur Mutter, bevor dies biologisch überhaupt möglich ist.

Nach einer konfliktgeladenen Scheidung der Eltern kümmert sich der ältere von zwei Söhnen jahrelang um die depressive (alkoholabhängige, von Angststörung o. Ä. betroffene) Mutter und nimmt somit Verhaltensweisen an, die als Zeitprogression bezeichnet werden können. Unabhängig davon, ob er nun die Rolle seines Vaters übernimmt oder die frühere Rolle des Vaters seiner Mutter, beginnt sich der Junge so zu verhalten, als wäre er bereits älter, als er tatsächlich ist, und übernimmt Aufgaben, die nicht zu seinem Alter passen. Solche vielschichtigen, über Jahre hinweg andauernden Erfahrungen, deren Konsequenzen in großen Teilen unbewusst bleiben, können zur Folge haben, dass sich bei den betroffenen Personen eine Tendenz verfestigt, das nicht wahrzunehmen, was im Hier und Jetzt geschieht. Darüber hinaus kann es dazu führen, dass problematische Beziehungen aufgebaut werden oder die Klienten ein überfürsorgliches Verhalten zeigen.

Sowohl im Verhalten als auch im Aussehen von Frau A. war Zeitprogression erkennbar. Die Klientin war 30 Jahre alt. Als er ihr Alter erfuhr, war der Therapeut sehr überrascht. Sie kleidete sich, als wäre sie doppelt so alt. Die Kleidung war ihr deutlich zu groß, als hätte sie die Sachen von einer älteren Schwester, von einer Tante oder von ihrer Mutter bekommen. Frau A. berichtete, dass sie schon mit drei Jahren Schach spielte und bereits im Kindergarten fließend lesen konnte, was ihren Vater sehr stolz gemacht und womit er vor den anderen Eltern geprahlt hatte. Von solchen und ähnlichen Dingen hatte die Klientin viel zu erzählen, jedoch konnte sie sich nicht an Kinderspiele oder für die Kinderzeit typische Erlebnisse erinnern. Sie behauptete, so etwas überhaupt nicht erlebt zu haben. Eine Kindheit hätte sie nicht gehabt, sie sei immer älter gewesen.

Regression kann auch therapeutisch genutzt werden, indem vergessene Ressourcen aus der Kindheit aktiviert werden, wie beispielsweise Neugier, Spontaneität oder Expressivität. Die Fähigkeiten einer Person, ihre Aufmerksamkeit auf die Vergangenheit zu richten, kann man nutzen, um beim Individuum ein gesundes inneres Gleichgewicht herzustellen, beispielsweise bei der Arbeit mit Symptomen, bei denen Ängste auftreten. Zeitprogression ist Teil von Angsterfahrungen. Ängste sind eine Verbindung aus Zeitprogression und Halluzination.

3.7.1 Regression – Progression im familiären Kontext

Vielen Familien ermöglichen es die Verhaltensweisen des Kindes, dass die Familie auf einer früheren Entwicklungsstufe verharrt, als es der biologischen Uhr entsprechen würde. Ist etwa die Mutter oder sind gar beide Elternteile nicht dazu bereit, ihre Rolle als alleinige Betreuer des Kindes aufzugeben, so zeigen sich beim Kind oft emotionale oder soziale Verhaltensweisen, die dessen Schulreife verzögern. Das Kind wird ein Jahr zurückgestellt, wodurch die Familie ein zusätzliches Jahr gewinnt, um sich auf den Schuleintritt des Kindes vorzubereiten. Regression im System kann sich auch in Vermeidungsverhalten in Form einer Schulphobie zeigen. Treten in der Pubertät dagegen Verhaltensweisen auf, die mit einer Essstörung in Verbindung stehen, so werden Aufmerksamkeit und Verhalten in der Familie auf eine Entwicklungsetappe zurückgeworfen, in der die Ernährung des Kindes und die damit zusammenhängende Bindung zur Mutter, die das Kind stillt und füttert, grundlegende Bedeutung für Entwicklung und Wachstum des Kindes hatten.

Progression im familiären System äußert sich dagegen darin, dass die Gegenwart nicht beachtet und in hohem Maße in die Zukunft vorausgegriffen wird. Ein Beispiel hierfür ist das folgende Fragment eines Gesprächs:

»Ich bin ständig abgehetzt, der Job, der Haushalt und dann muss ich mich auch noch um meine Mutter kümmern.«

»Wie alt ist Ihre Mutter denn?«

»Sie wird bald sechzig.«

»Ist sie krank?«

»Nein, eigentlich nichts Bedeutendes. Sie hat verschiedene Beschwerden, das hängt mit ihrem Alter zusammen.«

»Dann kann ich nicht verstehen, wieso Sie sich jeden Tag um Ihre Mutter kümmern müssen.«

»Ich habe Ihnen doch schon gesagt, das liegt an ihrem Alter ... Sie ist noch nicht ernsthaft erkrankt, aber das ist nur eine Frage der Zeit, ist ja auch klar, in ihrem Alter ...«

In manchen Familien, vor allem dort, wo die Grenzen zwischen den Generationen nicht klar definiert sind, wird ein Erwachsenwerden solange verhindert (Aufrechterhalten der Regression), bis das älteste Familienmitglied stirbt. Das erinnert an Königsfamilien. Solange der König lebt, kann höchstens von einem Thronfolger die Rede sein, der kaum über Selbstständigkeit oder Verantwortung verfügt. Eine ähnliche Situation ist oft in Familienbetrieben (Santorski 2016), Produktionsgenossenschaften, Hochschulen oder Kliniken zu beobachten.

3.7.2 Regression – Progression in der Wahrnehmung des Therapeuten

Personen, die in der Vergangenheit verharren und Suchttendenzen haben, scheinen, zumindest zu Beginn der Therapie, oft recht dankbare Klienten zu sein. Auf der Suche nach elterlicher Zuwendung wecken sie beim Therapeuten unbeabsichtigt das Bedürfnis, eine positive Rolle einzunehmen. Die Klienten stellen Fragen, sind bereit zuzuhören, bitten um Rat und Erklärungen und nehmen gern Vorschläge zu verschiedenen Techniken, auch zur Trancearbeit, an. Darüber hinaus reagieren sie gut auf Suggestion.

Altersregression kann auch spontan während einer Trance auftreten. Hierbei sind außer den persönlichen Eigenschaften des Klienten auch technische Aspekte der Trance förderlich, wie etwa geschlossene Augen oder eine halb liegende Position, was zwar keine Bedingung für Trance ist, aber häufig vorkommt. Wenn zu diesen beiden Elementen dann noch die unbewusste Tendenz des Therapeuten hinzukommt, die Position eines Elternteils einnehmen zu wollen, dann wächst beim Klienten das Risiko einer emotionalen Abhängigkeit (Klajs 2000). Je mehr der Therapeut bestrebt ist, solch eine Rolle einzunehmen, desto besser wird er sie auch spielen. Auf diese Weise kommt es leicht zu einer Beziehung, in der der Klient, der stark in seiner Kindheit und Vergangenheit verankert ist, noch mehr in Abhängigkeit gerät und sich seine Dysfunktion weiter verstärkt.

Solch ein Bedürfnis beim Therapeuten kann von unbefriedigten Sehnsüchten in der Kindheit rühren oder seine Ursache in einer schwierigen oder unerfüllten Beziehung zu den eigenen Kindern haben, meist handelt es sich aber um eine Verbindung aus beiden Elementen. Unerfüllte Bedürfnisse des Therapeuten, die mit dessen persönlichen Erfahrungen zusammenhängen, sind aus der beruflichen Arbeit auszuklammern und dürfen dort keine Linderung finden. Der Therapeut sollte unablässig seine eigenen Tendenzen reflektieren, vor allem dann, wenn er mit Kindern und Jugendlichen zusammenarbeitet und bei sich selbst beobachtet, dass er oft eine Elternrolle einnimmt. Hierbei ist, wie auch bei allen übrigen Trancephänomenen, eine Supervision sehr hilfreich.

Der Trancebereich Regression – Progression kann auch mit dem Bereich der Zeitwahrnehmungsstörung in Verbindung stehen.

3.8 Störungen der Zeitwahrnehmung

Einer der wichtigsten Bereiche menschlichen Erlebens ist die Art und Weise, wie der Einzelne sich selbst in der Zeit erfährt – oder die Zeit in sich. Jede subjektive Erfahrung ist in die Struktur der Zeit eingefügt und entlang eines Zeitgerüsts aufgespannt. Individuell kann die Zeit als länger oder kürzer wahrgenommen werden, als es die Uhr anzeigt.

Wie die Zeit erlebt wird, ist von Situation zu Situation unterschiedlich, gewisse Merkmale der Zeit sind aber abhängig vom Individuum.

Milton Erickson beschrieb das Phänomen der Zeit während eines Vortrags für Krankenschwestern folgendermaßen:

> »Eine Minute kann so lang erscheinen, wie eine Stunde oder Stunden so kurz wie Minuten. Man kann die Zeit in die Länge ziehen oder verkürzen. Wenn du zum Beispiel Medizin ins Auge tropfen musst, dann kommt der erste Tropfen, das Kind wartet, wartet, wartet, wartet und wartet, und wartet, aber genau in dem Moment gibst du ja schon den nächsten Tropfen ins Auge. Aber für das Kind war das nicht nur ein Moment! Es hat gewartet, gewartet und gewartet« (Parsons-Fein 2013, p. 45).

Ist man in eine angenehme Beschäftigung vertieft, verursacht das eine Beschleunigung der Zeitwahrnehmung, was Sätze wie »Ach, Augenblick, verweile doch!« und »Die Glücklichen zählen die Stunden nicht« sehr gut wiedergeben. Ein schöner Urlaub, ein angenehmer Sonntag oder eine interessante Begegnung vergehen schnell. Bei Kummer oder Angst zieht sich die Zeit unerträglich in die Länge, scheint stillzustehen oder endlos zu sein. Ähnlich ist es in Gefahrensituationen, die Gegenwart fühlt sich an wie ein Film, der in Zeitlupe gedreht wurde, Bild für Bild. Für jüngere Menschen vergeht die Zeit langsamer, für ältere subjektiv schneller. Und während eines kurzen Schlafes kann man zum Beispiel im Traum ganze Tage und Wochen durchleben.

Die Zeitwahrnehmung definiert sowohl, dass gewisse Ereignisse in der Wahrnehmung vor anderen Ereignissen stattgefunden haben – Zeitsequenz –, als auch, dass die subjektive Wahrnehmung der Zeit in gewisser Ähnlichkeit zur Uhrzeit verläuft. Lynn F. Cooper und Milton Erickson (2010, p. 224, dt. S. 318) beschreiben dieses Phänomen recht genau:

> »Wenn der Unterschied zwischen der scheinbaren Dauer eines Zeitraumes und seiner tatsächlichen Dauer groß ist, sprechen wir von Zeitverzerrung.«

Manche Menschen nehmen Zeit derart spezifisch wahr, dass man es als eine gewisse für diese Person charakteristische Individualität bezeichnen kann, oder eben als eine Zeitwahrnehmungsstörung. Dies kann sich in einer Erweiterung oder in einer Einengung des wahrgenommenen Zeitraums äußern. Folgende Beschreibungen geben das gut wieder: Verwirrung der Raumzeit, Verlust der zeitlichen Orientierung oder Wirren der Zeit. Es ist, als würden sich die Zeiträume bei Personen mit Zeitwahrnehmungsstörung auf unvorhersehbare Weise verzerren. Eine Person, die sich oft verspätet, ist meist in Zeitverzug, oder, ganz im Gegenteil – hat immer Zeit. Man gewinnt den Eindruck, dass die innere Uhr dieser Menschen anders eingestellt ist, als die mechanischen oder elektronischen Uhren. Metaphorisch gesprochen ist für sie also, wenn um zwölf Uhr die Kirchenglocken läuten, noch lange kein Mittag.

Diese Menschen erwecken den Eindruck, als hätten sie sich in der Zeit verirrt, als existierten sie etwas außerhalb der Zeit und seien im Leben immer ein bisschen hinterher oder verspätet. So tauchen die Personen beispielsweise zu zeitig auf, sind bedeutend länger mit Dingen beschäftigt, die andere in einer Minute erledigen, oder sind abgehetzt, wenn sich andere Menschen ganz entspannt Zeit lassen.

Das Phänomen der Zeitwahrnehmungsstörung kann in vielen alltäglichen Aspekten in Erscheinung treten und wird auch in der therapeutischen Beziehung deutlich. Die Klienten verwechseln die Termine ihrer Therapiesitzungen, kommen an anderen Tagen und zu einer anderen Uhrzeit, als sie vereinbart hatten.

> Eine Klientin, die oft mit Zeitwahrnehmungsstörungen zu tun hatte, war zum nächsten Termin am Dienstag um 17 Uhr bestellt. Am Dienstag kam sie aber nicht und rief auch nicht an. Dafür erschien sie am Mittwoch um 17 Uhr. Der Therapeut muss wohl sehr verwundert gewirkt haben, und ehe er etwas sagen konnte, bekam er zu hören: »Ich habe wohl den Termin verwechselt, was? Bin ich einen Tag zu früh gekommen? Wir waren wohl für Donnerstag verabredet und nicht für heute, oder?«

> Ein anderer Klient erschien nicht zum verabredeten Januartermin. Er meldete sich im Herbst des Jahres. Auf die Frage nach dem Grund

für seine Pause in der Therapie antwortete er: »Irgendwie habe ich den Termin verpasst, die Weihnachtsfeiertage haben mich völlig rausgebracht, aber jetzt bin ich wieder da.« Und der Klient machte da weiter, wo er vor fast einem Jahr aufgehört hatte, so als hätte die letzte Therapiesitzung vor einer Woche und nicht vor vielen Monaten stattgefunden.

Obwohl das Phänomen der Zeitwahrnehmungsstörung im Leben unzählige Schwierigkeiten mit sich bringt, kann man es trotzdem in der Therapie anwenden. Ein Beispiel, wie die Zeitwahrnehmungsstörung einer Klientin therapeutisch genutzt wurde, beschreiben Rossi, Erickson-Klein und Rossi (2008b, pp. 39–40).

Bei Milton Erickson meldete sich eine Frau, die auf die 50 zuging. Die Frau wog zu diesem Zeitpunkt 110 kg und behauptete, ihr Normalgewicht liege bei 55 kg. Obwohl sie schon lange gegen ihr Übergewicht kämpfte, war sie trotzdem nicht imstande, ihr Gewicht auf unter 90 kg zu reduzieren. Sie befolgte zahlreiche professionelle Ratschläge, aber es tat sich nichts. Die Klientin machte sich Sorgen um ihre Zukunft, wusste sie doch nur zu gut, welche gesundheitlichen Risiken Übergewicht mit sich bringt, vor allem, da ihr Mann Arzt war. Essen bereitete ihr großes Vergnügen und sie war deshalb recht skeptisch, wenn es um Diäten ging. Sie drückte es so aus: »Ich liebe es einfach zu essen. Im Prinzip könnte ich die ganze Zeit essen.« Trotz allem bestand sie darauf, eine Therapie zu machen. Erickson verstärkte die Trancefähigkeiten der Klientin, die auf einer Zeitwahrnehmungsstörung beruhten. In der Aussage der Klientin »Im Prinzip könnte ich die ganze Zeit essen« sah Erickson nicht nur eine sprachliche Metapher, sondern die Fähigkeit, einen Zeitraum auszudehnen. Während der Trance suggerierte er der Klientin, dass sie die Mahlzeiten, die ihr als Diät empfohlen worden waren, mit dem Gefühl einnehmen sollte, dass diese Stunden dauern. Die innere Wahrnehmung der Zeit würde unglaublich langsam sein, sogar so langsam, dass ihre Freude beim Essen überaus lange anhalten könne, am besten »die ganze Zeit«. Auf diese Weise konnte die Klientin die ganze Zeit über ihre Freude am Essen beibehalten. Nach neun Monaten Diät wog sie ohne medizinische Komplikationen wieder um die 55 kg und betonte, obwohl sie jetzt weniger esse, wäre ihre Freude beim Essen noch größer als je zuvor. Ein einfaches belegtes Brot würde ihr besser schmecken, als früher ein zweistündiges Mahl.

Personen mit Zeitwahrnehmungsstörung sind erfahrene Wanderer in den Gefilden der Zeit. Manche von ihnen sind gern in der Vergangenheit unterwegs, andere unternehmen lieber Reisen in die Zukunft. Sich in verschiedenen Zeiten zu bewegen, gelingt ihnen leicht. Bei der Behandlung von Klienten, die von Zeitwahrnehmungsstörung betroffen sind, kann die therapeutische Strategie auf Trancearbeit beruhen. Sie kann auf Reisen durch die Zeiten basieren, die etwa zum Ziel haben, die persönliche Geschichte des Klienten zu rekonstruieren oder Ereignisse aus dessen Leben chronologisch aufzuarbeiten.

Möglicherweise ist ja auch die Bezeichnung »Zeitwahrnehmungsstörung« nicht ganz korrekt und man sollte in diesem Zusammenhang besser den Begriff »individuelle Zeitwahrnehmung« verwenden oder beispielsweise die Beschreibung »charakteristische und für eine Person einzigartige Wahrnehmung von sich selbst in der Zeit«.

Einige therapeutische Lehrmeinungen (etwa die Gestalttherapie) unterstreichen, wie wichtig es ist, sich mit der Vergangenheit auseinanderzusetzen. Andere Herangehensweisen richten die Aufmerksamkeit auf das Hier und Jetzt. Im ericksonschen Ansatz wird betont, dass es ein grundlegendes Therapieziel sein sollte, eine gute Zukunft aufzubauen. Hierbei ist es schwierig, bestimmte Muster im Rahmen der individuellen oder familiären Zeitwahrnehmung als gesundheitsförderlich zu betrachten. Entweder wirkt sich die individuelle Zeitwahrnehmung eines Klienten positiv auf seine Gesundheit aus, oder aber sie bereitet ihm Schwierigkeiten. Genau dies sollte der Therapeut herausfinden, um dann entsprechende therapeutische Interventionen einzusetzen.

Eine Störung der Zeitwahrnehmung tritt auch bei postnataler Depression auf. Die Mutter hat in den ersten Wochen oder Monaten nach der Geburt große Schwierigkeiten, ihre neue Rolle anzunehmen. In manchen Fällen treten die Symptome bereits während der Schwangerschaft auf, was sich ungünstig auf die Mutter-Kind-Bindung und damit auch auf die Entwicklung des Kindes auswirkt. Man geht davon aus, dass ein Mangel an sozialer und emotionaler Unterstützung das Risiko einer postnatalen Depression stark erhöht (Stewart et al. 2003). Eine psychologische Erklärung hierfür lautet, dass hier die frühere Beziehung der werdenden Mutter zur eigenen Mutter zeitversetzt hineinspielt. Obwohl das nicht bedeuten muss, dass die eigene Mutter oder Großmutter mütterlicherseits eine ähnliche Geschichte nach der Geburt ihres Kindes erlebt hat, so war aber doch häufig die Beziehung der werdenden Mutter zur eigenen Mutter deutlich schwierig (Chrzan-Dętkoś i. in. 2012). Das Krankheitsbild der postnatalen Depression kann als Echo auf Geschehnisse aus der Vergangenheit verstanden werden, da sich vergangene Ereignisse mit Ereignissen der jetzigen Zeit vermischen. So gesehen ist die Depression eine mit Traurigkeit und Frust aus einer anderen, bereits vergangenen Zeit gefüllte Büchse, die sich zur Zeit der Geburt des Kindes geöffnet hat. Die werdende Mutter ist in Anbetracht der bevorstehenden Geburt von der Fülle der Anforderungen, die aus verschiedenen Lebensabschnitten auf sie einströmen, psychisch überfordert, und zwar

- davon, was im Hier und Jetzt geschieht: die Sorge um das Kind
- davon, was vor vielen Jahren geschah: der Frust über zu wenig Nähe zur eigenen Mutter
- von dem langjährigen und ununterbrochenen Kampf darum, von der eigenen Mutter akzeptiert zu werden.

Beschäftigt sich die junge Mutter mit ihren eigenen intensiven Erfahrungen, dem unbewussten Kampf mit der eigenen Mutter, ihrem Bild von der Mutter und deren Bedeutung, so ist es für sie schwierig, sich gleichzeitig dem neugeborenen Kind zu widmen.

Im Prinzip ist nicht klar, wer mehr Fürsorge und Hilfe benötigt,

- das neugeborene Kind
- dessen Mutter, die an einer Depression leidet
- die Bindung beider oder
- der gesamte familiäre Kontext.

Herr C. begann seine Psychotherapie wegen Eheproblemen. Er war zum zweiten Mal verheiratet und befürchtete, dass die Ehe scheitern könnte. Dies wollte er auf keinen Fall – er hatte zwei kleine Kinder, mit denen er sich sehr gut verstand. Er konnte stundenlang mit seinen Kindern spielen. Mit seiner Frau dagegen gab es immer häufiger Streit. Sie warf ihm vor, er sei unentschieden, verantwortungslos und nicht männlich genug. Herr C. war in dieser Ehe zum ersten Mal Vater geworden. Während der Therapiesitzungen betonte er mehrmals, dass er sich in seiner Ehe wie ausgebrannt fühle. Alles liege nur an seiner Frau, würde sie sich ändern, dann könnte die Beziehung Bestand haben, wenn nicht, dann könnte er auch nichts mehr tun. Es war, als würde man einem kleinen, ratlosen Jungen zuhören, der für nichts verantwortlich ist, alles hängt nur von der Frau ab.

Kurz nach der Hochzeit waren Herr und Frau C. ins Ausland gezogen. Die vorherige Ehe von Herrn C., eine kirchliche Trauung, wurde annulliert und er wurde für das Scheitern verantwortlich gemacht. Als offizieller Grund wurde angegeben, Herr C. sei nicht reif genug für die Ehe.

An seinen Vater konnte sich der Klient nicht erinnern, er war sehr früh verstorben. Herr C. wurde von seiner Mutter großgezogen. Sie hatte nicht wieder geheiratet und hatte eine sehr starke Bindung zu ihrem Sohn.

Herr C. musste sich plötzlich mit Anforderungen auseinandersetzen, die gleichzeitig aus zwei verschiedenen Zeitebenen auf ihn einströmten. Die erste Ebene war die Zeit, als er als kleiner Junge vollständig von seiner Mutter abhängig gewesen war. Diese Zeit trug er seit Langem in sich, er hatte sie nie hinter sich gelassen, sondern nahm sie in seine Beziehungen mit. Bei der zweiten Ebene handelte es sich um die Zeit, als der Klient heiratete und Vater wurde. Die Beziehung funktionierte recht gut, bis seine Frau Mutter wurde. Dieses Ereignis warf Herrn C. wieder in seine noch nicht abgeschlossene Kindheit zurück. Seine Frau sah er deshalb mehr als Mutter, denn als Ehefrau. Diese zwei miteinander verflochtenen Zeitebenen gleichzeitig zu erfahren war eindeutig zu schwierig, um damit zurechtzukommen. Es bedurfte eines Entflechtens der Zeitebenen.

Individuelle Zeitwahrnehmung ist auch Thema des Gemäldes *Beständigkeit der Erinnerung* (1931) von Salvador Dalì. Konzentriert man sich auf das Gemälde, so versinkt man in der Zeit. Auf dem Bild sind drei Uhren zu sehen (vielleicht auch eine vierte, eine geschlossene Taschenuhr, daran erinnert zumindest der Gegenstand, über den die Ameisen laufen). Eine der Uhren hängt an einem toten Baum, die zweite auf einem (nicht bestimmbaren) liegenden Tier, die dritte befindet sich auf einem von Menschen gebauten Podest. Es scheint, als würde die Zeit nicht vergehen, sondern stillstehen. Die Uhren dagegen scheinen zu laufen, obwohl gar nicht klar ist, ob sie vielleicht nicht auch stillstehen. Das Ziffernblatt der einen Uhr ist ganz zu sehen, die der anderen beiden Uhren sind in der Mitte geteilt. Alle drei Uhren sind weich, die Form zerläuft, verzerrt sich durch das eigene Gewicht. Der einzige Mensch, dessen Anwesenheit man hier denken könnte, wäre ein Beobachter, der den aufgehängten Uhren lauscht, die Zeit um sich herum betrachtet und vor der Frage nach der eigenen Zeit steht.

Wird die ganz spezifische Art der Zeitwahrnehmung eines Individuums bestimmt, so können therapeutische Interventionen gefunden werden, die der Klient gut annehmen kann. Sie sollten auf den täglichen Erfahrungen des Klienten beruhen – auf dessen spezifischer Zeitwahrnehmung. Das entspricht den grundlegenden Regeln zur Anwendung der modernen Hypnose. Zeitwahrnehmungsstörungen stehen für gewöhnlich in Verbindung mit dem Trancephänomen Zeitregression – Zeitprogression sowie mit prä- und posthypnotischer Suggestion.

3.9 Prähypnotische und posthypnotische Suggestion

Dieser Aspekt der Trancephänomene bezog sich anfangs ausschließlich auf die eigentliche Tranceprozedur als therapeutische Intervention. Erst seit Kurzem werden diese Phänomene in einem breiteren Spektrum diagnostiziert.

Die prähypnotische Suggestion wurde in dem Sinne verstanden, in dem man heute den Begriff »säen« (engl. *seeding*) verwendet (Zeig 2006). Bevor er mit den Tranceinterventionen beginnt, lenkt der Therapeut die Aufmerksamkeit des Klienten auf das Gebiet, in dem er später die Intervention formulieren wird. Er engt die Aufmerksamkeit des Klienten ein und bereitet ihn auf die neue Erfahrung vor. Auf diese Weise vergrößert er die Empfänglichkeit des Klienten für Suggestionen, die später zu Tranceinterventionen werden. Der Therapeut baut Interesse, Erstaunen oder Verwirrung auf und erleichtert es dem Klienten so, sich für die Tranceerfahrung zu öffnen.

Die posthypnotische Suggestion bezieht sich auf die in der Trance formulierten Interventionen, deren Auswirkungen sich im realen Leben des Klienten außerhalb der Therapie zeigen werden. Dies entspricht teilweise der Bedeutung einer Art »Brücke in die Zukunft«, dem *future pacing,* nämlich dem Fragment der Hypnoseintervention, das zwischen der Tranceintervention und dem Herausführen aus der Trance liegt (Klajs 2011). Von posthypnotischer Suggestion in einer breiteren Bedeutung spricht man, wenn im Moment einer besonderen Reaktivität eine Idee eingeführt wird, deren Wirkung sich später im Verhalten des Individuums zeigt. Eine derartige besondere Reaktivität kann während eines ganz normalen alltäglichen Trancezustandes stattfinden, wenn die Aufmerksamkeit stark eingeengt, fixiert und absorbiert ist (vgl. Rossi, Erickson-Klein a Rossi 2014a, p. 85).

Beweis für die Wirksamkeit von Suggestion ist neben ihrer langjährigen Beständigkeit auch ihre Form. Der Klient übernimmt die vernommenen Inhalte als eigene Überzeugungen bezüglich seiner Person und der Außenwelt. Er identifiziert sich mit diesen Inhalten, und der Mechanismus der Amnesie lässt ihn die Urheber der Inhalte sowie den Zeitpunkt und die Umstände vergessen, unter denen sie formuliert wurden. Ein suggestiver Befehl könnte beispielsweise lauten »Du taugst zu überhaupt nichts«. Wird dieser Befehl wirksam, klingt er so: »Ich tauge zu überhaupt nichts!« Die Bandbreite dieser Art von Überzeugungen ist groß und bezieht sich auf Aspekte, die mit der Identität der Person verbunden sind, wie zum Beispiel:

- »Ich darf nicht glücklich sein.«
- »Ich bin außergewöhnlich und einzigartig.«
- »Ich habe eine schwache Gesundheit.«
- »Jeder muss mit seiner Einsamkeit allein zurechtkommen.«
- »Man kann sich nur auf sich selbst verlassen.«
- »Ich schaffe es nie, irgendetwas zu Ende zu bringen.«
- »Wenn man sein Elternhaus verlässt, muss man einen hohen Preis dafür zahlen.«
- »Frauen sind von Natur aus berechnend.«
- »Männer wollen immer nur das eine.«
- »Ich schaffe es nicht, eine stabile Beziehung aufzubauen.«
- »Mit meinem Aussehen (Charakter) will mich kein Mann.«

Posthypnotische Suggestionen beschreiben oft Schlüsselüberzeugungen in Bezug auf die eigene Person, etwa:

- »Das darfst du, das aber darfst du nicht!« – Zum Beispiel darfst du keine Freude an deiner Sexualität haben, denn das nimmt immer ein schlechtes Ende.
- »So bist du. So aber darfst du nicht sein!«

Besonders schwer festzustellen, und auch schwer zu ändern, sind persönlichkeitsbezogene posthypnotische Suggestionen in Gestalt einer Doppelbindung. Ein Beispiel dafür sind elterliche Aussagen wie: »Weil ich dich so gut kenne, weiß ich besser als du, mit wem du wirklich glücklich wirst« oder »Du kannst nur dann du selbst werden, wenn du so wirst, wie wir dich wollen«.

Ein gestörtes, dysfunktionales Verhalten bei Erwachsenen ist oft Folge von posthypnotischer Suggestion in der Vergangenheit. Die Person reagiert weiterhin auf diese Suggestionen, obwohl inzwischen viele Jahre vergangen und die Eltern, die diese Suggestionen ausgesprochen hatten, vielleicht schon längst verstorben sind (Lankton 2001a). Hierin ist auch die Halluzination der ständigen Gegenwart und Nähe der Eltern enthalten.

Posthypnotische Suggestion kann mit einer Sammlung verschiedener Landkarten verglichen werden, die man in der Vergangenheit von wichtigen Personen erhalten hat. Zu der Tatsache, dass keine der Landkarten die Wirklichkeit richtig wiedergeben kann, kommt noch hinzu, dass sie nach mehreren Jahrzehnten hoffnungslos veraltet sind. Neue Wege wurden nicht eingezeichnet und viele der alten Wege sind längst verschwunden. Würde man ein Auto mit veraltetem Navigationssystem fahren, so käme man schließlich auch nicht ans Ziel. Posthypnotische Suggestion kann man auch mit einem Chip vergleichen, der in die Psyche einer Person implantiert, oder mit einem Fluch, der vor vielen Jahren ausgesprochen wurde, und in dessen Bann die Person über Jahre hinweg gefangen bleibt. Manche solcher Verwünschungen können eine positive Rolle spielen, andere wiederum sind für dysfunktionales Verhalten verantwortlich. Diese Suggestionen stellen eine Art Ausstattung dar, die ein Kind von seinen Eltern oder anderen wichtigen Menschen in Form von Botschaften mitbekommen hat. Wenn man Glück hatte, sind diese Botschaften positiver Natur, war dem aber nicht so, dann haben sie eine destruktive Wirkung.

Derartige Suggestionen können während eines einmaligen, emotional intensiven Ereignisses übermittelt werden. Dabei geraten die detaillierten Erlebnisse von traumatischem Charakter oft in Vergessenheit. Suggestionen können sich aber auch im Laufe vieler Jahre in alltäglichen Situationen herausbilden, die so gewöhnlich waren, dass sie in der bewussten Reflexion nicht isoliert werden.

Urheber solcher Suggestionen sind für gewöhnlich wichtige Menschen im Leben des Klienten, deren Botschaften für ihn von grundlegender Bedeutung sind. Sowohl die Suggestionen selbst als auch ihre Quellen und die Umstände, unter denen sie formuliert wurden, liegen nicht im Bereich der Erinnerung. Das gesamte hier besprochene Phänomen wird von Amnesie begleitet.

Im Laufe der Therapie gelingt es den Klienten, Zugang zu dem vergessenen Erinnerungsmaterial zu gewinnen und detaillierte Ereignisse oder den langandauernden emotionalen und systembezogenen Kontext ins Gedächtnis zu holen, in dem die Suggestion formuliert worden ist. Für das Gelingen der Therapie ist es aber nicht zwingend notwendig, dass die Erinnerung wiederhergestellt wird. Die erwünschten Veränderungen beim Klienten – er möge sich aus dem Bann und von den Beeinträchtigungen durch die negativen Botschaften befreien – können trotzdem erreicht werden. Häufig konstruiert der Therapeut, nachdem er destruktive Einflüsse posthypnotischer Suggestion festgestellt hat, eine Tranceerfahrung, mit deren Hilfe dann die gewünschten Veränderungen beim Klienten erreicht werden können. Derartige reparierende Mechanismen, die der Klient in der Trance (einmalig oder wiederholt) erfährt, geraten meist in Vergessenheit. Oft ist sich der Klient der Einzelheiten des Veränderungsprozesses gar nicht bewusst, erfährt aber trotzdem dessen positive Auswirkungen.

Die Grundlagen mancher an Kinder gerichteter Suggestionen werden schon vor der Geburt des Kindes oder in Erwartung einer Schwangerschaft formuliert.

- »Dieses Kind verbindet uns für immer miteinander.«
- »Das Kind gibt meinem Leben einen Sinn.«
- »Endlich habe ich jemanden, der mich das ganze Leben lang lieb hat!«
- »Bei diesem Kind werde ich beweisen, was für eine gute Mutter ich bin.«
- »Mein Sohn wird der beste Beweis dafür sein, dass ich ein echter Mann bin!«
- »Dieses Kind ist der Beweis dafür, dass ich eine richtige Frau bin!«
- »Wenn ich ein Kind hätte, dann wäre es für mich das Liebste auf der ganzen Welt, dann wäre da jemand, der immer da wäre und der mich lieb hat. Beziehungen gehen vorüber, aber ein Kind bleibt für immer!«
- »Das Kind wird meine Stütze im Alter sein, dann ist wenigstens jemand bei mir.«

Solche und ähnliche Suggestionen entstehen als Effekt einer Dynamik beider oder nur eines Elternteils. Das Kind ist hier das einzige Feld, auf das die Eltern ihre Erwartungen projizieren.

Diese Erwartungen haben mit dem Kind nichts gemein, sie missachten die Persönlichkeit und die Einzigartigkeit des Kindes, rauben ihm seine Individualität und sperren es in einen Käfig aus elterlichen Erwartungen. Derartige Suggestionen seitens der Eltern sind mit intensiven Emotionen verbunden. Dadurch, dass die Botschaften bereits in einem sehr frühen Lebensabschnitt übermittelt wurden, ist es sowohl schwierig, sie festzustellen, als auch, sie zu ändern. Sie sind häufig Grundlage für ein späteres falsches Selbstbild und schwerwiegende psychologische Konsequenzen.

Wird einem Kind eine besondere Rolle zugeschrieben, bedeutet das auch, dass die Hierarchie im System gestört wird, sie wird umgekehrt.

Bei Frau A. war posthypnotische Suggestion als dominierendes Trancephänomen diagnostiziert worden. Die Klientin war 40 Jahre alt, geschieden und kinderlos. Sie hatte zwei ältere Schwestern und einen Zwillingsbruder. Ihre Mutter war davon überzeugt, dass diese Tochter im Unterschied zu den anderen Kindern »von Anfang an von Grund auf schlecht« wäre, was sie auf unterschiedliche Weise zum Ausdruck brachte. Ein Argument, das die Mutter immer wieder für ihre Behauptung anbrachte, war die Geschichte der Geburt des Mädchens, die unzählige Male in der Familie zum Besten gegeben wurde, eine besondere Geschichte, die auf besondere Weise erzählt wurde. Das Mädchen sei der stärkere der Zwillinge gewesen und habe sich bei der Geburt vor ihren Bruder gedrängt. So war sie als Erste zur Welt gekommen. Nach Ansicht der Mutter hätte sie ihrem schwächeren Bruder bei dessen Geburt helfen sollen, was sie aber nicht getan hatte. Das war einer von vielen Vorwürfen, den die Mutter gegen ihre Tochter vorbrachte. Sie erwartete nun, dass die Tochter sich deshalb ihr Leben lang um den Bruder kümmern würde.

Laut ihrer eigenen Darstellung lebte Frau A. tatsächlich nicht ihr eigenes Leben, sondern opferte sich für ihre Mutter und für ihren Bruder auf. Sie kam aus einem kleinen, landwirtschaftlich geprägten Dorf, war eine gute Schülerin gewesen und hat ihrem Bruder, der in der Schule Schwierigkeiten hatte, immer geholfen. Sie machte das Abitur, beendete unter vielen Entbehrungen das Studium und schaffte ihren Abschluss. Frau A. war künstlerisch sehr begabt. Trotz alledem arbeitete sie mal als Lagerarbeiterin, mal als Verkäuferin in einer

Bäckerei, wo sie deutlich überqualifiziert war. Immer wieder war sie auch über Monate hinweg arbeitslos.

Ihr halbes Leben wurde sie bereits wegen Essstörungen behandelt. Aus diesem Grund war sie auch mehrmals in der Klinik gewesen. Als Frau A. die jetzige Therapie begann, war sie völlig geschwächt und abgemagert. Es schien, als würde die Suggestion der Mutter, die vor allem in der immer wieder erzählten Geschichte über die Geburt der Tochter enthalten war, weiterhin wirken: »Du bist schlecht, und dir wird im Leben sowieso nichts gelingen!« Dadurch, dass die Geburtsgeschichte von Frau A. bei Familientreffen ständig wiederholt wurde, wurde die destruktive Wirkung der Botschaft noch zusätzlich verstärkt.

Es mag vielleicht erstaunlich klingen, aber die von der Mutter erzählte Geschichte über die Geburt ihrer Tochter erinnert an den Begriff der Erbsünde aus der christlichen Theologie. Ein Kind kommt zur Welt und ist mit Sünden belastet, die es gar nicht begangen hat. Es ist nicht imstande, sich davon zu befreien. Auch die Eltern können das Kind nicht von dieser Sünde befreien. Gerettet werden kann es nur durch ein Ritual, wenn Worte im Namen einer höheren Macht gesprochen werden.

Die Diagnose, dass Frau A. mit einer verheerenden Suggestion der Mutter rang (auch ein Hinweis auf die Empfänglichkeit für Suggestionen seitens eines wichtigen Menschen), erlaubte es, mithilfe von Trancearbeit den Inhalt der Suggestion zu verändern. Er konnte dahingehend modifiziert werden, dass es der Klientin möglich wurde, im Leben besser zurechtzukommen. Die Botschaft, die Frau A. in der Trance vermittelt wurde, basierte auf der Aussage »Die erste Hälfte deines Lebens hast du auf deine Mutter gehört und dich um deinen Bruder gekümmert. Nun hast du genug eigene Erfahrungen, um auf dich selbst zu hören«. Die Mutter von Frau A. war übrigens nie in Behandlung gewesen und fühlte sich psychisch nicht beeinträchtigt. Als Frau A. die Therapie nach Erickson begann, war ihre Mutter bereits verstorben.

In der Geschichte von Frau A. spielen Verwicklungen im familiären System eine wesentliche Rolle. Auffallend ist auch die Symbolik ihrer Symptome: Sie litt unter einer Essstörung, die den emotionalen Hunger der Klientin symbolisierte, dessen Ursache wiederum in den von der Mutter vermittelten Suggestionen lag.

Frau S. war 30 Jahre alt und beschrieb den Grund für ihre Therapie mit folgendem Satz: »Ich schaffe es nicht, mit einem Mann eine Beziehung aufzubauen.« Frau S. war gepflegt und sportlich, wohnte allein in ihrer Wohnung, und war beruflich erfolgreich. »Das habe ich alles ganz allein geschafft«, betonte sie. Sie erzählte, dass sie vor einigen Jahren einen Partner gehabt hätte. Sowohl die damalige Beziehung als auch der Partner wären perfekt gewesen. Der Mann wurde von Frau S. offensichtlich idealisiert, denn sie wohnten damals nicht einmal zusammen, sondern sahen sich nur an den Wochenenden. Es gab nicht viel Intimität zwischen den beiden, sie hatten keine gemeinsamen Interessen und nach ein paar Monaten erklärte der Mann, er wäre noch nicht bereit für eine feste Beziehung und ging. Die beiden haben sich seither nicht mehr gesehen. Diese Beziehung war die einzige, die Frau S. bisher gehabt hatte. In der nächsten Therapiesitzung erinnerte sich die Klientin daran, wie sie sich, als sie noch zur Schule ging, einmal mit einem Jungen verabredet hatte. Als ihre Mutter davon erfuhr, ging sie mit ihrer Tochter zum Friseur und ließ ihr die Haare zwei Millimeter kurz schneiden. Davor hatte das Mädchen schönes langes Haar gehabt. Der Junge hat sich daraufhin nie wieder mit ihr verabredet, auch kein anderer hat sich mehr mit ihr getroffen. Diese Erinnerung ließ Frau S. wütend auf ihre Mutter und später auch auf ihren Vater werden. Sie begann, mehr über ihre Familie zu erzählen. Ihre Eltern lebten in ständigem Streit, der Vater trank und war der Mutter gegenüber gewalttätig. Er schlug und erniedrigte sie, auch in Gegenwart der Kinder. Auch der Großvater von Frau S., der Vater ihrer Mutter, war ein gewalttätiger Alkoholiker gewesen. Der Therapeut diagnostizierte folgende posthypnotische Suggestion als Botschaft der Mutter: »Du darfst keine Beziehung mit einem Mann aufbauen!« Auf diese Weise wollte die Mutter ihre Tochter davor bewahren, eine Beziehung mit einem Mann zu beginnen, die ihrer Meinung nach unweigerlich in einem Albtraum enden würde. Diese Hypothese des Therapeuten ermöglichte es, mithilfe von Trancearbeit den Inhalt der Botschaft von vor vielen Jahren zu modifizieren.

Bereits während der ersten Therapiesitzung beschrieb Frau S., wie sehr sie unter der Versklavung durch die destruktive Suggestion »Du darfst keine Beziehung mit einem Mann aufbauen« litt. Derartige Suggestionen lassen sich anhand der Intensität der emotionalen Botschaft, ihrer langjährigen Wirkung sowie anhand charakteristischer Aussagen bezüglich längst vergangener Ereignisse erkennen.

Herr M. war ein beruflich aktiver, fast 50-jähriger Mann, der wegen Depressionen in Behandlung war. Das Ziel der Therapie beschrieb er folgendermaßen: »Ich möchte es schaffen, Kontakte zu Menschen zu knüpfen!« Seine Worte: »Ich möchte es schaffen ...« klangen so, als wolle er endlich sein langandauerndes Unvermögen überwinden. Es sah aus, als wäre hier seit vielen Jahren eine Suggestion am Werk, die es Herrn M. verbot, Kontakte aufzunehmen. So, als wäre Herr M. nicht in der Lage dazu oder hätte keine Erlaubnis dafür, Umgang mit Menschen zu haben. Als würde ihm jemand diesen Kontakt die ganze Zeit verbieten.

Herr M. war als zweites Kind zur Welt gekommen, zwischen ihm und seinem großen Bruder lagen zehn Jahre Altersunterschied. Als Herr M. noch ein Baby war, war die Familie von Polen nach Irland ausgewandert, wo die Familie des Vaters von Herrn M. lebte. Die Mutter war ihr Leben lang gegen diesen Schritt gewesen, in Irland fühlte sie sich einsam und unglücklich. Der einzige Mensch, der ihr nahestand, war ihr jüngster Sohn. Die Mutter hatte es auch nie geschafft, die Sprache richtig zu erlernen. Herr M. war der Meinung, dass, obwohl er in Irland studiert hatte, auch er die Sprache nicht richtig beherrsche. Er war auch der Meinung, nicht richtig Polnisch zu sprechen, obwohl er bereits seit 20 Jahren in Polen lebte und früher in Irland mit seiner Mutter nur Polnisch gesprochen hatte. Herr M. war davon überzeugt, er könne überhaupt keine Sprache ordentlich sprechen.

»Welche Sprache betrachten Sie denn als Ihre Muttersprache?«, fragte ihn der Therapeut in einer der ersten Sitzungen.

»Muttersprache?«

»Ja, Ihre Muttersprache!«

»Auf diese Weise habe ich darüber noch gar nicht nachgedacht. Ich benutze dieses Wort nicht. Sie brauchen mich auch gar nicht erst zu fragen, wo meine Heimat ist. Das weiß ich nämlich auch nicht.«

Der Vater und der ältere Bruder von Herrn M. waren ständig unterwegs gewesen. Die Familie hatte das Gefühl, isoliert zu sein, die Mutter und der jüngere Sohn nahmen ihre Umgebung als fremd und gefährlich wahr. Als Herr M. in der Abiturklasse war, starb seine Mutter. Daraufhin wurde er noch verschlossener. Er heiratete nicht und gründete keine Familie.

An eine konkrete Situation, in der er von seiner Mutter die Botschaft übermittelt bekommen hätte »Nimm zu niemandem Kontakt auf, das ist gefährlich« konnte sich der Klient nicht erinnern, aber »das war für ihn selbstverständlich«. Von der Mutter in einer verwickelten Beziehung gefangen (Triangulierung), lebte Herr M. jahrelang in emotionaler Abhängigkeit von ihr. Er trug die schmerzhafte Erfahrung seiner Mutter in sich, dass der Umgang mit fremden Menschen im Drama endet. Ihre Ehe hatte der Mutter nur Unglück, Einsamkeit und Isolation gebracht. Der Sohn hörte auf ihre Warnung: »Nimm zu niemandem Kontakt auf, dass nimmt ein schlechtes Ende!«

Im Laufe der Therapie konnte der Klient sein Misstrauen fremden Menschen gegenüber etwas abmildern, zumindest dem Therapeuten gegenüber, der ja auch eine fremde Person war. Dann konnte die nächste Hypothese zu Suggestion in der Vergangenheit des Klienten aufgestellt werden.

Die Mutter von Herrn M. hatte nicht gewollt, dass ihr Sohn Englisch sprach, der Vater aber, der ja schließlich ausgewandert war, wollte nicht, dass seine Kinder Polnisch sprachen. Die Eltern waren zerstritten und die Frage, welche Sprache von den Kindern gesprochen werden sollte, war nur einer ihrer vielen Streitpunkte. Diese beiden Suggestionen wirkten sich auf Herrn M. so aus, dass er davon überzeugt war, keine der beiden Sprachen ordentlich zu beherrschen. Die Botschaft der Mutter »Du sollst mit niemandem Kontakt knüpfen« verstärkte dies noch zusätzlich.

Wie hätte er das auch tun sollen, wo er doch keine Sprache richtig sprechen konnte? Natürlich beherrschte Herr M. mindestens zwei Sprachen fließend, seine eigene Ansicht dazu war aber völlig gegenteilig und stimmte mit den Suggestionen seiner Eltern, die niemals direkt ausgesprochen worden waren, überein. Paradoxerweise vereinte die Überzeugung des Klienten, er würde in keiner der beiden Sprachen richtig sprechen können, die sich widersprechenden Botschaften von Mutter und Vater miteinander.

Die vom Klienten mehrmals wiederholte Schlüsselaussage »Ich kann in keiner Sprache ordentlich sprechen«, hatte eine metaphorische Dimension und enthielt auch die Bedeutung »Ich kann nicht sprechen«. Ich kenne die Sprache nicht. Ich kann nicht sprechen. In meiner Sprache kann ich nicht sprechen, denn ich weiß ja nicht, wer ich bin. Bin ich der Sohn meiner Mutter oder der meines Vaters? Welche Sprache ist meine Sprache? In meiner Sprache kann ich nicht sprechen, denn bis jetzt hatte ich noch keine Gelegenheit, meine Stimme dabei zu hören, wenn ich in meiner Sprache spreche.

Außer der deutlich erkennbaren Wirkung posthypnotischer Suggestion kann bei Herrn M. auch Altersregression festgestellt werden, die sich in seiner Abhängigkeit von den elterlichen Anweisungen zeigt. Darüber hinaus wird hier eine Störung im Bereich Assoziation – Dissoziation deutlich sowie Verwicklungen im familiären System. Außerdem erlag der Klient einer Halluzination was seine sprachlichen Fähigkeiten anbelangte.

Im Verhalten der Mutter, die die Verantwortung für ihr Wohlergehen in die Hände ihres Sohnes gelegt hatte, zeigen sich Störungen der familiären Hierarchie. Die Nähe des Kindes sollte der Mutter helfen, mit den Folgen der Emigration zurechtkommen. Beide Eltern gingen eine starke Bindung mit jeweils einem ihrer Söhne ein. Beide Eltern bildeten jeweils unbewusst eine Koalition mit einem der Kinder, die sich gegen den anderen Elternteil richtete. Die Beziehung zum Kind war stärker als die Beziehung zum Ehepartner. Die Eltern hatten, wie auch die beiden Brüder, nur eine schwache Bindung zueinander.

Frau S. musste wegen degenerativer Veränderungen im Beckenbereich in ein Rehabilitationszentrum. Vor ihrer Abreise litt sie unter starken Schmerzen. Laufen konnte sie nur mithilfe einer Krücke oder eines Stocks. Nach einem Monat intensiver Rehabilitation fuhr Frau S., begleitet von ihrer erwachsenen Tochter, mit dem Zug zurück nach Hause. Ihr Mann wartete auf dem Bahnsteig. Die Tochter trug das Gepäck und Frau S. ging mit einem strahlenden Lächeln auf ihren Mann zu. Sie breitete beide Arme aus und rief ihrem Mann zu: »Sieh mal, wie ich laufen kann!«

Der Mann hörte weder die Zufriedenheit seiner Frau, noch sah er deren Veränderung.

»Wie war es?«, fragte er.

»Wunderbar, mir geht es jetzt viel besser!«

»Ja, ja, dass es nur nicht wieder so wird wie beim letzten Mal. Da ging es dir auch besser und dann war doch wieder alles beim Alten.«

Indem er so sprach, nahm er die Krücke und reichte sie seiner Frau. Er selbst griff energisch nach dem Gepäck, drehte sich um und ging in Richtung Auto. Frau S. nahm ihre Krücke, stützte sich darauf und humpelte ihrem Mann hinterher. Sie kehrte nach Hause zurück. Es war alles wieder beim Alten.

Posthypnotische Suggestionen können entweder unterstützende oder einschränkende Wirkung haben. Klienten berichten aber deutlich häufiger von einschränkenden Suggestionen. Positive posthypnotische Suggestionen beziehen sich auf die Ressourcen des Klienten. Zu diesen Ressourcen vorzudringen ist beim Veränderungsprozess von grundlegender Bedeutung. Es gelingt leichter, wenn der Therapeut die Möglichkeiten nutzt, die die moderne klinische Hypnose zu bieten hat.

Die besondere Situation, die alle Eigenschaften von Trance besitzt, also den intensiven emotionalen Kontext der Botschaft und die Konzentration der Aufmerksamkeit auf den Sender sowie auf die Wichtigkeit des Senders, führt dazu, dass sich sowohl die Sicht auf die Welt als auch das Selbstbild des Klienten nachhaltig verändern. Wie dies geschehen ist, gerät beim Klienten in Vergessenheit. Eine Veränderung im Bereich destruktiver, durch Trance verfestigter Muster, gelingt einfacher, schneller und nachhaltiger, wenn der Therapeut gute Bedingungen für die Trancearbeit schafft. Diese Bedingungen sind wichtig, um einen passenden Kontext für gesundheitsförderliche Suggestionen zu schaffen. Dadurch wird der destruktive Charakter früherer Suggestionen abgeschwächt und der Klient hat die Möglichkeit, zwischen unterschiedlichen Botschaften auszuwählen, zwischen negativen und positiven Suggestionen.

Eine Therapie, die die Ressourcen des Klienten stärken soll, beruft sich auf positive Suggestionen. Die Quelle der Suggestion sowie deren Kontext können wie auch bei destruktiver Suggestion in Vergessenheit geraten sein. Durch Trancearbeit gelingt es selbst dann zu positiven Botschaften vorzudringen, wenn es davon nur wenige gab. Vor allem im Anfangsstadium der Therapie neigen aber Klienten eher dazu, über ihre Beschwerden zu sprechen, als über irgendetwas anderes.

Positive Botschaften sind ähnlich wie destruktive Suggestionen oft in scheinbar völlig unbedeutenden Nebensätzen oder Einwürfen enthalten.

> Herr R., ein erfolgreicher Unternehmer und Vater eines heranwachsenden Sohnes, der unter Aggressionsausbrüchen litt, ließ während der Familientherapie in einem Nebensatz eine positive Suggestion verlauten: »Nun gut, der Junge tut nichts für die Schule, macht viel Ärger, aber er hat meine Gene, besonders meinen Geschäftssinn, den hat er auf jeden Fall!«

Eine Suggestion von positivem Charakter, geradezu eine Ressource aus einer innerfamiliär vermittelten Botschaft, ist auch in der Geschichte von Frau V. zu erkennen.

Frau V.s Großmutter erzählte ihr die Geschichte, wie sie zu Beginn des Krieges, mit 14 Jahren, bei einer Straßenrazzia von den Deutschen festgenommen worden war. Alle festgenommenen Personen mussten in einem großen Fabrikgebäude ausharren, wo sie ein ungewisses Schicksal erwartete. Der Großmutter war es in der ersten Nacht gelungen, von dort zu fliehen. Sie hatte Glück und kehrte nach Hause zurück, wo sie völlig schockiert alles erzählte. Sie fragte ihre Mutter (die Urgroßmutter der Klientin), was man tun könne, um in solch einer schrecklichen Zeit zu überleben. Von ihrer Mutter hörte sie Folgendes: »Man muss irgendetwas sehr gut können, etwas, das die Leute brauchen, und das wird dir helfen.«

Die Großmutter hat dann sehr gut nähen gelernt. Während des Krieges nähte sie Kleider für reiche deutsche Frauen und hat so überlebt. Diese Geschichte wurde in der Familie von Generation zu Generation weitergegeben und alle Frauen legten großen Wert darauf, etwas Praktisches zu lernen, das in schweren Zeiten nützlich sein könnte. Frau V. selbst hat sehr gut kochen gelernt. Als sie plötzlich arbeitslos wurde, berief sie sich auf die in der Familie übermittelte Botschaft: »Man muss etwas sehr gut können, etwas, das die Leute brauchen, und das wird dir helfen!«

Sie begann, Piroggen zuzubereiten, die sie dann an ein Restaurant verkaufte. Ihre Piroggen waren sehr gut, und Frau V. hatte viele Bestellungen. Auf diese Weise konnte sie diese kritische Lebensphase überstehen.

Darüber hinaus betonte die Klientin, dass sie, wie alle Mitglieder der Familie, ein hervorragendes Gedächtnis habe. Manchmal habe ihr das sehr geholfen, manchmal aber sei es auch sehr belastend, vor allem, wenn Ereignisse, die bereits sehr weit zurücklagen, weiterhin als intensive, schmerzhafte Erinnerungen lebendig blieben. Dass diese Erinnerungen derart präsent waren, deutete auf Hypermnesie als Trancephänomen hin.

Eine ungefähr 50-jährige Frau erzählte die folgende Geschichte, in der ebenfalls positive Suggestion enthalten ist:

Außer an den Beschwerden, die sie zu einer Therapie veranlassten, litt die Klientin auch an Diabetes. Sie war stark übergewichtig und bezog Rentenleistungen. Materiell befand sie sich in einer schwierigen Situation. Viele Jahre schon kämpfte sie mit zahlreichen emotionalen und finanziellen Problemen. Im Gesicht der Klientin sah man meist ein strahlendes Lächeln, was im Kontrast zu ihrer ganzen Erscheinung stand. Das ständige Lächeln der Klientin war genauso auffallend, wie ihr deutliches Übergewicht. Sie berichtete, dass sie nicht immer mit solch einem strahlenden Lächeln durchs Leben gegangen wäre, sondern erst seit einem außergewöhnlichen Erlebnis. Als sie nach einer riskanten Herzoperation aus der Narkose erwacht war, kam der Chefarzt zu ihr und sagte:

»Die Operation ist gelungen, Sie werden leben. Wir haben unsere Aufgabe erfüllt. Wie lange Sie leben, dass hängt dann schon von Ihnen ab!«

»Von mir? Wohl eher vom lieben Gott! Was kann ich denn hier tun?«

»Lächeln Sie, dann werden Sie länger leben!«

»Und seitdem lächle ich, denn ich möchte länger leben.«

Die Welt der Medizin steckt voller Suggestionen, das medizinische Personal ist sich dessen meist gar nicht bewusst (Hansen 2014). In Ausnahmesituationen, die von intensiven Emotionen begleitet werden, wie beispielsweise bei einer riskanten Operation, ist der Patient besonders empfänglich für Suggestionen, vor allem seitens des medizinischen Personals. Dabei ist die Reaktivität auf Suggestionen beim Patienten umso größer, je höher der medizinische Rang des Senders ist. Meist fühlt sich der Patient nicht ausreichend informiert, was mit einem ständig erhöhten Angstlevel einhergeht. Hier wirken die Worte einer wichtigen Person, wie beispielsweise des Chefarztes, wie eine Suggestion. In der eben angeführten Geschichte handelte es sich glücklicherweise um eine positive Suggestion, deren gute Wirkung über viele Jahre hinweg anhielt.

»Als die Kinder noch klein waren, wohnten wir an einer sehr verkehrsreichen Straße. Der starke Autoverkehr hielt den ganzen Tag über an und hörte erst in der Nacht auf. Wir hatten große Angst um unsere drei Kinder, für sie war die Straße sehr gefährlich. Wir hatten damals keine Möglichkeit, woanders hinzuziehen, also mussten wir dort wohnen bleiben. Wir haben unseren Kindern mit aller Kraft eingeimpft, dass sie auf gar keinen Fall allein die Straße überqueren dürfen. Es ging einfach um ihre Sicherheit. Wir hatten nicht vor, ihnen das groß zu erklären. Sie mussten sich einfach daran halten. Und es ist gut gegangen, die Kinder waren vorsichtig, es ist nichts Schlimmes passiert, es gab keinen Unfall.

Als die Kinder groß waren, der Jüngste war auch schon über 20, haben wir beschlossen, bei einem Familientreffen über dieses Verbot aus der Vergangenheit, dass sie unter keinen Umständen die Straße allein überqueren dürften, zu sprechen. Schließlich hätten die Kinder das ja tun können, nur wäre es für sie gefährlich gewesen. Wir trafen uns zum Essen, die drei Kinder und wir Eltern. In einer sehr angenehmen Atmosphäre sprachen wir also darüber. Einige Monate später besuchte uns unser ältester Sohn und sagte: ›Ich habe meinen Job aufgegeben, ich habe gemerkt, dass ich dort keinen Sinn und keine Perspektive sehe. Ich habe eine eigene Firma gegründet. Das ist ein großes Risiko, aber ich habe es trotzdem getan. Wenn ihr mir aber nicht erzählt hättet, dass das mit diesem Verbot damals, dass wir nicht selbstständig die Straße überqueren durften, nur eine Notlüge von euch gewesen war, dann hätte ich es nicht geschafft, mich selbstständig zu machen. Eigentlich hatte ich schon vergessen, was ihr mir damals gesagt hattet, trotzdem konnte ich mich daran erinnern, obwohl ich gar nicht wusste, dass ich das noch in Erinnerung habe. Es war gut, dass damals dieses Verbot herrschte, aber zum Glück habe ich das jetzt hinter mich gebracht‹« (Barretta 2015).

Die Erkenntnis, dass eine Person jahrelang von einer Suggestion aus der Vergangenheit beeinflusst wird, bedeutet auch, dass der Klient ganz besonders auf Suggestionen nahestehender Personen reagiert. Das ist ein wichtiger Hinweis darauf, während der Therapie in Trance formulierte Suggestionen anzuwenden. Um dabei die Wirksamkeit zu vergrößern, kann es hilfreich sein, Informationen zum Kontext der Suggestion zu nutzen, die darüber Auskunft geben, wer vor vielen Jahren auf welche Weise diese weiterhin wirksame Botschaft formuliert hat. So kann der Therapeut versuchen, in Trance genau diese Elemente zu rekonstruieren und damit die Wirkung der therapeutischen Botschaft verstärken.

Die Arbeit auf dem Gebiet der posthypnotischen Suggestion verläuft zweigleisig. Sie beruht sowohl darauf, positive Suggestionen zu finden, sie zu verstärken und zu verfestigen, als auch darauf, destruktive Suggestionen abzuschwächen. Hierbei haben sich die Strategie der Rekonstruktion der persönlichen Lebensgeschichte, das Genogramm nach Erickson sowie ein Teil der therapeutischen Veränderungsrituale aus dem Bereich der Systemaufstellungen bewährt.

In der Familientherapie bezeichnet man den Mechanismus der jahrelang wirksamen Suggestion, die ein Kind von einer ihm nahestehenden Person vermittelt bekam, als Delegation. Das Kind wird von seiner Familie mit einer Mission betraut. Erfüllt es diese Mission, gilt das als Beweis für seine Loyalität gegenüber der Familie (Simon i Stierlin 1998). Dieser Mechanismus ist, zumindest teilweise, den daran beteiligten Personen nicht bewusst und tritt oft über viele Generationen hinweg auf.

Die Macht familiärer Botschaften und destruktiver Suggestionen wird in dem mexikanischen Film *Bittersüße Schokolade* (1992) von Alfons Arau nach der Vorlage des Romans von Laura Esquirel *Wachteln in Rosenblättern* (1989, Originaltitel: *Como agua para chocolate*) geschildert. Die Protagonistin Tita kämpft gegen Zwänge, die ihr von ihrer Familie im Namen langjähriger Familientraditionen auferlegt wurden. Im Falle der angesehenen Familie De la Garza bedeutet das, dass die jüngste Tochter unverheiratet bleiben und ihre Gefühle, ihre gesamte Identität und ihr Schicksal für die Familie aufopfern muss. Die Botschaft »An allererster Stelle bist du Teil der Familie, du bist keine eigenständige Person, sondern Teil des Systems« wurde in vielen biografischen Abhandlungen erörtert, in denen es um das Schicksal von Erben großer Familienbetriebe oder Mitgliedern von Herrscherfamilien geht.

Zahlreiche Beispiele metaphorisch beschriebener Suggestionen findet man auch in Märchen. Eine Person wird verwunschen und verwandelt sich für lange Zeit in Stein, in einen Baum, einen Frosch, einen Eisblock oder fällt in einen langen Schlaf, so lange, wie die Suggestion anhält.

In Hans Christian Andersens Märchen *Das hässliche junge Entlein* wird der Titelfigur von Geburt an eine Suggestion vermittelt, die sich auf ihre Identität bezieht. Ihre Andersartigkeit wird als Hässlichkeit bezeichnet. Da sie der destruktiven Wirkung der Suggestion in ihrer Umgebung ständig ausgesetzt ist, unterliegt sie ihr und leidet im Prinzip nicht in erster Linie darunter, wie sie aussieht, sondern unter der Macht der Suggestion, die ihr vermittelt, hässlich zu sein. Durch diese unwahre und schädliche Botschaft gerät der junge Schwan mehrmals in Todesgefahr und fristet ein trauriges Leben. Die Veränderung, die als Folge langandauernder persönlicher Erfahrungen eintritt, wird in der folgenden Aussage am Ende der Erzählung wiedergegeben: »Es schadet nichts, in einem Entenhof geboren zu sein, wenn man nur in einem Schwanenei gelegen hat! [...]. So ein Glück habe ich mir nicht träumen lassen als ich noch ein hässliches Entlein war« (Andersen). In Therapiesitzungen hört man die verschiedensten Versionen dieser metaphorisch erzählten Geschichte Andersens. Wird beim Klienten dann das Trancephänomen der Suggestion diagnostiziert und werden dessen Auswirkungen erkannt, kann dadurch eine Veränderung herbeigeführt werden.

3.10 Gemeinsames Auftreten mehrerer Trancephänomene

Trancephänomene treten oft gemeinsam auf. Bestimmte Verbindungen kommen dabei häufiger vor als andere. Ein Beispiel hierfür ist die Katalepsie:

> »Katalepsie tritt häufig in Verbindung mit Amnesie und Anästhesie auf. [...] Wenn sich die gesamte Aufmerksamkeit eines Individuums auf die innere Wahrnehmung richtet, die für dessen Verharren in Bewegungslosigkeit unbedingt notwendig ist, dann ist der Klient oft auch von Amnesie, Betäubung oder anderen mit der Schmerzwahrnehmung zusammenhängenden Erfahrungen betroffen« (Erickson a. Rossi 2014, S. 56).

Jeden Klienten und jede Familie kann man in mehreren Kategorien von Trancephänomenen beschreiben.

Yapko (2006) hat eine Liste von Trancephänomenen erstellt, die häufig bei Klienten mit Depression auftreten:

- Dissoziation: Abkoppeln von positiven Aspekten des eigenen Erlebens, bei gleichzeitigem Assoziieren mit negativen und destruktiven Aspekten
- Katalepsie äußert sich in einem niedrigen Energieniveau, verlangsamtem Verhalten und hartnäckigen, immer wiederkehrenden Symptomen.
- Positive Halluzination: die Fähigkeit, sich plötzliche Unglücksfälle, persönliche Niederlagen und Missgeschicke auszumalen,

während gleichzeitig die Möglichkeit erfolgreicher und angenehmer Erlebnisse ausgeblendet wird (negative Halluzination)
- Amnesie manifestiert sich in der Schwierigkeit, sich an positive und erfolgreiche Erlebnisse zu erinnern.
- Altersregression äußert sich in einer Konzentration auf schmerzhafte Erfahrungen aus der Vergangenheit.
- Zeitprogression: die Fähigkeit, sich für die Zukunft vorzustellen, dass Krankheit, Schmerzen, Misserfolge und Einsamkeit einen »für immer« begleiten werden.
- Zeitwahrnehmungsstörungen äußern sich im Vermischen von Ereignissen aus der Vergangenheit mit einer in der Fantasie stattfindenden schlimmen Zukunft. Die Grenzen zwischen Vergangenheit, Gegenwart und Zukunft gehen ineinander über.

Ziel der Diagnostik nach Erickson ist die Unterstützung der therapeutischen Behandlung. Aus diesem Grund beschränkt man sich darauf, einige der dominierenden Trancephänomene festzustellen. In der Praxis hilft dies dabei, ein Trancephänomen zu finden, in dessen Bereich für den Klienten eine Zusammenarbeit möglich ist.

Herr M., ein Mann mittleren Alters, lebte immer noch bei seinen Eltern. Als er geheiratet hatte, zog seine Frau dort mit ein. Obwohl Herr M. nun Ehemann war und dann auch Vater wurde, spielte seine Mutter immer noch eine dominante Rolle in seinem Leben. Dies kann als Regression diagnostiziert werden, indem man den Schwerpunkt auf die unterbrochenen Entwicklungsprozesse legt, als der Klient noch Kind war und bei seinen Eltern lebte. Man kann hier aber ebenso von Katalepsie sprechen, von einem Verharren in einer früheren Entwicklungsetappe, die dem biologischen Alter des Klienten nicht entspricht.

Auch die folgende Geschichte eines Klienten steht im Zusammenhang mit mehreren Trancephänomenen:

»Meine Frau hat mir gestern ein schreckliche Szene gemacht. Jetzt ist zu Hause die Hölle los. Vor ein paar Tagen wollte ich übers Wochenende wegfahren, in eine andere Stadt. Ich habe schon vorher gewusst, dass ich dort bis Montag bleiben würde. Meiner Frau habe ich aber erzählt, dass ich am Sonntag zurückkomme. Sie kann es nämlich gar nicht leiden, wenn ich über Nacht wegbleibe. Ich habe erst Sonntagabend angerufen und gesagt, dass ich doch noch bis Montag bleibe. Meine Frau ist schrecklich wütend geworden. ...

Warum ich ihr das nicht gleich gesagt habe? Ich habe Angst vor ihren Wutausbrüchen, aber das sage ich ihr natürlich nicht.«

»Wie lange geht das schon so?«

»Das geht so schon seit meiner ersten Ehe, ... da hatte ich auch Angst vor meiner Frau ..., aber eigentlich geht das schon viel länger so. Als ich zehn, zwölf Jahre alt war, war mein Vater immer sehr streng. Wenn ich mal Zeit für mich haben wollte, mal länger Fußball spielen oder Fahrrad fahren wollte, eigentlich gar nichts Besonderes, wie ein ganz normaler Junge eben, dann musste ich mir irgendetwas ausdenken, mich rausreden. Sonst hätte ich das nicht überlebt, mein Vater ist immer furchtbar wütend geworden. Damals habe ich gelernt, mir Ausreden einfallen zu lassen. So lange geht das wahrscheinlich schon ...«

In dem angeführten Beispiel sind Elemente von Katalepsie, Halluzination und Regression zu erkennen. Katalepsie, denn die erworbenen Verhaltensmuster werden unverändert weiter angewendet, obwohl bereits viele Jahre vergangen sind. Die schwierige Kommunikation, von der der Klient berichtet, bezieht sich nun auf andere Personen und nicht mehr auf den Vater. Hierbei spielt Halluzination eine Rolle, der Vater wird mit anderen wichtigen Personen verwechselt. Miteinander verwechselt werden auch die beiden Ehefrauen. Auch das Phänomen der Altersregression ist deutlich zu erkennen. Der Klient benimmt sich so wie damals, als er ein zehnjähriges Kind war. Er fürchtet sich vor seiner zweiten Frau, genauso, wie er sich vor seiner ersten Frau gefürchtet hat.

Stellt der Therapeut fest, dass mehrere Trancephänomene gleichzeitig auftreten, erleichtert das die Arbeit. Er kann in jedem der Bereiche versuchen, therapeutisch wirksam zu werden: Er beginnt die Arbeit im Bereich eines bestimmten Trancephänomens, beobachtet aufmerksam, wie der Klient reagiert, und entscheidet sich dann für eine Behandlung in dem Bereich, in dem der Klient eine mögliche Zusammenarbeit signalisiert. So können Probleme oder Widerstände umgangen werden, wodurch sich im Endeffekt auch die Behandlungsdauer verkürzt.

In den verschiedenen psychopathologischen Krankheitsbildern kann man die typischen Verbindungen von Trancephänomenen deutlicher erkennen. Bei Angsterkrankungen tritt oft eine Verbindung der Trancephänomene Regression – Progression und Halluzination auf. Indem der Klient seinen Erinnerungen (Regression) oder seinen Reisen in die Zukunft (Progression) etwas hinzufügt, was gar nicht existiert (Halluzination), werden Angstzustände hervorgerufen. Bei Depression beispielsweise sind die Tranceelemente Zeitregression und Katalepsie gleichzeitig vorhanden.

Bestimmt man die Trancephänomene, die für gewisse Symptome oder problematische Verhaltensweisen verantwortlich sind, so kann eine Behandlungsstrategie entworfen werden, die auf sich ergänzenden therapeutischen Erfahrungen beruht (Yapko 2000).

Im Fall von Ängsten kann eine Behandlungsstrategie darauf beruhen, die Halluzination aufzulösen und den Klienten dazu zu bewegen, vorhandene Ressourcen zu nutzen. Darüber hinaus können Ereignisse aus der Vergangenheit ins Gedächtnis gerufen werden, in denen der Klient die positive Erfahrung machen konnte, seine Angst zu reduzieren. So können die damit verbundenen Fähigkeiten des Klienten freigesetzt und mobilisiert werden.

Hat man es mit Symptomen von Depression zu tun, sollte eine Zeitprogression angestrebt werden. Außerdem sollte es Ziel der Behandlung sein, dass der Klient die Katalepsie in Richtung Bewegung überwindet.

Bei zahlreichen Personen und Familien, denen traumatische Ereignisse widerfahren sind, kommt es zu einer Verbindung von Katalepsie, Halluzination und Altersregression. In bestimmten Bereichen ist die Vergangenheit weiter präsent (Halluzination), und die Zeit ist in der Vergangenheit (Regression) stehen geblieben (Katalepsie). Eines der Ziele von Trancearbeit ist es, dass der Klient sich von der Illusion verabschiedet, die Vergangenheit könne ewig präsent bleiben.

Bei Klientinnen mit Anorexie kann man mindestens drei gleichzeitig auftretende Trancephänomene erkennen: Halluzination, Dissoziation und Regression. Diese Phänomene können sowohl in der Familie als auch individuell bei der Klientin auftreten. Auf der körperlichen Ebene sind sowohl Halluzination als auch Dissoziation sichtbar. Die Halluzination äußert sich in einer verzerrten Wahrnehmung des eigenen Körpers. Dissoziation wird in folgender Aussage deutlich: »Ich kann meinen Körper nicht richtig spüren, ich fühle nicht, ob ich Hunger habe, und ich spüre nicht, wenn ich satt bin.« In Familien, in denen Essstörungen auftreten, leben die Eltern oft in einer dissoziierten Beziehung und haben meist keine besonders tiefe Bindung zueinander. Die Beziehung sind sie oft nur eingegangen, um ihre Funktion als Eltern zu erfüllen. Schließlich kann keiner von beiden, weder die Frau als Mutter noch der Mann als Vater, die Elternrolle ohne den jeweils anderen erfüllen. Meistens bauen die Eltern keine Beziehung auf gleichem Niveau auf, sondern jeder Elternteil ist darum bemüht, seine eigene elterliche Beziehung zum Kind herzustellen.

Auch in dem, was die Eltern während der Therapiesitzungen berichten, ist Dissoziation sichtbar. Eltern von Klienten mit Essstörungen haben oft Schwierigkeiten, für sich ein Ziel zu formulieren. Sie konzentrieren sich auf die Symptome des Kindes und sind oft weit von ihren eigenen Bedürfnissen entfernt.

Mütter, deren Töchter unter Anorexie leiden, bauen oft eine intensive und verwickelte Beziehung zu ihrem heranwachsenden Kind auf. Dies geschieht unwissentlich und ohne böse Absichten seitens der Mutter. In dieser komplizierten Beziehung spielt sowohl Halluzination eine Rolle als auch eine Störung im Bereich Assoziation – Dissoziation. Halluzination wird ersichtlich, wenn die Mutter das Alter der Tochter emotional nicht von ihrer eigenen Kindheit und ihren eigenen Erfahrungen als Teenager trennen kann. Von außen beobachtet ist oft nicht klar, wer sich hier eigentlich in der Pubertät befindet, die Tochter, die tatsächlich im Teenageralter ist, oder die Mutter, die durch Altersregression in ihre Jugendzeit zurückgeworfen wurde. Hier tritt Halluzination also sowohl auf der Ebene des familiären Systems als auch auf individueller Ebene beim Klienten auf. Die Störung im Bereich Assoziation – Dissoziation zeigt sich in einer schwierigen oder gar unmöglichen Resonanz zwischen Mutter und Tochter. Regression wiederum äußert sich in der metaphorischen Bedeutung der Symptome – in der Sorge um die Nahrungsaufnahme, die eigentlich für Familien mit Kleinkindern charakteristisch ist.

Familie L. begann eine Familientherapie wegen der Essstörungen der älteren, fast 18-jährigen Tochter Lena. In der Familie gab es noch ein jüngeres Kind, das gerade erst in die Schule gekommen war und den Eltern im Gegensatz zur großen Schwester keine Sorgen machte. Lena war eine gute Schülerin, sie besuchte ein renommiertes Gymnasium. Seit mehr als drei Jahren kontrollierte sie ihre Nahrungsaufnahme und zählte zwanghaft Kalorien. Lena war sehr groß. Sie war bereits einige Monate vor Beginn der Therapie sehr abgemagert, hatte nur noch einen BMI von 15, sodass die Entscheidung gefallen war, Lena medikamentös zu behandeln. Die Therapie verlief aber nur teilweise erfolgreich, woraufhin eine Familientherapie empfohlen wurde.

Lena wuchs sehr schnell. Schon mit zwölf Jahren war sie sehr groß, größer als ihre Mitschüler. Die Mutter nahm ihre Tochter gar nicht wahr, sie war mehr auf das jüngere Kind konzentriert. Als die Eltern nicht bemerkten, wie schnell ihre Tochter wuchs, begann Lena zuzunehmen. Erst als sie genau 100 kg wog, was wie ein symbolischer Wert schien, begann ihre Mutter, sich Sorgen zu machen. Sie ging mit ihrer Tochter zu einer erfahrenen älteren Frau, einer Diätistin. Diese zeigte Lena, wie man richtig kocht und auf eine gesunde Ernährung achtet. Auf diese Weise war die Diätistin symbolisch eine bessere Mutter als Lenas biologische Mutter. Einerseits war das gut so, denn Lena begann abzunehmen. Andererseits aber war es nicht gut, denn schließlich kann keine Person besser sein, als die eigene Mutter.

Trotz allem begann ein neues Kapitel in Lenas Leben, und die Dinge nahmen eine Wendung, die in der Familie niemand erwartet hätte.

Jetzt bereitete Lena die Mahlzeiten zu. Anfangs tat sie dies gemeinsam mit ihrer Mutter. Dann wollte Lena nicht mehr, dass die Mutter mitmachte. Sie war der Meinung, ihre Mutter könnte nicht gut genug kochen. Das Kochen bereitete Lena so viel Freude, dass sie bald das Essen für die ganze Familie zubereitete. Sie kochte so, dass nicht nur sie selbst an Gewicht verlor. Sie schaffte es sogar, dass ihr Vater, der Diabetiker war, 30 kg abnahm, was früher niemand für möglich gehalten hätte. Lenas Vater fühlte sich so gut, wie schon seit Jahren nicht mehr. Seine Werte waren deutlich besser geworden.

Es gab aber ein Problem: Lena konnte nicht aufhören abzunehmen und ihr körperlicher Verfall war so drastisch, dass es lebensgefährlich wurde. Es schien, als würden beide Eltern, obwohl sie studiert hatten, die reale Gefahr, in der sich ihr Kind befand, überhaupt nicht bemerken. Sie meinten bloß: »Sie ist eben nun mal dünn. Aber sie hat uns versprochen, mehr zu essen. Und schließlich ist sie gut in der Schule.« Sie gaben sich damit zufrieden, dass Lena versprach, mehr zu essen. Aber unabhängig davon, was das Mädchen versprach oder was die Eltern hören wollten, war das Kind körperlich am Ende.

Die Halluzination in der Familie trat auf verschiedenen Ebenen auf. Die Eltern vernahmen die Hilferufe ihrer älteren Tochter nicht. Die Mutter hatte ihr erstes Kind von Anfang an nicht wahrgenommen, obwohl das Kind alles tat, was es konnte. Es wuchs schneller als alle anderen Kinder und war am größten. Dann nahm es an Gewicht zu und wurde schwerer als alle anderen Kinder.[10] Daraufhin tat die Mutter, was sie konnte, sie brachte ihre Tochter zu einer anderen Frau, zur Diätistin. Das Kind magerte nun ab und begann fast zu verschwinden. Die Mutter brachte das Mädchen zur nächsten erfahrenen Person, zur Therapeutin, die sich um ihre Tochter kümmern sollte. Als Lena in die Pubertät kam, übernahm sie symbolisch die Rolle ihrer Mutter. Sie begann, für die Familie zu kochen, und verdrängte ihre Mutter aus der Küche. Die Mutter aber, die schon seit Jahren dazu neigte, das nicht zu sehen, was da war, dagegen aber etwas sah, was gar nicht existierte, verwechselte ihre Tochter mit der eigenen Mutter und ließ sich, ohne zu widersprechen, von Lena aus der Küche drängen.

Über das Kochen definierten in Lenas Familie die Frauen ihre Position und ihren Einfluss. Lenas Mutter, die selbst von ihrer Mutter verstoßen worden war, hatte ihr erstes Kind nicht annehmen können. Dies war keine bewusste und schon gar keine willentliche Entscheidung der Mutter gewesen. Sie war einfach nicht in der Lage, etwas zu geben, was sie selbst von der eigenen Mutter nie bekommen hatte. So wurde Lena, die von ihrer Mutter aufgrund ihrer eigenen Defizite aus der Vergangenheit nicht angenommen werden konnte, vom Vater angenommen (Triangulierung). Zwar konnte der Vater auf keine früheren Erfahrungen mit der Mutterrolle zurückgreifen, hatte aber dafür eine langjährige intensive Beziehung zur eigenen Mutter. Dies machte es ihm einerseits schwer, eine gute Beziehung zu seiner Frau aufzubauen, andererseits ermöglichten ihm aber die jahrelangen Erfahrungen aus der Beziehung zur eigenen Mutter eine starke Bindung zu seinem Kind.

Bis Lena in die Pubertät kam funktionierte das ganz gut. Der Vater war aber nicht in der Lage, seine heranwachsende Tochter bei ihrer Entwicklung zur Frau zu begleiten. Daraufhin tauchten Botschaften von Lena auf, die symbolische Bedeutung hatten. Diese Botschaften richteten sich an beide Eltern und standen in Verbindung mit der Essstörung des Mädchens. Bis Lenas Mutter ihre Rolle als Ehefrau und Mutter aufgab, hatte sie ihren Mann dickgefüttert, obwohl dies aus medizinischer Sicht gefährlich war und der Mann unter Diabetes litt. Auch die Tochter wurde dickgefüttert, denn die Mutter wollte nicht, dass sie sich zu einer attraktiven jungen Frau entwickelte. Das Zubereiten der Mahlzeiten war in Lenas Familie nicht nur ein Ausdruck von

10 In zahlreichen Arbeiten von Ernest Rossi (u. a. Rossi 1993; 2015) findet man weitere Informationen über den Einfluss unbewusster Prozesse auf Selbstregulierungsprozesse des Körpers, wie beispielsweise auf den Hormonhaushalt.

Macht, sondern stellte darüber hinaus eine wichtige und symbolhafte Form der Mitteilung dar und war eine Möglichkeit, Emotionen auszudrücken. Zu viel zu essen war bei Lenas krankem Vater ein Zeichen von autoaggressivem Verhalten. Es war eine versteckte Botschaft an seine Frau: »Sieh nur, was du mir angetan hast!« Vielleicht galt diese Botschaft aber auch gar nicht der Ehefrau, sondern war eigentlich an seine Mutter gerichtet, wie ein verspäteter Aufschrei eines ratlosen Kindes. So dickgefüttert und krank wie er war, war Lenas Vater einfach nicht mehr attraktiv. Weder für seine eigene Frau, die ihn bekochte, noch für andere Frauen, mit denen er ja etwas anfangen könnte, wäre er nur nicht so unansehnlich.

Lena befand sich in der dramatischen Lage einer Doppelbindung: Wenn ihre Mutter sie nicht ernährt, wird Lena vor Hunger sterben. Obwohl Lena kochen kann, ist sie dennoch nicht in der Lage, sich selbst mit Nahrung zu versorgen. Bereitet aber ihre Mutter ihr weiterhin das Essen zu, so, wie sie das bisher getan hat, wird Lena so monströs dick und schwer, dass sie ebenfalls sterben wird.

Ohne ihre Familie konnte Lena noch nicht leben, dafür war sie zu jung. Sie konnte aber auch nicht mit ihr leben.

Außerdem stand Lena unter dem Einfluss der posthypnotischen Suggestion, der Verwünschung durch ihre Mutter: »Solange ich am Leben bin, wirst du niemals eine attraktive Frau werden!«

Beide Frauen in diesem familiären System, die Mutter und die Tochter, schienen unter dem Einfluss einer Suggestion zu stehen, deren Ursache in der Therapie nicht gefunden werden konnte: »Es ist viel riskanter, Frau zu sein, als Kind. Also ist es besser, Kind zu bleiben, als Frau zu werden.«

Alle Familienmitglieder standen unter dem Einfluss der suggestiven Formel: »Das Leben in der Familie bedeutet Leid und kann sogar lebensgefährlich sein. Ein Leben außerhalb der Familie ist aber auch nicht möglich, da es lebensbedrohlich ist.«

Alle drei, Mutter, Vater und Tochter, verharrten auch in einem Zustand von Dissoziation. Dies zeigte sich in der Abtrennung, im Nichterkennen oder Ignorieren grundlegender Körperwahrnehmungen, die mit dem Gefühl von Hunger oder Sattsein zusammenhingen. Unabhängig davon, welche Rolle das Kochen nun erfüllte, ob es ein Ausdruck von Liebe oder auch Ausdruck von Aggression in Form von Hungern, Mästen, Vergiften oder sich Vollstopfen war, es erfolgte immer abgetrennt von den Emotionen. Es war Ersatz dafür, Gefühle auszudrücken.

In der Familie sind auch Altersregression und eine Störung der familiären Hierarchie zu erkennen.

Niemand in der Familie war erwachsen geworden. Die Eltern waren für Lena keine Eltern. Sie waren nicht imstande, sich um die Gesundheit ihrer Tochter zu kümmern. Lena konnte nicht zu einer jungen Frau heranwachsen. Das ganze familiäre System schien noch etwas anderes als nur mehr Zeit zu benötigen, um so funktionieren zu können, wie es für eine Familie mit einem heranwachsenden Kind notwendig ist. Das gesamte System verharrte in der Vergangenheit und die Verhaltensweisen waren charakteristisch für eine Familie mit Kindern, die noch nicht in der Pubertät waren.

Im hier beschriebenen familiären System war niemand der, der er war. Natürlich war er aber auch niemand anderes. Lena war für ihre Mutter nicht das Kind. Anfangs unterlag sogar ihre bloße Existenz einer negativen Halluzination. Später übernahm Lena teilweise die Rolle der Mutter ihrer eigenen Mutter. Der Vater wiederum übernahm für Lena anfangs die Mutterrolle. Als die Tochter in die Pubertät kam, war es nicht mehr möglich, diese Illusion aufrechtzuerhalten. Der Vater war nun nicht mehr in der Lage, für Lena Mutter zu sein, ihr Partner konnte er aber natürlich auch nicht werden. Der Vater übernahm nun die Rolle des Kindes und Lena die der Mutter. Sie kochte für ihren Vater, woraufhin sich dessen Gesundheitszustand verbesserte.

Lena war, obwohl sie natürlich die Tochter ihrer Mutter war, gleichzeitig auch Mutter für ihre Mutter. Das dramatische an Lenas Situation war, dass sie am allerwenigsten Tochter ihrer Mutter und Tochter ihres Vaters war. Aus anderer Sicht dagegen war sie natürlich nichts mehr als eben gerade die Tochter ihrer Mutter und die Tochter ihres Vaters.

Für die Therapeutin, die die Behandlung durchführte, war dies, wie immer bei dominierender Halluzination, eine extrem schwierige Arbeit. Auch sie als Therapeutin wurde schnell jemand anderes, als sie in Wirklichkeit war. Die starke Überzeugung, nicht am richtigen Platz zu sein, das Gefühl, sich nicht als die Person zu fühlen, die man ist, sich aber auch als niemand anderes fühlen zu können, waren die größten Schwierigkeiten während der Therapie.

Nachdem in der ersten Sitzung Mutter, Vater und beide Kinder anwesend gewesen waren, entschied die Therapeutin, das nächste Treffen nur mit den Eltern durchzuführen. In der darauffolgenden Sitzung tauchte Lena plötzlich einfach so mit ihren Eltern auf. Lena meinte, dass es so besser wäre, und deshalb war sie mitgekommen. Dadurch vermittelte das Mädchen die klare Botschaft, dass die Therapeutin die Störung der Hierarchie in der Familie nicht genügend berücksichtigt hatte. Erst nachdem die Therapeutin die komplizierten Verwicklungen wahrnahm, konnte sie die Trancephänomene nutzen und die Position einer Mutter gegenüber der Mutter von Lena einnehmen. Dadurch konnten bei Lenas Mutter mütterliche Erfahrungen rekonstruiert werden, die dann später stabilisiert wurden.

Die Therapeutin traf jedes Mal in eigener Verantwortung die Entscheidung darüber, wer bei der nächsten Therapiesitzung anwesend sein sollte und wer nicht. Auf lange Sicht half dies, die Halluzination abzuschwächen und reale Aspekte zu verstärken. Die Hierarchie in der Familie konnte wieder hergestellt werden. Die Mutter verinnerlichte die Erfahrungen aus der Therapie und begann schrittweise, ihre Rolle als Lenas Mutter anzunehmen. Lena gab es langsam auf, für ihre Mutter Mutter sein zu wollen. Diese nicht zu stemmende Aufgabe hätte sie fast zugrunde gerichtet. Ihre biologische Mutter konnte ihr nun das geben, was sie symbolisch in realen sowie in Tranceerfahrungen von der behandelnden Therapeutin bekommen hatte.

Ein Terminus, der in der Psychotherapie immer wieder verwendet wird, die Übertragung, vereint mehrere gleichzeitig auftretende Trancephänomene. Übertragung versteht man als

> »unbewussten Prozess, bei dem Gefühle, Einstellungen, Erwartungen, Sehnsüchte usw., die an Personen gerichtet waren, die in der Kindheit eine wichtige Rolle spielten, auf andere Objekte übertragen werden« (Fhaner 1996, s. 194–196).

Geht der Patient so mit seinem Therapeuten um, als wäre dieser für ihn einst eine wichtige Person (ein wichtiges Objekt) im Leben gewesen, deutet das sowohl auf Halluzination und Altersregression als auch auf eine Störung der Zeitwahrnehmung hin. Aus solch verflochtenen, unbewussten Beziehungsverwicklungen wieder herauszukommen erfordert sowohl vom Klienten als auch vom Therapeuten viel Zeit und Anstrengung.[11]

Charakteristische Muster der Wirklichkeitswahrnehmung in Trance lassen sich nicht nur in Bezug auf eine jeweilige Person, sondern

11 Mehr zur Perspektive Ericksons bezüglich dieses Trancephänomens in Greenleaf 2001.

auch im Hinblick auf deren familiäres System beschreiben (Klajs i Lipman 2011). Trancephänomene treten nicht nur im Bereich der Psyche eines einzelnen Menschen auf, sondern auch in Familien. Die Familie ist ein Gebiet, das voller Trancephänomene steckt, ein Teil dieser Trancephänomene zeugt von der Identität und Besonderheit der Familie. Arbeitet ein Therapeut mit Familien, ist es grundlegend, dass er sowohl spontane als auch suggerierte Trancephänomene erkennt. Man sollte auch daran erinnern, dass einer der Pioniere der modernen Hypnose, Franz Mesmer, die Hypnose fast ausschließlich in der Gruppe anwandte. Die therapeutischen Interventionen fanden in Räumen mit zahlreichen Personen statt. Der wohlhabendste Patient bekam während der Sitzung die größte Aufmerksamkeit und die anderen Anwesenden versuchten, die Gelegenheit zu nutzen und auch etwas von der Behandlung abzubekommen. Heute würde man das als Einzeltherapie beschreiben, die in Anwesenheit einer ganzen Gruppe von Personen durchgeführt wurde (Loriedo 2013). Dieses Modell wird heutzutage von vielen therapeutischen Gruppen genutzt. Eine Person in der Gruppe berichtet über ihr Leben, beschreibt ihre Schwierigkeiten, befasst sich mit ihnen und sucht Lösungen für sich. Der Therapeut konzentriert seine Aufmerksamkeit auf das Individuum. Gleichzeitig gehen die übrigen Klienten in sich und sind mit ihren eigenen inneren Prozessen beschäftigt. Sie suchen nach Ähnlichkeiten oder Unterschieden und identifizieren sich mit den verschiedenen Personen, von denen der gerade »arbeitende« Klient berichtet. Sie durchleben Emotionen, die sie berühren, und machen wichtige Schritte im Prozess, sich selbst wahrzunehmen oder etwas über sich selbst zu lernen. Ähnlich wie in familiären Systemen geschieht es auch hier, dass Therapiegruppen und Therapeuten, die diese anleiten, auf unbewusster Ebene Phänomenen erliegen, die mithilfe der hier dargestellten Trancephänomene beschrieben werden können.

3.11 Wie im Kennenlernprozess mit dem Klienten Trancephänomene beim Therapeuten genutzt werden können

Eine ganz besondere und wichtige Informationsquelle hinsichtlich des Klienten sind die Trancephänomene, die im Laufe der Therapie beim Therapeuten auftreten. Man kann sagen, dass der Therapeut im Grunde in jedem längeren oder emotional sehr intensiven Behandlungsprozess die Trancephänomene, die beim jeweiligen Klienten dominierend sind, auch an sich selbst erfährt. Diesen Prozess zu erkennen kann ein zusätzlicher, für die Diagnostik wesentlicher Hinweis sein und als solcher später während der Behandlung genutzt werden. Wird dieser Prozess dagegen nicht erkannt oder falsch beurteilt, so kommt es dadurch häufig zu Komplikationen während der Therapie.

Dass der Therapeut in Trancephänomene verwickelt wird, die für den Klienten charakteristisch sind, kommt sowohl in der Einzel- als auch in der Familientherapie vor. In Familientherapien sind diese Verwicklungen noch intensiver, da eine Familie über Kräfte verfügt, die es ihr möglich machen, über Generationen hinweg zu bestehen. Familien sind sich dieser Kraft nicht immer bewusst, besitzen sie aber in jedem Fall.

Die Arbeit mit einem System verlangt Fähigkeiten, auch auf diagnostischer Ebene, die einen Ausweg aus dem jeweiligen ganz besonderen Dilemma ermöglichen. Es ist unmöglich, therapeutisch mit einer Familie zu arbeiten, wenn man nicht in deren Kreis aufgenommen wird. Familientherapie bedeutet, sich mit schwierigen, oft schmerzlichen Themen auseinandersetzen zu müssen. Oft wird die Therapie im Falle einer drohenden Scheidung oder nach dramatischen Ereignissen begonnen. So spielen beispielsweise eine schmerzliche Vergangenheit und eine unsichere Zukunft häufig eine Rolle. Einen guten Kontakt zur Familie herzustellen ist nicht möglich, ohne Familienmitglied zu werden, was in diesem Fall Assoziation (als Trancephänomen) bedeutet. Andererseits aber könnte der Therapeut, würde er tatsächlich Teil der Familie werden, natürlich niemanden aus der Familie therapeutisch behandeln. Hierbei geht es gar nicht so sehr um die tatsächliche Verwandtschaft als vielmehr um ein starkes Gefühl emotionalen Einklangs mit der hilfesuchenden Familie. Würde der Therapeut, im übertragenen Sinne, Mitglied der Familie werden, müsste er sich mit den Problemen derer, die er therapeutisch behandelt, assoziieren. Er wäre also im Endeffekt genauso hilflos wie die Familie mit ihren Problemen. In dieser paradoxen Situation hat der Therapeut nur die Möglichkeit, fortwährend einen angemessenen Platz für sich zu suchen, der nah genug bei der Familie ist, aber auch genügend Abstand zu ihr gewährleistet. Bei dieser Suche kann eine Reflexion im Bereich der Trancephänomene für den Therapeuten hilfreich sein.

Im Falle der hier besprochenen Kategorien bedeutet ein guter Kontakt zur Familie, dass der Therapeut sich auf das Gebiet der

Trancephänomene begibt, von denen das System betroffen ist. Metaphorisch könnte man dies als einen gemeinsamen Tanz beschreiben. Jede Person und jede Familie dreht sich in einem ganz charakteristischen Rhythmus. Die Eigenschaften eines jeden Tanzes können in den Kategorien der Trancephänomene bestimmt werden. Beginnt der Therapeut mit der Behandlung, erkennt er nicht nur den Tanz, sondern bekommt auch eine Einladung mitzutanzen. Er sollte nur nicht zu lange in diesem dysfunktionalen Rhythmus tanzen, denn Ziel der Therapie ist schließlich eine Veränderung.

Die Therapie von Familie N. begann mit einem solchen gemeinsamen tranceartigen Tanz. Die Geschichte wurde von einem erfahrenen Therapeuten während einer Supervision vorgestellt.

»Die Arbeit begann recht ungewöhnlich«, berichtete der Therapeut. Zur ersten Sitzung erschien ein Vater mit seiner erwachsenen Tochter. Beide waren Lehrer. Der Vater sagte, sie seien wegen seinem Sohn hier, der ein sehr guter selbstständiger und anerkannter Arzt sei, sich aber leider völlig überarbeiten würde. Er sei Workaholic und sie würden sich große Sorgen um ihn machen. Die Tochter fügte hinzu, dass ihr Bruder eigentlich mit dabei sein sollte, sie hätten sich zu dritt zur Therapie verabredet. Im letzten Moment aber hätte er abgesagt, da er noch arbeiten müsste.

Diese erste Therapiesitzung war im Prinzip auf die Aussage des Therapeuten »Wenn der Sohn nicht hier ist, ihr aber wegen ihm hergekommen seid, dann brauchen wir uns damit jetzt gar nicht zu befassen« zu reduzieren.

Nach mehreren Monaten erschien der Sohn dann zur Therapiesitzung. Er war 40 Jahre alt, hatte keine Kinder und war zweimal geschieden. Er erzählte, dass er tatsächlich sehr viel arbeite, seinen Beruf aber sehr liebe, auch seine Mutter und sein Großvater, der Vater seiner Mutter, wären Ärzte gewesen.

Der Therapeut beschrieb den Klienten als einen praktischen, sachlichen und emotional stabilen Menschen, der mit seiner Situation gut klarkomme. Seinen Bericht beschloss der Therapeut mit folgender Feststellung: »Er ist sich völlig im Klaren über sich und seine Situation. Ich kann hier nichts sehen, woran wir arbeiten müssten.«

Die Worte des Therapeuten: »Ich kann hier nichts sehen ...« waren charakteristisch und deuteten darauf hin, dass der Therapeut einer Halluzination erlag. Daraufhin begannen die Teilnehmer der Gruppensupervision, sich zu diesem Thema Gedanken zu machen, und konnten im Bericht des Therapeuten mehrere Elemente von Halluzination ausfindig machen:

- Beim ersten Therapietermin hat der Therapeut die beiden Personen, die bei ihm in der Praxis anwesend waren, nicht wahrgenommenen (negative Halluzination) und ihnen keine Aufmerksamkeit geschenkt. Er hatte sich zwar angehört, was Vater und Schwester des Klienten zu sagen hatten, sah und spürte die beiden aber nicht. Er bemerkte weder ihre Probleme noch ihre Motivation, die sie dazu bewegt hatten, zur Therapie zu kommen. Wäre der Therapeut beim ersten Treffen nicht von Halluzination betroffen gewesen, so hätte er statt »Wenn der Sohn nicht mitgekommen ist, ihr aber wegen ihm hier seid, dann brauchen wir uns damit jetzt gar nicht zu befassen« eine andere Botschaft übermitteln können, wie beispielsweise: »Wenn der Sohn nun nicht da ist, ihr aber extra hergekommen seid, dann sprechen wir eben erst einmal über euch und eure Sorgen.« Eine andere Botschaft bezüglich der Therapie hätte auch lauten können: »Wenn wir über Probleme und Sorgen in der Familie sprechen möchten und die betreffende Personen heute nicht anwesend ist, dann reden wir vielleicht erst einmal über eine andere wichtige Person in eurer Familie.«
- Während des ersten Treffens erkannte der Therapeut nicht, dass bereits ein Symptom deutlich wurde (negative Halluzination), und hat sich mit diesem überhaupt nicht befasst. Der Sohn war schließlich deshalb nicht zum Treffen gekommen, weil er wieder zu lange gearbeitet hatte, was so auch ganz eindeutig von der Familie thematisiert worden war.
- Beim ersten Treffen ist dem Therapeuten auch nicht aufgefallen, dass die Mutter des abwesenden Klienten nicht dabei war, auch in den darauffolgenden Sitzungen hat er das nicht bemerkt.
- Zur ersten Sitzung kamen statt Vater und Mutter Vater und Schwester des Klienten. Wird ein Kind krank oder zeigt ein auffälliges Verhalten, so erscheinen beim Therapeuten normalerweise die besorgten Eltern, für die, paradoxerweise, das Alter des Kindes überhaupt keine Rolle zu spielen scheint. Der Therapeut bemerkte nicht, dass die bei der Sitzung anwesende Schwester des Klienten nicht die Rolle des Kindes, sondern die Rolle der Mutter einnahm. Er sah nicht die gestörte Hierarchie in der Familie. Die Koalition aus dem Vater und der älteren Schwester sowie die durch die Abwesenheit der übrigen beiden Personen angedeutete Koalition aus der Mutter und dem jüngeren Kind wurden vom Therapeuten ebenfalls nicht bemerkt.

Der Therapeut war von den Beobachtungen seiner Kollegen sichtlich überrascht. Er hatte Schwierigkeiten, deren Reflexionen anzunehmen, er schien sie gar nicht zu hören. Nach und nach wurde dann klar, dass er einer Halluzination erlegen war, ähnlich wie die Familie, die er behandelte. Die gestörte Wahrnehmung des Therapeuten war dann Ausgangspunkt, um Halluzination als dominierendes Trancephänomen im familiären System zu diagnostizieren. Daraufhin wurden auch Antworten auf die Frage gefunden, welche Bereiche in der Familie von Halluzination betroffen sind. Die Tochter war für den Vater nicht Tochter, sondern Partnerin, wenn es um die Sorge um seinen Sohn und um diverse Probleme ging. Der Sohn wiederum war für seine Mutter nicht Sohn, sondern Partner im Beruf, der darauf hinarbeitete, ihre beruflichen Erfolge zu erreichen oder gar noch besser zu werden. Mutter und Vater waren füreinander nicht Mann und Frau. Die Geschwister waren nicht Schwester, und Bruder, sondern Mutter und Sohn. Der Therapeut »sah, woran zu arbeiten war«. Dass in der Familie die Personen und ihre Rollen verwechselt wurden, stellte nur die Spitze eines Eisberges dar, dessen allergrößter Teil unsichtbar unter der Oberfläche ruhte.

Die ganze Familie war besonders geübt darin, einen Tanz im Rhythmus der Halluzination zu tanzen. Obwohl dies niemals so genannt wurde und die Familie nicht einmal wusste, dass es so etwas überhaupt gab, tanzten sie diesen Tanz doch täglich seit vielen Jahren. Der Therapeut wurde eingeladen, diesen Tanz mitzutanzen, und nahm die Einladung unwissentlich an – so schloss er sich der Halluzination an. Als er dann merkte, wie ratlos er war, holte er sich Unterstützung in der Supervision. Der Blick von außen ermöglichte es ihm, Elemente wahrzunehmen, die er bisher nicht bemerkt hatte. Im Endeffekt konnte er den Tanz so verändern, dass er für die Familie funktionaler wurde.

Bei der Therapie von Herrn S. kam es zu einem ähnlichen Prozess. Klient und Therapeutin waren vom gleichen Trancephänomen betroffen. Die Therapeutin fand Anhaltspunkte dafür, dass sie mit dem Klienten im Bereich Assoziation – Dissoziation arbeiten müsse, damit die erwünschten Veränderungen erreicht werden könnten.

Herr S. war Jurist, Anfang 30. Seit vielen Jahren schon war er mit zwei Frauen gleichzeitig zusammen. Eine der beiden Frauen war seine Ehefrau, sie war im gleichen Alter wie er. Die andere Frau, die wesentlich älter war, war seine Geliebte. Die Beziehung mit seiner Frau, mit der er schon seit der Schule zusammen war, beschrieb Herr S. als freundschaftlich, wie zwischen Bruder und Schwester. Von seiner Frau fühlte er sich verstanden und angenommen.

Die Beziehung zu der anderen Frau hatte schon lange vor seiner Ehe begonnen. Der Klient berichtete, dass er ein paar Tage vor der Hochzeit einmal nachts zu seiner Verlobten sagte: »Du musst ihr von der anderen Frau erzählen«. Da er diese Worte völlig zufällig im Schlaf gesprochen hatte, sollte er sich daran eigentlich nicht erinnern können. Dennoch gab er sie in der Sitzung wörtlich wieder.[12]

Das Liebesleben mit seiner Frau tat er als uninteressant und unwichtig ab. Man konnte fast den Eindruck gewinnen, dass seine Frau, obwohl sie im gleichen Alter war wie er, für ihn die Rolle einer perfekten Mutter einnahm. Mit der anderen Frau dagegen verband ihn eine intensive und befriedigende sexuelle Beziehung. Er verbrachte die Ferien mit ihr oder sie reisten für ein paar Tage ins Ausland. Auch in den sozialen Medien waren die beiden auf Fotos als Liebespaar zu sehen. Seinen Erzählungen zufolge war diese viele Jahre ältere Frau die perfekte Geliebte.

Die Ehefrau erfuhr von der Beziehung ihres Mannes, zeigte aber Verständnis. Nach ein paar Monaten Therapie konnte sich Herr S. weder dazu entscheiden, ausschließlich mit seiner Frau zusammen zu sein, noch dazu, seine Frau für seine Geliebte zu verlassen, und beschloss deshalb, mit beiden Frauen gleichzeitig Schluss zu machen. Seine Ehefrau zeigte dafür Verständnis und seine Geliebte meinte, sie wolle auf ihn warten. Eine Zeit lang versuchte Herr S. seinen Entschluss durchzuhalten, begann dann aber stark zu trinken, was schon nach kurzer Zeit Suchtcharakter annahm. Metaphorisch ausgedrückt war dies eine intensive symbolische Beziehung des Klienten zur Flasche. Herr S. schaffte es nicht, mit einer Frau zusammen zu sein, war aber auch nicht imstande, ohne Frau zu leben.

Nach drei Jahren Einzeltherapie erfuhr die Therapeutin ganz zufällig von Herrn S., dass er in dieser Zeit bereits zwei Versuche einer Ehetherapie unternommen hatte. Vorher hatte er das mit keinem Wort erwähnt. Als die Therapeutin ihn fragte, warum er dies verschwiegen hatte, meinte er: »Ich habe keinen Grund gesehen, dass anzusprechen. Meine Einzeltherapie und die Ehetherapie sind zwei ganz unterschiedliche Dinge, die schließlich überhaupt keinen Bezug zueinander haben.« Sowohl die innere Welt von Herrn S. als auch seine Beziehungen waren in einzelne Teile zerstückelt.

12 In dieser Aussage ist das Thema aus Kapitel 2.4 Trancelogik zu erkennen.

Diagnostisch betrachtet lag die Störung von Herrn S. im Bereich des Trancephänomens Assoziation – Dissoziation. Dieser Bereich spiegelte sich auch in der Wahrnehmung der Therapeutin und in deren Arbeit wider. Es ist nicht möglich, dass ein derart dominierendes Trancephänomen während einer so langen Beziehung keinen Einfluss auf die andere Person nimmt. In dem Text, den die Therapeutin für die Supervision vorbereitet hatte, hatte sie den Klienten mit zwei völlig verschiedenen Kürzeln bezeichnet, als würde die Therapie zwei verschiedene Personen betreffen. Die Therapeutin selbst hatte ihr ungewöhnliches Vorgehen gar nicht bemerkt. Sie war sich dessen nicht bewusst. Im ersten Moment meinte sie, das sei nur »ein ganz gewöhnliches Versehen«. Bis sie einsehen konnte, dass das eine Folge ihrer intensiven und lang andauernden Arbeit mit einem von Dissoziation betroffenen Klienten war, verging viel Zeit. Die Welt von Herrn S. setzte sich aus derart voneinander abgetrennten Teilen zusammen, dass seine Therapeutin die Beziehung zu ihm so wahrnahm, als hätte sie es mit zwei verschiedenen Personen zu tun.

Beim Treffen einer erfahrenen Supervisionsgruppe besprach eine Therapeutin ihre Arbeit mit einer Klientin, die darüber klagte, sich »machtlos und kraftlos zu fühlen, sich zu nichts aufraffen zu können und überhaupt keine Lebensenergie zu haben«. Dieses Gefühl der totalen Energielosigkeit überkam die Klientin während ihres Urlaubs im vergangenen Jahr. Nachdem sie daraufhin internistisch und neurologisch untersucht worden war, erhielt sie eine Überweisung zur Psychotherapie. Sieben Monate lang hatte sie geduldig auf ihren ersten Termin in der Beratungsstelle gewartet. Die Therapeutin meldete sich zur Supervision, da sich nach zehn Therapiesitzungen ihrer Meinung nach nicht viel getan hatte. Sie hatte das Gefühl, bezüglich der Behandlung »auf der Stelle zu treten«. Nachdem sie dann eine Viertelstunde über den Verlauf der Therapie berichtet hatte, sah es so aus, als stünde die Supervisionsgruppe, die normalerweise sehr lebhaft und spontan reagierte, kurz vor dem Einschlafen. Die Gedanken waren nicht bei der Sache, und die Zeit schien stillzustehen. Die Klientin hatte über Energielosigkeit geklagt, die Therapeutin fühlte sich machtlos und die Supervisionsgruppe war in Bewegungslosigkeit erstarrt. Das dominierende Trancephänomen bei der Klientin war Katalepsie, auch die Therapeutin war darin gefangen und versetzte nach einer Viertelstunde die gesamte Supervisionsgruppe in einen Zustand der Bewegungslosigkeit.

Es kommt vor, dass der Therapeut ernsthafte Schwierigkeiten damit hat, sich Notizen zur Therapiesitzung zu machen. Er kann sich an die Sitzung einfach nicht mehr erinnern. Auch bei der Supervision gelingt es ihm kaum, etwas davon wiederzugeben. »Nach den Sitzungen weiß ich nicht, was ich aufschreiben soll. Wenn ich mir dann später durchlese, was ich notiert habe, kann ich nichts Wichtiges erkennen. Als würde ich mich nicht an die Sitzung, sondern nur an lauter Nebensächlichkeiten erinnern. Es macht mich unruhig, dass ich mich an nichts erinnern kann.« Ist dieses Vergessen keine spezielle Eigenheit des Therapeuten, geschieht jedoch öfters in Bezug auf eine bestimmte Person, sollte die Hypothese geprüft werden, ob die Amnesie beim Therapeuten nicht darauf hindeutet, dass er sich dem widmen sollte, woran sich der Klient nicht erinnern kann.

Ein gutes Gleichgewicht zwischen Assoziation und Dissoziation zu finden ist von grundlegender Wichtigkeit bei der Behandlung von Personen, die wegen eines Traumas in therapeutischer Behandlung sind. Identifiziert sich der Therapeut mit dem Traumaopfer (steht mit ihm in Resonanz, assoziiert sich mit ihm), fühlt er sich genauso wie diese Person. Dann ist auch er traumatisiert. Dies kann sich derart intensiv entwickeln, dass eine weitere Arbeit mit dem Klienten nicht mehr möglich ist. Will sich der Therapeut aber vor den starken Emotionen schützen und trennt sich von ihnen ab, so setzt der traumatisierte Klient ihn mit dem Täter gleich. Das wiederum erschwert den Heilungsprozess oder macht ihn gar unmöglich. Auch bei der Arbeit mit Klienten, die an Terminalkrankheiten oder Suchterkrankungen leiden, ist es ganz besonders wichtig, dass der Therapeut eine angemessene Distanz findet. Das gilt insbesondere auch dann, wenn sich Patienten in lebensgefährlichen Zuständen befinden oder das Risiko besteht, dass der Patient stirbt.

3.12 Zusammenfassung

Die Diagnostik im Bereich der Trancephänomene beruft sich auf das Verständnis der Hypnose, die eine der grundlegenden Techniken in diesem Konzept ist. Trancephänomene spielen sich in einem Bereich ab, der vom Klienten nicht bewusst wahrgenommen wird. Die in diesem Kapitel besprochenen Trancephänomene versteht man als sich im täglichen Leben wiederholende Manifestationen des Unbewussten.

Um die Trancephänomene zu definieren, kann man ein theoretisches Modell verwenden, dass sie in einer räumlichen Übersicht darstellt. Mit diesem Modell erhält man die Möglichkeit, die Trancephänomene in acht Dimensionen zu beschreiben:

- Dissoziation – Assoziation
- Katalepsie – Übermäßige Flexibilität
- positive Halluzination – negative Halluzination oder Halluzination – Hyperwirklichkeit
- Betäubung (Anästhesie) – Analgesie – Überempfindlichkeit (Hypersensibilität)
- Amnesie – Hypermnesie
- Zeitregression – Zeitprogression
- Einengung eines Zeitraums – Ausdehnung eines Zeitraums
- prähypnotische Suggestion – posthypnotische Suggestion

Bei der Diagnose in diesem Bereich bestimmt der Therapeut zwei oder drei dominierende Trancephänomene (statt nur eins), was die spätere Zusammenarbeit mit dem Klienten erleichtert. Die Diagnose erhält hierdurch dimensionalen statt typologischen Charakter. Zwischen den einzelnen Trancephänomenen lassen sich keine klaren Grenzen ziehen, die Bereiche gehen ineinander über, und mehrere Trancephänomene können gemeinsam auftreten. Die räumliche Übersicht über die Trancephänomene eignet sich sowohl dafür, einzelne Personen, als auch Familien oder Paare zu beschreiben

Im Wirkungsbereich der Trancephänomene befindet sich nicht nur der Klient (oder die Familie), sondern auch der Therapeut. Dies verlangt von ihm bei der Arbeit in diesem Bereich ständige Selbstreflexion und Achtsamkeit.

4 Systemreflexion

»Eine Familie ist eine Gruppe von Menschen,
die eine Vergangenheit hinter sich
und eine Zukunft vor sich haben.«
Jay Haley

Der Begriff »systemisch« wird in der Psychotherapie meist auf zwei etwas unterschiedliche Arten verstanden.

Die Bezeichnung »systemische Therapie« bezieht sich zumeist auf die gleichzeitige therapeutische Behandlung mehrerer Personen, die in einer familiären Beziehung zueinander stehen. Das bedeutet, dass der Therapeut die Beziehungen zwischen den Familienmitgliedern erörtert und dokumentiert. Ziel einer solchen Behandlung ist es, Verhaltensmuster und Interaktionen der sich nahestehenden Personen in funktionaler Hinsicht zu verändern. Die Therapiesitzungen finden hier im Kreis mehrerer Personen statt, manchmal sind aber auch individuelle Sitzungen möglich. Geht es bei der Therapie um zwei Personen, die nicht miteinander verwandt sind, sich aber in einer dauerhaften Beziehung zueinander befinden, dann spricht man von Ehe- oder Paartherapie. Man berücksichtigt das familiäre System, manchmal aber auch das soziale System, wie beispielsweise die Schule, wenn es um Kinder geht. Die hier im Text dargestellten Erörterungen zur Diagnostik beziehen sich auf dieses Verständnis des Begriffs »systemisch«.

Deutlich seltener bezieht sich die Bezeichnung »systemische Therapie« auf ein System von Bedeutungen, in dem sich ein Individuum befindet. Hierbei geht man davon aus, dass nicht die Menschen selbst Elemente des sozialen Systems sind, sondern die von ihnen geäußerten Kommunikationen. Geraten diese Kommunikationen in Interaktion und fügen sich zu einem Sinn zusammen, dann entsteht ein System – ein System von Bedeutungen, die einen Sinn ergeben. Den Sinn zu finden, der in diesen Bedeutungen versteckt ist, ist wesentlich bei der Arbeit mit diesem Modell. Diese Art der systemischen Therapie beruht dann nicht darauf, Verhaltensweisen oder Interaktionen zwischen Personen zu verändern, sondern konzentriert sich darauf, das System und den Sinn der bisherigen Bedeutungen zu erkennen und später in für das Individuum funktionalere Bedeutungen umzuändern.

Zahlreiche therapeutische Schulen gehen davon aus, dass die Symptome oder die psychische Erkrankung eines Menschen Ausdruck einer individuellen Störung sind. Man ist der Meinung, ungünstige Ereignisse aus der Vergangenheit, die oft subtil gewesen und schon in Vergessenheit geraten sind, werden in der Psyche eines Menschen gespeichert und können sich sogar noch nach vielen Jahren manifestieren. Das äußert sich in einer schmerzvollen Wahrnehmung der eigenen Person und der Außenwelt. In anderen Fällen wird der Zusammenhang zwischen dem, was gerade im Leben des Individuums geschieht, und dessen psychischer Erkrankung oder psychischer Gesundheit betont. Als Folge einer solchen Ansicht konzentriert sich der Therapeut auf die innere Welt der einzelnen Person.

Die systemische Therapie betont, dass an einer Störung bei einem Individuum Kräfte, die innerhalb der Familie wirken, einen wesentlichen Anteil haben: Interaktionen zwischen Eltern und Kindern, zwischen Kindern und Eltern, zwischen Ehepartnern, zwischen Geschwistern, zwischen Großeltern und Enkeln, Enkeln und Großeltern, zwischen wichtigen Personen in der Familie. Diese Kräfte wirken sowohl zwischen den derzeitigen Familienmitgliedern (horizontal) als auch zwischen den Generationen (vertikal). Die Beschwerden des Klienten, die sich bei ihm u. a. in Symptomen zeigen, werden hier eher als etwas betrachtet, das in Verbindung mit familiären Verwicklungen (z. B. Machtkämpfen) steht, und weniger als Ausdruck eines Konfliktes zwischen inneren Kräften des Individuums (Haley 2005, p. 156). Darüber hinaus wird betont, dass unabhängig davon, welchen hypothetischen Anteil systemische Aspekte beim Entstehen und Fortbestehen von Krankheitssymptomen haben, es immer günstig ist, wenn die Familie des Klienten am Behandlungsprozess teilnimmt. Das ermöglicht eine schnellere und nachhaltigere Verbesserung, verringert das Risiko von Rückfällen und bringt mehreren Menschen gleichzeitig Nutzen, nämlich der ganzen Familie. Mit diesen Grundannahmen konzentriert sich die Aufmerksamkeit des Therapeuten auf das System, auf Mechanismen, die Interaktionen innerhalb der Familie steuern, und genau das und nicht die Anzahl der in der Therapiepraxis anwesenden Personen, ist grundlegend bei der Arbeit mit Familien.

Im ericksonschen Ansatz werden diese beiden Aspekte miteinander verbunden. Das stellt den Therapeuten vor die Anforderung, genau bestimmen zu müssen, in welchem Maße das Problem des Klienten Ausdruck einer Störung beim Individuum ist, und in welchen Maße es das gesamte System betrifft. Der Therapeut muss mit dem Klienten sowohl auf individueller als auch auf familiärer Ebene arbeiten, je nachdem, welche Schlüsse er bei der Diagnostik zieht.[13]

In den 40er- und 50er-Jahren des 20. Jahrhunderts, zu Zeiten der Hegemonie der Psychoanalyse und ihrer damaligen individuellen Herangehensweise, wusste Milton Erickson die Bedeutung der Familie in der Therapie zu schätzen. Erickson war ein Pionier der Systemreflexion, der Arbeit mit Familien (Short, Erickson und Erickson-Klein 2005) und der Ehetherapie (Haley 1985; Nemetschek 2012). Diese Idee hat der langjährige Schüler und spätere Mitarbeiter Ericksons Jay Haley (1923–2007) auf kreative Weise beschrieben und weiterentwickelt. Diese Strömung wird heute als strategische Familientherapie bezeichnet. Sie betont, wie wichtig der soziale Kontext beim Entstehen und Fortbestehen von Problemen beim Individuum ist.

Die hier dargestellten Aspekte der Systemreflexion sind Inhalt der Arbeiten von Erickson und Haley, deren Mitarbeitern sowie derer, die die Arbeit fortführten und sich mit der Familientherapie befassten. Haley wird in der zweiten Hälfte des 20. Jahrhunderts zur Ikone auf dem Gebiet der Familientherapie und gilt als Architekt der strategischen Familientherapie. Er ist Mitbegründer der führenden Zentren im Bereich der Familientherapie: das Mental Research Institute (M.R.I.) in Palo Alto in Kalifornien, die Child Guidance Clinic an der Universität in Philadelphia (Pennsylvania) sowie das Family Therapy Institute in Washington.

Außerdem war Haley zehn Jahre lang Redakteur der 1962 gemeinsam mit dem Psychiater und Psychoanalytiker Nathan Ackerman (1908–1971) und dem Psychiater Don D. Jackson gegründeten ersten Zeitschrift für Familientherapie *Family Process* (Zeig 2007). An all diesen Orten hinterließ Haley seine Spuren. Er arbeitete mit den wichtigsten Vertretern der Familientherapie zusammen, so etwa mit Gregory Bateson (1904–1980), Cloé Madanes (geb. 1940), Salvador Minuchin (geb. 1921), Virginia Satir (1916–1988) und Paul Watzlawick (1921–2007) – um nur einige der herausragenden Persönlichkeiten zu nennen, die man hier anführen könnte. Sein ganzes Leben lang arbei-

13 Mehr zu Abhängigkeiten, Ähnlichkeiten und Unterschieden zwischen dem ericksonschen Ansatz und der systemischen Therapie findet sich in Trenkle 2016.

tete Haley im Team. Die Teams setzten sich aus Personen zusammen, deren Ansichten sich in gewissen Schwerpunkten zwar manchmal etwas unterschieden, ansonsten aber ähnlich waren. Die praktischen und theoretischen Errungenschaften dieser Institutionen und der dort tätigen Personen gehören zur Basisausstattung für Therapeuten, die mit dem ericksonschen Ansatz arbeiten.

Haley war fast 20 Jahre Schüler und Mitarbeiter von Erickson, der ihm Lehrer und Mentor war. Die vielen Jahre der gemeinsamen Arbeit führten dazu, dass sich Erickson und Haley in ihren Ideen beeinflussten, viele Grundlagen der strategischen Familientherapie stammen aber aus den Arbeiten Ericksons:

- Der Bereich des Unbewussten wird als Quelle für Kreativität und Ressourcen angesehen, die für die psychische Gesundheit wesentlich sind.
- Die Bedeutung der Vergangenheit und der Einblick in Vergangenes spielen eine untergeordnete Rolle.
- Der Schwerpunkt liegt auf der Arbeit am Symptom und auf möglichst kurzen Therapien.
- Es wird davon ausgegangen, dass der Klient die Möglichkeit auswählt, die für ihn im jeweiligen Moment am besten ist. Dies führt zu der Schlussfolgerung, dass die Therapie darauf beruhen sollte, Auswahlmöglichkeiten zu erweitern und das Potenzial des Unbewussten zu nutzen.

Viele Techniken, die die Arbeit mit Klienten betreffen, sind im ericksonschen Ansatz und in der strategischen Familientherapie identisch:

- Es kommt zum Einsatz von Trancearbeit, da die Überzeugung besteht, die Hypnose erleichtere den Zugang zu inneren Ressourcen (Erickson-Elliot a. Erickson-Klein 1991).
- Es wird mit paradoxer Intervention gearbeitet.
- Widerstände beim Klienten werden ganz besonders genutzt.
- Es wird mit Symptomverschreibungen gearbeitet, damit wird es für den Klienten schwieriger, das problematische Verhalten weiterzuführen als es einzustellen.

Die Ähnlichkeiten sind so zahlreich, dass die strategische Familientherapie als moderne Weiterentwicklung der ericksonschen Therapie in Bezug auf Familien betrachtet wird (Klajs 2016).

Haley war darüber hinaus auch einer der Pioniere der Kurzzeittherapie, bei der drei Elemente miteinander verbunden werden: die Arbeit mit dem Individuum, die Berücksichtigung des systemischen Kontexts sowie die Prospektivität – also die zukunftsorientierte Arbeit (strategische Therapie). Dadurch kann die Behandlungszeit verkürzt werden, was für den Klienten und dessen Familie mit wesentlichen Vorteilen verbunden ist. Mit der Erkrankung einhergehende Kosten im sozialen, materiellen und in anderen Bereichen können somit reduziert werden.

Im hier besprochenen Ansatz wird davon ausgegangen, dass Individuum und Familie voneinander abhängig sind. Das Individuum kann sich nur dann verändern, wenn sich das familiäre System verändert. Eine Einzeltherapie führt zwar zwangsläufig zu Veränderungen in der Familie, trotzdem muss das System dem Individuum gestatten, Veränderungen herbeizuführen und andere Verhaltensweisen anzunehmen (Haley 2005).

Man geht davon aus, dass ein Symptom eine interpersonelle systemische Funktion erfüllt, beispielsweise dient es dazu, den Zusammenhalt in der Familie aufrechtzuerhalten. Dies widerspricht der Annahme, ein Symptom würde eine innerpsychische Funktion erfüllen und eventuelle Störungen in der Funktionsweise der Familie wären Folgen innerpsychischer Prozesse beim Individuum (Haley 2005, p. 152). Auch bei Fragen, die beim Kennenlernen des Klienten auftauchen, versteht man in vielen Fällen das Verhalten eines Individuums besser, wenn man den familiären Kontext berücksichtigt. Verhaltensweisen, die irrational erschienen, bekommen plötzlich einen Sinn, wenn man sie im systemischen Kontext betrachtet. Dabei handelt es sich nicht um kartesische, sondern um relationale Logik, die mit den Beziehungen im System zusammenhängt.

Auch die Annahme, ein Problem oder eine psychische Krankheit würde einzig und allein das Individuum betreffen, entspricht eher einer beschränkenden Sicht als der Wirklichkeit (Madanes 2005b).

Berücksichtigt man dazu die Sichtweise der amerikanischen Anthropologin Mary Catherine Bateson (2005), eine psychische Erkrankung sei eine gesunde Reaktion auf ein krankes soziales Umfeld, so sind Ursachen für Störungen nicht allein in der Kindheit zu suchen, sondern in Mustern sozialer Verhaltensweisen, die in diesem Lebensabschnitt prägend waren.

Die Systemreflexion hat es schwer, in den Bereich diagnostischer Erörterungen in der Psychiatrie und Psychotherapie vorzudringen. Beim systemischen Konzept befindet sich die Entwicklung spezieller Krankheitsbilder und einer spezifischen Diagnose erst in den Anfängen. Im DSM oder ICD, den offiziell gültigen Klassifikationen von Krankheiten, werden Diagnosen nur bezogen auf das Individuum beschrieben, der familiäre Kontext wird nicht berücksichtigt.

Hierbei könnte eine Rolle spielen, dass es für verschiedene Systeme, die gesellschaftlichen Einfluss besitzen, einfacher ist, das zu beschreiben, was nach außen hin sichtbar ist, als eine kritische Selbstreflexion vorzunehmen. Schließlich könnte das für das System bedrohlich werden. Da eine kritische Sichtweise als gefährlich angesehen wird, wird eine bewusste Reflexion nur selten zugelassen.

So existiert zum Beispiel die Diagnose »Anpassungsstörung«, die aussagt, dass ein Individuum Schwierigkeiten hat, sich seinem Umfeld (ob dieses gesund ist, wird nicht explizit genannt) anzupassen. Es fehlt hier aber eine Feststellung, die bei einer Systemreflexion etwa lauten könnte »eine das Individuum belastende Reaktion auf eine Pathologie im System«. Eine derartige Diagnose würde aber wiederum zu einer Reflexion über Störungen im System führen, also ist es viel einfacher, bei der Behauptung zu bleiben, das Kind sei krank, und damit eine Systemreflexion außen vor zu lassen. Es erkranken Individuen in gesunden Systemen: Erkrankt nun ein Kind, so sollte dieser Vorstellung entsprechend auch das Kind behandelt werden und nicht seine Familie. Die Diagnose »tief greifende Entwicklungsstörung« bedeutet trotz allem Anschein nicht, dass hier eine tief greifende Reflexion zu Störungen im System vorgenommen würde. Die Diagnose sagt lediglich aus, dass die Entwicklung des Kindes in vielen Aspekten gestört ist, so beispielsweise im Verhalten, in den sozialen Interaktionen, in der Kommunikation und den Interessen des Kindes. Die Bezeichnung »tief greifend« bezieht sich hier nur auf eine einzelne Person und nicht auf die Familie als Gesamtheit oder ein umfassenderes soziales System.

Selbst dann, wenn in einer erweiterten beschreibenden Diagnose ein paar Sätze zur »dysfunktionalen Familie« auftauchen, sieht das weitere Vorgehen meist so aus, dass das Kind isoliert wird, um es vor den pathologischen Auswirkungen zu schützen. An der logischen Schlussfolgerung, dass möglicherweise etwas im System verändert werden müsste, fehlt es hier dagegen. Oft ist auch der subtile Prozess zu beobachten, dass die Auswirkungen des Systems auf das Individuum umso größer werden, je stärker versucht wird, das »kranke« Individuum vom System zu trennen.

Zwar bestehen rechtliche Möglichkeiten und eine gesellschaftliche Akzeptanz gegenüber Wegen, ein Individuum physisch von seiner Familie zu isolieren, doch ist eine psychologische Trennung mit administrativen Mitteln natürlich nicht möglich. Die psychologische Bindung zwischen Familienmitgliedern lässt sich nicht einfach beenden. Deshalb sollten auch Beziehungen, die von Gewalt und Leid geprägt sind, eher in Ordnung gebracht als beendet werden (Madanes 2006).

Blickt man nur auf den einzelnen Klienten und beschreibt allein das Individuum, dann übersieht man den systemischen Kontext und systemische Abhängigkeiten bleiben unerkannt. Ein Familienmitglied erkrankt beispielsweise plötzlich und ohne erkennbaren Grund, ein anderes Familienmitglied dagegen wird genau zu dem Zeitpunkt spontan wieder gesund. Jeder Familientherapeut kann viele Beispiele dazu anbringen, wie bei einander nahestehenden Personen verschiedene Symptome zeitgleich auftreten oder abklingen können.

Eine 20-jährige Studentin, die unter Angststörungen litt, machte wesentliche Fortschritte in ihrer Einzeltherapie und begann, die seit Jahren angestaute Wut auf ihre Mutter herauszulassen. Schrittweise verschwanden bei der Klientin die Ängste. Zur gleichen Zeit dagegen begann die Mutter, Antidepressiva zu nehmen, die ihr von einem anderen Therapeuten an einem völlig anderen Ort verschrieben wurden.

In einer anderen Familie wurde beim Sohn, der kurz vor dem Abitur stand und ein Studium in einer anderen Stadt plante, eine Zwangsstörung diagnostiziert. Er begann eine Einzeltherapie in einer Beratungsstelle für Jugendliche. Zur gleichen Zeit ließ sich der Vater des Jungen bei einem anderen Spezialisten wegen Kreislaufstörungen behandeln. Seine Mutter dagegen begab sich wegen hartnäckiger gynäkologischer Beschwerden unklarer Herkunft bei einem weiteren Spezialisten in Behandlung. Die Familie stand vor der Herausforderung, den nächsten Entwicklungsschritt bewältigen zu müssen, der ansteht, wenn ein Kind das Elternhaus verlässt. Jedes Familienmitglied versuchte auf seine Weise, damit zurechtzukommen. Würde der Sohn das Haus verlassen, dann würden die Eltern miteinander allein bleiben. Das würde ihr Leben auf grundlegende Weise verändern und für diese Veränderung waren sie noch nicht bereit. Die Eltern benötigten Zeit, und die erhielten sie durch die Erkrankung ihres

Sohnes. Wegen seiner Beschwerden konnte er nicht abreisen und blieb dadurch länger im Elternhaus. Die Eltern konzentrierten sich auf ihr Kind und begannen, ihn bei seiner Therapie zu unterstützen. So konnte die Krise nach einiger Zeit bewältigt werden.

Wird eine Familientherapie begonnen, die Entwicklungskrisen reflektiert, so wächst die Chance, dass die Familie die Aufgaben, die neue Entwicklungsphasen mit sich bringen, leichter bewältigen kann. Wenn Faktoren, die auf die Notwendigkeit einer Familientherapie hindeuten, nicht beachtet werden, wächst hingegen das Risiko, dass sich andere Szenarien abspielen. Dies ist meist damit verbunden, dass eine Person, beispielsweise eine der drei Personen der eben beschriebenen Familie, dauerhaft die Rolle des Kindes einnimmt. Der Sohn würde möglicherweise als schwerbehindert eingestuft und somit zum Patienten werden. Nicht selten führt die Diagnose Zwangsstörung bei den Betroffenen zu einer Berentung. Die Statistik sagt aus, dass bei Personen mit eben dieser psychischen Störung ein deutlich höheres Risiko besteht, lange bei den Eltern wohnen zu bleiben, und dass die Wahrscheinlichkeit, dass die Klienten eine eigene Familie gründen, deutlich geringer ist (Steketee 1997). Die Rolle des Kindes kann aber auch von einem der Erwachsenen eingenommen werden, indem sich dieser beispielsweise auf altersbedingte Beschwerden beruft.

Dauerhafte Invalidität in der Position des Kindes, das von einem Elternteil abhängig ist, ist ein häufiges Muster bei alkoholabhängigen Klienten. So bleibt beispielsweise der alkoholabhängige Sohn in emotionaler und finanzieller Abhängigkeit von seiner Mutter. Obwohl Systemreflexion auch in der Suchttherapie zur Anwendung kommt, bezieht sich die Familientherapie doch meist auf die aktuelle Familie des Abhängigen, gemeinsame Therapiesitzungen der (scheinbar) erwachsenen suchtkranken Klienten mit deren Eltern finden eher selten statt.

In der Familientherapie (oder einer Therapie, die das familiäre System berücksichtigt) findet die Arbeit für gewöhnlich mit der gesamten Familie statt. Die Interventionen werden hier so formuliert, dass weniger eine Veränderung der einzelnen Personen, als vielmehr eine Veränderung des Raumes, der Interaktionen zwischen den Familienmitgliedern herbeigeführt wird. Meist beginnt dies damit, dass die Konzentration erst einmal auf einer Person liegt, nämlich auf dem Familienmitglied, das die psychiatrische oder psychologische Diagnose erhalten hat oder von den anderen Personen des Systems als krank oder als Ursache von Sorgen und Problemen bezeichnet wird. Dies kann ein Kind mit einer Angsterkrankung sein, das psychosomatische Reaktionen oder aggressives Verhalten zeigt, oder aber eine erwachsene Person, die von ihrem Partner oder einem nahen Verwandten zur Therapie begleitet wird. Im polnischen Milton H. Erickson Institut wird diese Person anfänglich als VIP bezeichnet, als »vorläufig identifiziert als Patient«. Damit soll betont werden, dass nicht der Therapeut die Person als Patienten wahrnimmt, sondern dies der Wahrnehmung des familiären Systems zu Therapiebeginn entspricht. Meist nimmt das auch der VIP selbst so wahr. Viele Familien beginnen mit einer Therapie, indem sie das gesellschaftlich anerkannte Konstrukt für sich nutzen, im Namen eines Kindes Hilfe zu suchen, für das Kind oder für die Gesundheit des Kindes. Die Bezeichnung der Person mit dem Kürzel »VIP«, was ja gängigerweise für »Very Important Person« genutzt wird, verdeutlicht die dysfunktionale Wirklichkeit im System ein Mal mehr. Die als VIP bezeichnete Person definiert einen wesentlichen Teil dessen, was im System abläuft. Sie konzentriert die Aufmerksamkeit der anderen Personen auf sich und kontrolliert, unabhängig davon, zu welcher Generation der Familie sie gehört, einen bedeutenden Teil der Verhaltensweisen in der Familie. Sind Kinder in der Rolle des VIP, so ist das ein deutliches Anzeichen für eine Störung der Hierarchie im System.

Ein gutes Beispiel für gegenseitige Abhängigkeiten in der Familie sind die systemischen Muster bei Depressionserkrankungen, was bereits Gegenstand zahlreicher Untersuchungen und klinischer Reflexionen war (Yapko 1999). Depressive Eltern ziehen sich häufig zurück und meiden, wenn es Probleme gibt, den Kontakt mit ihren Kindern. Sie sprechen wenig mit ihren Kindern, Emotionen kommen kaum zur Sprache, schwierige Emotionen am allerwenigsten. Die Kinder werden kaum in gemeinsame tägliche Aufgaben, wie etwa das Zubereiten der Mahlzeiten, mit einbezogen. Häufig wird das Verhalten der Kinder auf negative und kritische Art und Weise kommentiert. Davon bleibt das Selbstwertgefühl des Kindes natürlich nicht unbeeinflusst. Ohne es zu wollen übertragen die Eltern ihre Depression in die nächste Generation. Auch sie selbst haben diese meist vererbt bekommen. Ein Kind, das unter Depressionen leidet, beeinflusst ebenfalls Emotionen sowie Verhaltensmuster und Verhaltenssequenzen seiner Eltern. Kinder lernen von ihren Eltern. Dieser Lernprozess findet größtenteils außerhalb des Bewusstseins statt. So erlernen Kinder natürlich nicht nur die Übertragungsmuster der Depression von Generation zu Generation, sondern vor allem auch Möglichkeiten, Probleme zu lösen oder Probleme zu schaffen.

Systemreflexion führt zu einer Diagnostik auf dem Gebiet der gegenseitigen Abhängigkeiten im System: Kinder sind von den Eltern abhängig, Eltern wiederum von ihren Kindern. In einer Familie ist jeder von jedem abhängig – ähnlich einer Drehtür: Nach einer gewissen Zeit spielt es keine Rolle mehr, wer die Tür in Bewegung gesetzt hat. Jeder bringt seine Energie mit ein, und alle drehen sich im Kreis. Die Metapher mit der Drehtür brachte Haley oft an, um verschiedene Aspekte der gegenseitigen Abhängigkeit in Familien zu verdeutlichen und Verwicklungen in Doppelbindung aufzuzeigen (Elkaim 2007). Wesentlich ist nicht, dass ein Schuldiger gefunden wird (eine »toxische Person«), sondern, dass Möglichkeiten aufgezeigt werden, mit deren Hilfe problematische Verhaltenssequenzen unterbrochen werden können, um eine Veränderung zu erreichen.

Ziel von Systemreflexion ist es, eine Hypothese bezüglich möglicher Veränderungen im familiären System während der Therapie zu formulieren. Diese Veränderungen sollten zu einer Stabilisierung der Familie führen. Michele Rittermann (2005) betont, dass das Ziel systemischer Arbeit eine Reorganisation ist, die es der Familie ermöglicht, Interaktionsmuster zu verstärken, die für die Entwicklung nützlich sind, vor allem in den Bereichen, in denen Symptome auftraten. Systemreflexion sollte überall dort ausgebaut werden, wo es in der Therapie Hinweise darauf gibt, dass das System berücksichtigt werden soll.

4.1 Faktoren für eine Berücksichtigung des Systems in der Therapie

Obwohl man die meisten Beschwerden von Klienten, die eine Psychotherapie beginnen möchten, sowohl im individuellen als auch im systemischen Kontext erörtern kann, ist es doch in einigen Fällen besser und erfolgversprechender, die Familie in die therapeutische Arbeit einzubeziehen. In anderen Fällen dagegen ist es sinnvoller, mit einer Einzeltherapie zu arbeiten.

Dass die Familie in der Therapie berücksichtigt wird, bedeutet nicht, dass ihr die Schuld am Auftreten der Symptome oder der Krankheit gegeben wird, sondern entspringt der Überzeugung, dass dies den Gesundungsprozess des Klienten beschleunigt und die Therapieerfolge nachhaltiger sind. Folgende Faktoren weisen darauf hin, dass das System in die Therapie einbezogen werden sollte:

- Die als VIP bezeichnete Person ist deutlich und unmittelbar – sowie auch rechtlich und ökonomisch – vom System abhängig. Dieses Kriterium macht deutlich, dass bei der Psychotherapie von Kindern und Jugendlichen immer der familiäre Kontext berücksichtigt werden sollte. Ein Kind, bei dem Krankheitssymptome auftreten, kehrt – unabhängig davon, ob die Behandlung mit einem längeren Klinikaufenthalt verbunden ist oder nur einmal wöchentlich eine Therapiesitzung stattfindet – immer wieder in sein familiäres Umfeld zurück. Dort befindet es sich unter dem direkten Einfluss seiner Eltern und anderer wichtiger Personen. Das Kind kann diesen Einfluss weder ignorieren noch sich daraus befreien. Hierbei ist es wichtig ist, den Unterschied zwischen Volljährigkeit und Erwachsensein zu berücksichtigen. Volljährigkeit ist eine biologische und juristische Kategorie. Mit einem bestimmten Datum erlangt eine Person die Volljährigkeit. Erwachsensein dagegen ist eine psychologische Kategorie. Die Grenze, ab der das Erwachsensein beginnt, ist unscharf. Erwachsen zu sein geht mit Selbstständigkeit einher. Wird über die Aufnahme einer Familientherapie entschieden, sollte der Therapeut den Grad der Abhängigkeit des Individuums von der Familie beurteilen. Die Kategorie der Volljährigkeit ist hier lediglich einer von vielen Faktoren, die berücksichtigt werden sollten. Wichtig ist es, die Lebensbedingungen des Kindes zu betrachten, lebt das Kind beispielsweise allein oder mit den Eltern, kann es seine grundlegenden Bedürfnisse selbst finanzieren, kommt es selbst für die Behandlungskosten auf etc.
- Während der Therapiesitzung wird deutlich, dass der VIP die Ursachen seiner Symptome, Beschwerden, Probleme etc. im System sieht. Familienmitgliedern widmet er einen Großteil der Zeit und Aufmerksamkeit. Dies kann ein wesentlicher Hinweis darauf sein, dass Veränderungen durch Maßnahmen innerhalb des Systems herbeigeführt werden sollten oder dass es sich bei diesem Verhalten um eine individuelle Eigenheit handelt, wie beispielsweise eine nach außen gerichtete Aufmerksamkeit.

Dies ist sorgfältig zu prüfen, wobei auch die Motivation des Klienten berücksichtigt werden sollte.

- Eine andere Person stellt für den VIP den Erstkontakt mit dem Therapeuten oder der Institution per E-Mail oder Telefon her. Das kann bedeuten, dass die Person, die den Kontakt hergestellt hat, motiviert ist, das auf bewusster Ebene aber bestreitet. Sie kann auch eine andere Person (die keine Motivation für eine Therapie zeigt, aber vom Betreffenden abhängig ist) beauftragen, sich der familiären Herausforderung anzunehmen. Dies ist ein klares Signal dafür, dass zwei Personen aus der Familie im Spiel sind, wenn es um den Beginn einer Therapie geht, und zwar die Person, die den Kontakt hergestellt hat, und die Person, die die Rolle des Patienten übernehmen soll.
- Zur Therapiesitzung erscheint nicht nur eine Person – auch wenn etwa ein Elternteil, Bruder oder Schwester oder der Ehepartner im Wartezimmer oder im Auto ganz in der Nähe wartet. Jeder, der zur Therapie kommt, hat eine gewisse Motivation. Es erfordert mehr Mühe, sich zur Therapie zu begeben, als zu Hause zu bleiben. Unabhängig davon, wer in der Familie nun als Patient bezeichnet wird, darf sich der Therapeut nicht von einer Halluzination der Familie beeinflussen lassen, sondern sollte alle Personen, die zur Sitzung erschienen sind, wahrnehmen und anhören. Selbst wenn sie nicht den Mut hatten, mit ins Zimmer des Therapeuten hineinzukommen und nun draußen warten, so unterstreichen sie doch damit Phänomene, die für das System charakteristisch sind, wie beispielsweise Isolationsmuster oder Koalitionen in der Familie.
- Die Kosten für die Therapie übernimmt eine andere Person als die, die sich in Behandlung begibt. In solch einer Situation ist es von grundlegender Wichtigkeit, die Motivation der Person zu berücksichtigen, die für die Therapie aufkommt. Es kommt vor, dass eine Therapie abgebrochen wird, da die Ergebnisse der Behandlung nicht den Erwartungen der zahlenden Person, also des »Auftraggebers« entsprechen. Für seine Arbeit erhält der Therapeut ein Honorar. Bekommt er das Honorar von einem Vermittler, spricht aber nicht mit diesem, so ist das so, als würde jemand eine Postsendung empfangen und mit dem Postboten über deren Inhalt diskutieren. Eine Verständigung wäre in diesem Fall sehr schwierig.

- Der Therapeut befürchtet, dass als Ergebnis einer Einzeltherapie wesentliche Veränderungen im System eintreten könnten. Ungünstige Veränderungen wären beispielsweise eine Scheidung, die Auflösung einer Adoption, dauerhafte Invalidität oder die soziale Isolation eines Kindes aufgrund eines Bescheids über eine individuelle Beschulung.
- Der Therapeut entscheidet aufgrund seiner Erfahrung über die Wichtigkeit einer Familientherapie. Dies ist beispielsweise dann der Fall, wenn ein Suizidrisiko beim VIP besteht. Das Gefühl von sozialem Halt und Unterstützung ist ein Faktor, der ein Suizidrisiko verringern kann.

Die eben genannten Faktoren sind nicht nur für die strategische Therapie spezifisch, sondern stehen auch im Einklang mit den Empfehlungen anderer therapeutischer Schulen, die sich mit Familientherapie befassen. Zusammenfassend lässt sich sagen, dass eine Familientherapie immer dann angebracht ist, wenn Auffälligkeiten und Störungen im Verhalten von Kindern zu beobachten sind, wenn Probleme in Ehen und Partnerschaften auftreten sowie Symptome auftauchen, die mit grundlegenden Veränderungen im Familienlebenszyklus in Verbindung stehen (Nichols a. Schwartz 1998).

Wird der familiäre Kontext nicht berücksichtigt und führt diese Entscheidung beispielsweise zu einer sozialen Isolation des Kindes, ist das die Folge einer fehlerhaften Entscheidung über das Ausblenden systemischer Aspekte.

Frau P. bat um eine Behandlung ihrer 20-jährigen Tochter, bei der schon vor Jahren eine Schulphobie sowie soziale Ängste diagnostiziert worden waren. Beide, Mutter und Tochter, waren auffallend groß. Die Tochter hatte dazu noch deutliches Übergewicht. Seit mehreren Jahren verließ das Mädchen nicht mehr allein das Haus.

Die Probleme des Kindes begannen bereits recht früh, wurden aber deutlich sichtbar, als das Mädchen zwölf Jahre alt war. Das Kind hatte Angst vor dem Sportunterricht. Es war nicht ganz so sportlich wie die anderen Kinder und wog etwas mehr. Die Erwachsenen reagierten auf die Probleme des Mädchens mit einem Verhalten, das seine Ängste nur noch verstärkte und verfestigte. Das Kind wurde vom Sportunterricht befreit. So wurde es noch unsportlicher und nahm an Gewicht zu. Die Entscheidung der Erwachsenen über die

Sportbefreiung führte außerdem dazu, dass sich das Mädchen noch stärker isoliert fühlte.

Von den anderen Kindern wurde es wegen seiner Andersartigkeit und seines Übergewichts geärgert. In der Klasse hatte es die Rolle des Außenseiters inne, was mit dem bösen Spitznamen »Leberwurst«, den die Kinder ihm gegeben hatten, noch untermauert wurde. Als das Mädchen in die Pubertät kam, verschlimmerten sich die Konflikte in der Schule, auch seine Ängste wurden stärker. Die Familie des Mädchens reagierte mit Vermeidungsverhalten. Wegen sozialer Phobie wurde das Mädchen nun im individuellen Lernmodus zu Hause unterrichtet. Von da an verließ es kaum noch das Haus und seine Ängste verstärkten sich weiter. Die Entscheidung darüber, dass das Mädchen zu Hause unterrichtet werden sollte, wurde immer wieder erneuert.

So durchlief das Mädchen in behördlich festgelegter sozialer Isolation alle weiteren Klassenstufen und legte sein Abitur ab. Trotz der langjährigen von außen bestimmten Isolation trug es doch noch einen Rest Hoffnung in sich, eines Tages ein ganz normales Leben unter Menschen führen zu können. Drei Jahre arbeitete die junge Frau dann daran, ihre Abiturnoten zu verbessern. Sie wollte Medizin studieren und träumte davon, einmal als Kinderärztin oder Psychiaterin zu arbeiten. Sie wusste aber genau, dass sie mit dem Studium nicht beginnen, geschweige denn es abschließen konnte, ohne das Haus zu verlassen.

Zehn Jahre lang war das Mädchen von Therapeut zu Therapeut gegangen. Alle hatten sie die familiären Aspekte ignoriert (negative Halluzination) und eine individuelle Behandlung durchgeführt. In diesen zehn Jahren hatte das Mädchen keine der sozialen Fähigkeiten erworben, die für ihr Alter grundlegend sind. Das Kind lebte mit seiner Mutter und der Großmutter zusammen. Von Gleichaltrigen bekam es niemals Besuch, es hatte bloß ein paar flüchtige Internetbekanntschaften. Man könnte behaupten, dass hier sowohl die Familie als auch das Schulsystem und die Therapeuten, die immer wieder Einzeltherapien verordneten, mit vereinten Kräften daran gearbeitet hatten, dass das Mädchen dauerhaft isoliert und in seiner sozialen Entwicklung viele Jahre zurückgeworfen wurde.

Der Therapeut, der daraufhin mit der Behandlung des Mädchens begann, war sehr erstaunt über die Geschichte, die er zu hören bekam. Bei der Therapie konnte er auf die Ressourcen des Mädchens zurückgreifen. Vor allem die Motivation der jungen Frau, ein Medizinstudium aufnehmen zu wollen, und die damit verbundenen sozialen Aktivitäten sowie die Motivation der Mutter, die trotz der vielen Misserfolge immer noch Hoffnung auf eine Veränderung hatte, konnten bei der Behandlung genutzt werden.

Wichtig war hierbei auch, dass das bisher ungenutzte Potenzial der systemischen Arbeit erkannt wurde. Eine Familientherapie wurde begonnen. Die Therapiesitzungen bezogen alle Personen, die zusammen lebten, ein: die Tochter, die Mutter und die Großmutter mütterlicherseits sowie auch den Vater des Mädchens, der bisher völlig außer Acht gelassen worden war. Die Eltern hatten sich scheiden lassen, als die Tochter elf Jahre alt war. Bis zu diesem Zeitpunkt hatten sie zusammen gelebt. Die Ängste traten bei dem Mädchen ein paar Monate nach dem konfliktreichen Scheidungsprozess der Eltern auf. In diesem Fall dominierte das Trancephänomen Halluzination, wobei die Halluzination hier mehrere Bereiche umfasste. Über viele Jahre hinweg wurden grundlegende familiäre und soziale (schulische) Aspekte völlig ausgeblendet. Auf diese Weise wurden die Ängste des Kindes aufgebauscht, andere Aspekte im Leben des Mädchens dagegen, wie etwa seine Ressourcen und sozialen Bedürfnisse, wurden von den Erwachsenen überhaupt nicht beachtet.

Diese Art der Halluzination, die mit dem Aufbauschen von Ängsten verbunden ist, führt zu gegenseitiger Rückkopplung. Die Angst der Erwachsenen um das Kind wächst, die Angst des Kindes wiederum macht die Erwachsenen immer handlungsunfähiger. Hier entsteht ein Teufelskreis. Unerwünschtes Verhalten wird auf diese Weise verstärkt und verfestigt, was dann häufig zu sozialer Invalidisierung des Kindes führt.

Systemreflexion bezieht sich auf mehrere Bereiche, vor allem beschreibt sie Mechanismen der aktuellen Familie. Sie bezieht sich aber auch auf die Herkunftsfamilie und ist wichtig, wenn es darum geht, Zusammenhänge zwischen Funktionsweisen in der aktuellen Familie und dem, was in früheren Generationen vorgefallen ist, zu bestimmen sowie mögliche Verbindungen zwischen aktuellen Aktivitäten der Familie und ihrer zukünftigen Funktionsweise herauszufinden.

Aus der Systemreflexion ergibt sich auch das Setting, also die formalen Vereinbarungen zwischen dem Therapeuten und der Person oder den Personen, die in Behandlung sind. Zum Setting gehören beispielsweise die Art und Weise, wie die Therapie durchgeführt wird, Häufigkeit und Dauer der Therapiesitzungen, Vereinbarungen bezüglich des Absagens von Sitzungen, Kostenübernahme der Therapie usw. Aus der Systemreflexion ergibt sich auch die Entscheidung darüber, wie der Therapeut das familiäre System im Setting berücksichtigt, also:

- wer
- in welcher Form und
- wie oft

bei den Sitzungen anwesend sein wird.

Auf der Ebene des Settings sind verschiedene Konsequenzen dessen möglich, wie das System in der Therapie berücksichtigt wird:

- eine Einzeltherapie, die systemische Verwicklungen berücksichtigt
- eine Verbindung von Einzeltherapie und Familientherapie (Feldmann 2001)
- eine Familientherapie, bei der möglichst alle Personen, die zur Familie gehören, bei den einzelnen Sitzungen anwesend sind.

Ein umfassend ausgebildeter Therapeut sollte in der Lage sein, eine Behandlung in allen oben genannten Varianten (Einzeltherapie, Familientherapie oder eine Verbindung beider Therapiearten) durchzuführen. Die Entscheidung darüber, welche Therapie die geeignete ist, wird auf Grundlage der Schlussfolgerungen, die sich aus der Diagnose ergeben, oder auf Grundlage der Vereinbarungen mit dem Klienten oder der Familie getroffen. Eine Einzeltherapie kann systemische Aspekte auf verschiedene Weise berücksichtigen. Eine Möglichkeit ist, dass man sich auf relative Aspekte in der Familie konzentriert und beispielsweise familiäre Themen während der Sitzung anspricht. Man kann hier mit dem Psychodrama arbeiten oder die Behandlung so gestalten, dass die Familienmitglieder nur während der Trance im Inneren des Klienten anwesend sind. Eine besondere Variante hierbei ist die Familientherapie ohne Familie (Trenkle 2009), die dann zur Anwendung kommt, wenn es wichtig ist, das System in die Therapie einzubeziehen, aber keine Möglichkeit besteht, Kontakt zur Familie herzustellen.

Familientherapie kann auch in einer größeren Gruppe stattfinden, hierbei treffen sich mehrere Familien in einer Therapiesitzung (Multifamilientherapie). Die Familien sind über einen bestimmten

Erfahrungsbereich miteinander verbunden, beispielsweise über Gewalterfahrungen, das Auftreten einer Psychose oder Autismus bei einem Kind in der Familie (Józefik i Treger 2015).

Eine Systemreflexion des Therapeuten umfasst folgende Bereiche:

- das Bestimmen der Entwicklungsaufgabe (des Problems), vor der die Familie steht
- die Familienstruktur – Muster von Ereignissequenzen in der Familie
- Kommunikationsmuster und deren Beständigkeit oder Veränderlichkeit – Doppelbindung
- der Platz im Familienlebenszyklus
- das Feststellen, ob eine funktionale oder eine dysfunktionale Hierarchie besteht; Grenzen zwischen Subsystemen in der Familie und die Art und Weise, Subsysteme voneinander zu trennen: Kinder von Eltern, Großeltern von Eltern, Partner aus früheren Beziehungen von jetzigen Partnern. Es wird bestimmt, wie fest die Grenzen zwischen den Subsystemen sind, wie präzise sie sind und wie sie akzeptiert werden; Störungen der Hierarchie vom Charakter des perversen Dreiecks
- Trancephänomene in Familien.

Ein Teil der hier genannten diagnostischen Parameter ist auch Gegenstand der Reflexion in der strukturellen Familientherapie nach Salvador Minuchin. Dies wird verständlich, wenn man beachtet, dass Haley und Minuchin über zehn Jahre gemeinsam in einem Team arbeiteten – in der Child Giudance Clinic in Philadelphia. Sie kannten sich aber bereits viel länger und begegneten einander mit Respekt. Obwohl beide im gleichen Alter waren, bezeichnete Minuchin Haley als seinen Lehrer (Minuchin 2007).

4.2 Vor welcher Herausforderung (welchem Problem) steht die Familie?

Wird das Therapieziel festgelegt, kann der Therapeut sowohl das Problem diagnostizieren als auch die Entwicklungsaufgaben bestimmen, vor denen die Familie steht. Das Bestimmen der Aufgaben bezieht sich eher auf die Zukunft und auf Erfahrungen, die notwendig sind, um eine gute Zukunft zu schaffen. Um ein strategisches Therapieziel zu benennen, ist das unabdingbar. Beim Beschreiben des Problems werden sowohl der jetzige Zustand als auch die Vergangenheit berücksichtigt. Das Benennen des Problems erfolgt im Einklang und in Resonanz mit dem, was die Familie berichtet, hierbei sind vor allem die ersten Sitzungen wichtig. Charakteristisch für alle Kurzzeittherapien ist es, dass ein großer Wert auf die präzise Darstellung des Problems in der Familie gelegt wird. Dies ist sowohl für die individuelle als auch für die systemische Arbeit wichtig. Das Problem sollte

- auf den psychologischen Bereich bezogen
- lösbar
- in einfachen Worten beschreibbar
- in einem überschaubaren Zeitraum änderbar sein.

Familien bemerken für gewöhnlich, dass etwas nicht stimmt, und ergreifen dann Maßnahmen, die ihrer Überzeugung nach hilfreich sind. Im Endeffekt führen diese aber oft nicht zu Veränderungen, sondern verstärken das Problem. Paul Watzlawick, John H. Weakland und Richard Fisch (1974) beschreiben drei Mechanismen, die ein Problem verfestigen. Der erste Mechanismus ist der, dass auf bewusster Ebene bestritten wird, das überhaupt ein Problem besteht, und somit auch nicht gehandelt wird. Bemerkt der Therapeut diesen Mechanismus, der bei Erickson Halluzination genannt wird, sollte er die Wahrnehmung der Familie auf die Realität lenken und die Familienmitglieder dazu veranlassen, aktiv zu handeln. Dieser Mechanismus ist typisch bei Suchterkrankungen und lässt sich besonders oft bei Nikotin- und Alkoholabhängigkeit beobachten. Aber auch in Familien, in denen Gewalt, vor allem sexuelle Gewalt, herrscht, ist dieser Mechanismus häufig anzutreffen.

Der zweite Mechanismus bedeutet, dass dort Aktivitäten unternommen werden, wo es gar nicht notwendig ist. Das zeigt sich oft darin, dass eine Person im System (z. B. der Partner oder ein Elternteil) mit seinen Emotionen nicht zurechtkommt. Statt sich aber nun mit sich selbst zu befassen, richtet sie ihre Aufmerksamkeit auf eine anderen Person im System. Diese Situation gibt die folgende Anekdote sehr gut wieder:

> Ein Mann sucht angestrengt etwas unter einer Straßenlaterne. Nur ein kleiner Kreis wird von der Laterne beleuchtet. Der Mann geht suchend im Kreis, den Blick starr auf den Boden gerichtet.

Ein Passant fragt ihn: »Was machen Sie denn da?«

»Ich suche ein Geldstück, es ist mir heruntergefallen.«

»Hier? Aber hier liegt doch gar nichts!«

»Nein, ein Stück weiter.«

»Aber warum suchen Sie denn dann hier?«

»Na hier sieht man wenigstens was.«

Auch das Verhalten eines eifersüchtigen Mannes, der von seiner Frau fordert, sie solle ihr Verhalten ändern, ist ein Beispiel für diesen Mechanismus. Wenn die Eifersucht des Mannes mit seinem geringen Selbstwertgefühl zusammenhängt, dann ändern sich, unabhängig davon, was die Frau tut oder nicht tut, weder die Selbstwahrnehmung des Mannes noch seine für die Beziehung toxischen Emotionen.

Frau Q. kam mit ihrer 18-jährigen Tochter, die eine Hörbehinderung hatte, zum Therapeuten. Die Mutter kam mit der Erwartung, der Therapeut könne ihre Tochter davon überzeugen, dass sie so sei, wie alle anderen. Das Mädchen war mit der Hörbehinderung zur Welt gekommen. Sie war absolut dagegen, einen Therapeuten aufzusuchen, und die Mutter musste sich eine Ausrede einfallen lassen, damit die Tochter mitkam. So sagte sie ihr, sie hätte einen Zahnarzttermin. Das Mädchen sah keinen Grund, warum es eine Psychotherapie machen sollte. Sie besuchte eine gute Schule und zeigte recht gute Leistungen. Sie verstand sich auch gut mit ihrem Klassenkameraden. Ihre Mutter dagegen kam mit der ganzen Situation gar nicht zurecht. Nach Meinung des Therapeuten hatte sich die Mutter von Anfang an nicht damit abfinden können, dass sie ein Kind mit einer Behinderung zur Welt gebracht hatte, ein Kind, das ein bisschen anders war. Thema der therapeutischen Arbeit war die Wahrnehmung der Mutter, die die Probleme der Tochter aufbauschte, das Potenzial ihrer Tochter aber nicht beachtete. Im nächsten Schritt ging es um die Verwicklungen in der Mutter-Tochter-Beziehung. Hierbei stand weniger die Beziehung von Frau Q. zu ihrer hörbehinderten Tochter im Vordergrund, sondern vielmehr die Beziehung von Frau Q. zur eigenen Mutter, die in der Vergangenheit ihr Kind nicht gehört und dessen Bedürfnisse und vor allem dessen Potenzial gar nicht wahrgenommen hatte.

Stellt der Therapeut diese Art von Mechanismus fest, so kann das Problem gelöst werden, indem die Familie Ersatzhandlungen vermeidet und stattdessen ein Verhalten zeigt, das der Realität angemessen ist.

Der dritte Mechanismus beruht darauf, dass das Problem zwar erkannt worden ist und in diesem Bereich auch Aktivitäten erfolgen, aber eben nicht solche, die das Problem lösen könnten. Das Wiederholen ungünstiger Verhaltensweisen ist in diesem wie im vorherigen Fall auch ein Hinweis darauf, dass in der Familie Katalepsie als dominierendes Trancephänomen wirkt. Als Lösung muss hier das ungünstige Verhalten verändert und stattdessen Aktivitäten unternommen werden, die auf Kreativität und Bewegung beruhen.

Auch Familie R. machte Erfahrungen damit, wie Probleme durch bestimmte Aktivitäten vergrößert statt verkleinert wurden. Zur Familie gehörten die Mutter, die sehr dominant war, der Vater, der sich immer mehr in seine Arbeit zurückzog und der 16-jährige Sohn. Der Sohn verliebte sich in ein gleichaltriges Mädchen. Von dem Zeitpunkt an war er wie verändert, was seine Eltern und vor allem seine Mutter sehr beunruhigte. Der Junge verbrachte seine gesamte Freizeit mit seiner Freundin und nahm nicht mehr wie bisher an verschiedenen außerschulischen Aktivitäten teil. Er begann sogar, die Schule zu schwänzen, was bis dahin noch nie vorgekommen war. Er bekam immer schlechtere Noten und beschloss, auf eine Schule mit geringeren Anforderungen zu wechseln. Diese Schule wollte auch seine Freundin besuchen, so konnte er mit ihr zusammen sein. Der Junge hörte von nun an auf sich selbst statt auf seine Mutter, die Mutter wiederum war der Meinung, er würde bloß auf seine Freundin hören, die kein guter Umgang für ihn sei. Die Sorgen der Mutter wuchsen von Monat zu Monat. Sie war der Meinung, das Mädchen würde die Zukunft des Jungen ruinieren, die Zukunft ihres Kindes. Sie versuchte, ihren Sohn davon zu überzeugen, dass es doch besser wäre, diese unpassende Beziehung zu beenden.

Der Vater des Jungen arbeitete bereits seit Langem sehr viel und genau zu dieser Zeit hatte er große Probleme in seiner Firma. Er war der Meinung, wegen dieser problematischen Situation viel Zeit außer Haus verbringen zu müssen.

Sein Sohn kam immer öfter und immer länger nicht nach Hause.

Um ihr Kind vor Unheil zu bewahren, beschloss die Mutter, die Kontrolle über ihren Sohn wiederzuerlangen. Mithilfe eines befreundeten Informatikers loggte sie sich ins E-Mail-Konto des Sohnes, in seinen Facebook-Account sowie in sein Handy ein. Als der Junge das mitbekam, war er drauf und dran, nicht mehr mit seiner Mutter zu sprechen. Nach Hause kam er jetzt noch seltener. Manchmal blieb er sogar über Nacht weg. Die Sorgen der Mutter wuchsen ins Unermessliche, um ihr Kind zurückzugewinnen, verstärkte sie ihr Kontrollverhalten. War der Junge nicht zu Hause, suchte sie ihn dort, wo sie meinte, dass er sich aufhalten würde. Ohne Vorwarnung tauchte sie im Haus seiner Freundin auf und machte dort ein riesiges Theater, auch mitten in der Nacht.

So ging das über ein Jahr. Der Junge verbrachte immer weniger Zeit zu Hause. Die Mutter war der Meinung, er würde bei seiner Freundin und deren Eltern wohnen, und da ihr Sohn erst in einigen Monaten volljährig wurde, ging Frau R. vor Gericht. Sie erhob Klage gegen die Eltern der Freundin, angeblich würden sie ihren Sohn demoralisieren. Womöglich hätte sich die ganze Geschichte nur zwischen dem Gericht und den betroffenen Familien abgespielt, hätten seine gesundheitlichen Beschwerden den Jungen nicht zu einem Arzt geführt. Der Arzt erkannte emotionale Gründe als Ursache für die Probleme und empfahl eine Psychotherapie.

Dieser eben beschriebene Prozess verdeutlicht die Schwierigkeiten, die die Eltern damit hatten, ein Leben zu zweit zu planen, nachdem sich der einzige Sohn nach und nach von zu Hause löste. Die Eltern waren noch nicht bereit dazu, ein Leben zu zweit zu führen, und versuchten, diesen Prozess aufzuhalten. Bis dahin hatten sie noch nicht viel Zeit zu zweit miteinander verbracht, der Sohn kam schon ein knappes Jahr, nachdem sie sich kennengelernt hatten, zur Welt. Im Leben der Eltern hatte sich bis jetzt alles um das Kind gedreht. Deshalb versuchten sie auch in dieser schwierigen Situation das Mittel anzuwenden, das bisher immer funktioniert hatte: sie verstärkten die Kontrolle. Obwohl das diesmal überhaupt kein Resultat zeigte und sich das Verhalten des Sohnes nicht änderte, griffen die Eltern weiter zu Maßnahmen, die ganz offensichtlich nicht funktionierten. Die Mutter intensivierte ihr Kontrollverhalten und der Vater zog sich noch deutlicher aus dem Familienleben zurück. Im Endeffekt löste sich der Sohn dadurch nur noch schneller vom Elternhaus. Bei allen Familienmitgliedern zeigte sich eine deutliche Unzufriedenheit, beim Sohn tauchten gesundheitliche Beschwerden auf. Die Eltern wollten um jeden Preis die Familie in der Form erhalten, wie sie über viele Jahre hinweg funktioniert hatte. Dabei verharrten sie in Katalepsie, indem sie erlernte Interaktionsmuster ständig wiederholten.

Einen anderen Fall beschreibt Chloé Madanes (2006):

VIP war ein 14-jähriges Mädchen, das extrem abgemagert war. Bei ihr war Anorexie diagnostiziert worden. Mehrmalige Krankenhausaufenthalte brachten keinerlei Besserung und das Kind schwebte permanent in Lebensgefahr. Die Mutter des Mädchens war eine von zwei Familienmitgliedern, die den Holocaust überlebt hatten. Die zweite Person – ihre Tante – war an Anorexie gestorben. Die Mutter wurde als ängstlich und unsicher beschrieben sowie als eine eher kühle und unorganisierte Person. Der Vater des Kindes war ein bekannter und angesehener Jurist. Seine Frau hatte er zwei Monate, nachdem sein Vater gestorben war, geheiratet. Als seine Frau schwanger war, wurde die Ehe geschieden. Der Vater lebte in einer neuen Beziehung und hatte noch ein weiteres Kind. Die Mutter blieb allein. Das Familiengericht sprach das Sorgerecht beiden Eltern zu, die nicht weit voneinander entfernt wohnten, das Mädchen hielt sich aber öfter bei seinem Vater auf. Zwischen den Eltern herrschte ein offener gegenseitiger Hass. Der Therapeutin wurde klar, dass aus Sicht der Tochter das Problem darauf beruhte, dass sie sich vielleicht ihr Leben lang um ihre labile und unglückliche Mutter würde kümmern müssen. Mehr noch, sie würde ihre Mutter auch noch vor der Wut des Vaters beschützen müssen. All diese Aufgaben überstiegen die Kräfte einer 14-Jährigen natürlich. Die einzige mögliche Lösung bestand scheinbar darin, ihren Entwicklungsprozess durch Verweigerung der Nahrungsaufnahme zu stoppen. Die Therapeutin beschloss, die elterliche Verantwortung der Person zu stärken, die häufiger mit dem Kind zusammen war. Sie formulierte Empfehlungen für den Vater und fand auch eine Möglichkeit, dass der Vater diese annehmen konnte. Die Aufgaben des Vaters waren folgende:

- In Gegenwart seiner Tochter sollte er keine Wut auf die Mutter mehr zeigen und darüber hinaus täglich ein paar gute Worte über die Mutter des Mädchens äußern.
- Er sollte seiner Tochter sagen, dass er ihre Mutter lieb habe, natürlich nicht als Ehefrau, aber als Mutter seiner Tochter. Aus diesem Grund würde er sich auch immer um sie kümmern.
- Der Vater sollte die Mutter des Mädchens täglich anrufen und fragen, ob sie nicht seine Unterstützung benötige. Er sollte Bereitschaft zeigen, die Mutter, wenn nötig, auch tatsächlich zu unterstützen, auch finanziell.

So arbeitete die Therapeutin mehr mit den Eltern als mit der Tochter, denn dieses Problem konnte nur von den Eltern und nicht vom Kind gelöst werden. Auf diese Weise befreite die Therapeutin das Mädchen von der Aufgabe, für seine Mutter und für die Beziehung zwischen den Eltern verantwortlich zu sein.

Manche Therapeuten sind der Auffassung, statt ein Problem zu definieren, sollte besser die Entwicklungsaufgabe, die Herausforderung, vor der die Familie steht, festgestellt, ein strategisches Behandlungsziel formuliert oder eine Lösung gefunden werden. Eine gute Lösung bedeutet nicht eine ideale Lösung, denn eine solche gibt es nicht. Sogar eine gute Lösung scheint in manchen Situationen unerreichbar zu sein. Eine gute Lösung bedeutet, die beste aller möglichen Lösungen zu finden. Wenn Lösungen gesucht und Ziele bestimmt werden, wird das Augenmerk auf die Zukunft gerichtet. Dadurch wird es für Eltern, die Schwierigkeiten mit Konflikten aus der Vergangenheit haben, leichter, zusammenzuarbeiten. Das ist vor allem in der Anfangsphase der Therapie sehr hilfreich.

4.3 Die Familienstruktur – Muster von Ereignissequenzen

Bei Brian Cade und Bill O'Hanlon (1996) liest man, dass es in folgenden Bereichen nützlich sein kann, Muster von Ereignissequenzen zu diagnostizieren, um:

- Familienstrukturen zu bestimmen
- Entstehungs- und Verfestigungsweisen unerwünschter symptomatischer Verhaltensmuster zu bestimmen.

Symptome können als metaphorische Kommunikationsangebote bezüglich einer Dysfunktion in der Familie betrachtet werden. Indem der Therapeut Interaktionen, auf die sich die Aufmerksamkeit der Familie konzentriert, beobachtet und beschreibt, erfährt er viel über die Familienstruktur. Verhaltensmuster zeigen oft eine gewisse Beständigkeit, vor allem dann, wenn sie sich auf Symptome beziehen. Man kann gut beobachten, wer in der Familie den Austausch initiiert, wer ihn verstärkt, wer ihn zum abklingen bringt und wer die Interaktion dann beendet. Familienstruktur besteht aus »den sich wiederholenden Verhaltensmustern zwischen den Personen, die zur Familie gehören« (»the repeating acts among the people«, Haley 1977). Minuchin definiert die Familienstruktur als »unsichtbares Netz von Anforderungen, das über die Art und Weise entscheidet, wie die Familienmitglieder miteinander in Interaktion stehen« (vgl. Namysłowska 1997). In symptomatischen Interaktionen sind die Hierarchien, Grenzen, Subsysteme und Koalitionen in der Familie gut zu erkennen.

Es existieren viele destruktive Muster von Ereignissequenzen. Familien zeigen auf diesem Gebiet ein großes Maß an Kreativität und Individualität. Viel einfacher ist es, Interaktionen und deren Veränderung zu beobachten, wenn die ganze Familie zur Therapiesitzung erscheint. Informationen zu destruktiven Ereignissequenzen lassen sich aber auch aus Erzählungen einzelner Klienten heraushören. Es werden Interaktionen beschrieben, es lässt sich die Person bestimmen, die die symptomatische Trance hervorruft, die Art, wie die Trance hervorgerufen wird, sowie die Art und Weise der Reaktivität der als Patient identifizierten Person. Diagnostiziert werden Denk- und Verhaltensmuster, die für die Familie charakteristisch sind, sowie Möglichkeiten, eine symptomatische Trance hervorzurufen. Das soll es dem Therapeuten leichter machen, eine Veränderung der symptomatischen Ereignissequenz hin zu gesundheitsförderlichen Sequenzen herbeizuführen.

Herr W. war knapp 30 Jahre alt und lebte allein. Bereits vor Jahren waren bei ihm Zwangsstörungen diagnostiziert worden. Die größten Probleme bereitete ihm sein rituelles Waschen. In der Therapiesitzung beschrieb er die Probleme, die das morgendliche Duschen für ihn mit sich brachte, das jedes Mal mindestens eine halbe Stunde dauerte.

»Wann beenden Sie das Duschen? Was ist für Sie ein Zeichen dafür, dass Sie nun sauber genug sind und fertig geduscht haben?«

»Ich höre auf zu duschen, wenn ich die Stimme meiner Mutter höre, die mir sagt: ›Du bist sauber!‹«

»Wie ist denn das möglich? Ist Ihre Mutter denn mit im Bad oder in der Wohnung?«

»Nein, nein, sie wohnt in einer anderen Stadt. Ich rufe sie jedes Mal an und frage, ob ich sauber bin. Wenn sie mir dann mehrmals wiederholt, dass ich jetzt auf jeden Fall sauber bin, dann höre ich auf zu duschen, ziehe mich an und kann losgehen.«

Herr W. hatte sein Handy über der Dusche platziert und rief jeden Morgen bei seiner Mutter an. Seine Mutter, die berufstätig war, wartete jeden Morgen auf den Anruf ihres Sohnes. In der nächsten Sitzung, diesmal nahmen die Eltern von Herrn W. auch teil, stellte der Therapeut der Mutter folgende Frage:

»Was würde denn passieren, wenn Sie mal nicht abheben würden, wenn Sie einfach nicht erreichbar wären oder zum Beispiel früher zur Arbeit müssten?«

»Das ist unmöglich. Ich kann nicht zur Arbeit gehen, wenn mein Sohn noch nicht angerufen hat. Wir wissen beide, dass er 100-prozentig anruft. Ich muss jeden Morgen mit ihm telefonieren, und erst dann kann ich zur Arbeit gehen.«

Herr W. musste jeden Morgen seine Mutter anrufen. Die Mutter war nicht in der Lage, zur Arbeit zu gehen, ehe sie nicht mit ihrem Sohn gesprochen hatte. Obwohl die Zwangsstörung nur beim Sohn diagnostiziert worden war, traten die Symptome auch bei der Mutter auf. Mutter und Sohn waren seit Jahren voneinander abhängig, beide waren sie in die Symptome des jeweils anderen verwickelt. Die Mutter schaffte es nicht, morgens das Haus zu verlassen, ohne vorher mit ihrem Sohn telefoniert zu haben. Der Sohn kam nicht aus der Dusche, geschweige denn aus dem Haus, ohne mit seiner Mutter gesprochen zu haben.

4.4 Kommunikationsaspekte – Doppelbindung

Eines der destruktivsten Kommunikationsmuster in Familien ist die 1956 erstmals beschriebene Doppelbindung (Bateson et al. 1956). Diese Art der Kommunikation wurde anfänglich relativ häufig in Familien beobachtet, in denen ein Familienmitglied unter Schizophrenie litt. Bei Doppelbindung handelt es sich um ein Dilemma in der Kommunikation. Es werden Botschaften übermittelt, die einander widersprechen und miteinander in Konflikt stehen (Hayley Klein 2010). Die Widersprüchlichkeit der Botschaften kann mit spezifischen Worten ausgedrückt werden, oder aber sich in klar erkennbaren Unstimmigkeiten in der verbalen oder nonverbalen Kommunikation ausdrücken. Als zusätzliche Bedingung für die verheerende Wirkung dieser Botschaft ist es dem Individuum unmöglich, das Kommunikationsfeld zu verlassen oder den destruktiven Charakter der Botschaft wenigstens zu kommentieren. (Solch ein Kommentieren könnte zumindest eine kognitive, bewusste Flucht aus dem Kommunikationsfeld sein.) Die Konzentration dieser widersprüchlichen Elemente in so kurzer Zeit verursacht, dass keiner der Kommunikationspartner in der Lage ist, dieses Kommunikationsmuster zu erkennen und zu durchbrechen, vor allem deshalb, weil dieses Muster auch Vorteile mit sich bringt.

Als Folge dieser langjährigen Kommunikation verfestigt sich die für die Kommunikationspartner emotional schmerzliche Situation, wobei alle Seiten dauerhaft durch diese Unzufriedenheit miteinander verbunden sind. Verweilen die Personen in diesem Interaktionsfeld aus Verwicklungen, führt das zu negativen Emotionen wie etwa Schuldgefühlen oder Wut. Die Belohnung liegt in der Beständigkeit der Beziehung. Der Preis in ihrer schmerzhaften Qualität.

Doppelbindung wird größtenteils in Familien und deren Interaktionen diagnostiziert, ist aber manchmal auch in größeren Systemen wie beispielsweise im Schulsystem, im Gesundheits- oder Sozialsystem anzutreffen. Nicht nur die Person, die in der Familie die Rolle des Patienten innehat, sondern alle Familienmitglieder bekommen die destruktiven kognitiven Prozesse zu spüren, die durch Doppelbindung ausgelöst werden und die ein positives Befinden sowie ein gutes Funktionieren in der Familie dauerhaft erschweren.

In der Anekdote über eine Mutter, die ihrem Sohn zwei Krawatten schenkt, kommt das Wesen der Doppelbindung deutlich zum Ausdruck: Nachdem der Sohn die beiden Krawatten von seiner Mutter erhalten hat, probiert er sogleich eine davon vor dem Spiegel an. Als er sich zu seiner Mutter umdreht, bekommt er zu hören: »Ich habe es doch genau gewusst, die andere Krawatte gefällt dir nicht!« Hätte er die zweite Krawatte zuerst anprobiert, hätte er von seiner Mutter sicher einen ähnlichen Satz zu hören bekommen. Würde er nun stattdessen aber beide Krawatten auf einmal anprobieren, dann hätte die Reaktion der Mutter folgendermaßen aussehen können: »Ich habe mir soviel Mühe mit dem Geschenk gegeben, und du veralberst mich!« Alles, was der Sohn in dieser Situation tut oder lässt, nimmt ein schlechtes Ende.

Der Prozess der destruktiven Kommunikation wird von den daran beteiligten Personen nicht bewusst wahrgenommen. Er ist auch keine Folge bewusster Intention und es kann hier auch nicht die Rede von irgendjemandes Schuld sein. Dies zeigt, dass Veränderungen in diesem Bereich oft auf der Ebene des Unbewussten ablaufen. Häufig kommt es auch zu unbegründeten Schuldgefühlen. Schuldgefühle führen oft dazu, dass die gewünschten Veränderungen nur verzögert eintreten.

Bemerkt der Therapeut dieses spezifische Kommunikationsmuster in der Familie, kann er nun eine Strategie erstellen, um Veränderungen herbeizuführen. Hierbei stehen dem Therapeuten verschiedene gesundheitsförderliche Strategien zur Verfügung, die sich auch gegenseitig ergänzen können. Es besteht die Möglichkeit, sich mit dem Absender der Kommunikate zu befassen und eine Abschwächung seiner Botschaften herbeizuführen, die Häufigkeit der Botschaften zu reduzieren oder zu versuchen, endlich ein angemessenes Objekt statt wie bisher ein (halluziniertes) Ersatzobjekt für dessen Kommunikate zu finden. Die Strategie kann auch Veränderung beim Empfänger der Kommunikate zum Ziel haben, indem versucht wird, dessen Reaktivität auf die Botschaften (Suggestion) des Senders, also der wichtigen Person, zu reduzieren. Es besteht auch die Möglichkeit, dass einer der Beteiligten den Raum verlässt, in dem sich die jeweils andere Person befindet, und dadurch die Verbindung gelockert wird.

In der angeführten Anekdote mit den Krawatten hätte eine angemessene Reaktion des Sohnes so aussehen können: »Eigentlich gefällt mir keine der beiden Krawatten so richtig, aber aus Liebe zu dir werde ich trotzdem jede davon immer mal tragen.« Eine solche Reaktion würde natürlich bedeuten, dass sich der Sohn aus dem Einflussgebiet seiner Mutter herausbegibt. Dies wäre ein therapeutische Lösung, die von der Unabhängigkeit des Sohnes zeugt. Der erwachsene Klient ist nicht mehr von dem Kommunikationsfeld abhängig, von dem er als Kind abhängig war. Das zeigt eine der möglichen Richtungen einer Therapie an.

Darüber hinaus hat der Therapeut die Möglichkeit, eine Intervention vom Charakter einer therapeutischen Doppelbindung zu formulieren. Dann wird es zwar auch nicht möglich sein, dass Kommunikationsfeld zu verlassen, aber statt eines Gesprächs, bei dem es nur Verlierer gibt und sich am Ende alle schlecht fühlen, erfolgt ein Austausch, bei dem alle Beteiligten die Chance bekommen zu gewinnen. Derartige Interventionen beruhen drauf, dass Auswahlmöglichkeiten zur Verfügung stehen und jede der Möglichkeiten positive Konsequenzen mit sich bringt. Anders ausgedrückt schafft der Therapeut eine Situation, in der es nur die Wahl zwischen gut und vorteilhaft, lohnenswert und profitabel, positiv und förderlich gibt. Ein Beispiel für eine solche Kommunikation beschreiben von Ernest Rossi, Roxanna Erickson-Klein und Kathrin L. Rossi (2008a, p. 170, dt. S. 63). Die Autoren erzählen eine Geschichte aus dem Familienleben von Milton Erickson:

> »Eines Tages sah eines meiner Kinder den Spinat auf dem Mittagstisch an und sagte: ›Ich esse nichts von dem Zeug da!‹ Ich stimmte vollkommen mit ihm überein: ›Natürlich nicht. Du bist noch nicht alt genug, du bist noch nicht groß genug, du bist noch nicht stark genug.‹

Diese Doppelbindung machte seine Position weniger haltbar und den Spinat wünschenswerter. Seine Mutter stellte sich auf seine Seite und behauptete, der Junge sei sehr wohl groß genug, und dann wurde die Frage zu einem Streit zwischen seiner Mutter und mir. Der Junge war natürlich auf ihrer Seite. Schließlich bot ich ihnen den Kompromiss an, dass er einen halben Teelöffel davon haben dürfe. Sie waren der Meinung, dass dieses Angebot unbefriedigend sei, so musste ich ihm erlauben, einen halben Teller voll zu bekommen. Er aß alles auf, so schnell es nur ging, und verlangte lauthals nach mehr. Ich zögerte, aber seine Mutter stimmte ihm zu. Ich gab dann widerwillig zu: ›Du bist größer und stärker, als ich dachte.‹«

Das Wesen dieses Dialogs beruht darauf, dass hier eine Situation geschaffen wurde, in der das Kind selbst entscheiden konnte, ob es sein bisheriges Verhalten beibehalten möchte oder es ändern will. Auf einer tieferen Persönlichkeitsebene bekam das Kind außerdem die Möglichkeit, sein Selbstbild aufzubauen.

Werden Doppelbindungen therapeutisch angewendet, steigt die Chance, dass die Therapie erfolgreich beendet wird. Mit der therapeutischen Doppelbindung erhält der Klient die Möglichkeit, positive Veränderungen zu erzielen, indem er die Empfehlungen des Therapeuten annimmt und sich darauf stützt.

Herr P. war ein junger Ingenieur und arbeitete als Konstrukteur. Sehr erfolgreich entwarf er technische Neuerungen für die Produktion. Obwohl er in einer internationalen Firma arbeitete, in der man ihn sehr schätzte, und er als Fachmann in den verschiedensten Ländern der Erde unterwegs war, war er unzufrieden mit sich. Er war der Meinung, er könnte seine Arbeit besser machen, schneller und rentabler arbeiten. Oft wiederholte er, dass er nichts wert sei. Damit kopierte er die Worte seines Vaters, die er jahrelang zu hören bekommen hatte.

In einer Therapiesitzung war Herr P. sehr aufgewühlt und erinnerte sich an eine Geschichte, die vor vielen Jahren stattgefunden hatte. Er hatte sich damals auf wichtige Prüfungen vorbereitet. Genau einen Tag vor den Prüfungen begann der Vater mit Renovierungsarbeiten im Haus. Herr P. bat seinen Vater, er solle doch ein paar Tage damit warten, bis er die Prüfungen hinter sich hätte. Der Vater wartete nicht. Als der Sohn dann seine letzte Prüfung geschafft hatte und dem Vater bei der Renovierung helfen wollte, meinte der Vater, jetzt wäre fast alles schon fertig, und er brauche die Hilfe seines Sohnes nicht mehr. Mit seinem Verhalten hätte er aber endgültig bewiesen, wie stinkfaul er sei. Deshalb sei der Sohn nichts wert und werde im Leben nichts erreichen. Herr P. wusste genau, er hätte seine Prüfungen nicht bestanden, wenn er dem Vater bei der Renovierung geholfen hätte. Auch das wäre dann der endgültige Beweis dafür gewesen, dass er stinkfaul und nichts wert sei und im Leben nichts erreichen würde.

Herr P. hatte sich in einer ausweglosen Situation befunden – in der Situation einer Doppelbindung. Obwohl er ein kompliziertes Studium abgeschlossen hatte und in seiner Arbeit sehr anerkannt war, verharrte ein bedeutender Teil des Klienten in der Vergangenheit. Er war davon überzeugt, dass er nichts Bedeutendes im Leben erreicht hatte und auch niemals erreichen würde. Das vom Vater geschaffene toxische Feld zu verlassen und eine eigene erwachsene Identität zu finden waren die strategischen Ziele der Therapie.

In dem eben beschriebenen Fall wird auch deutlich, dass der Klient über Jahre hinweg unter der Wirkung des Trancephänomens der posthypnotischen Suggestion stand. Die vom Vater formulierte Suggestion war nach so vielen Jahren immer noch wirksam. Als begleitende Trancephänomene sind hier Altersregression (der Klient verharrte in der Vergangenheit) und Halluzination (statt sich und seine Arbeit zu sehen, identifizierte sich Herr P. mit den Behauptungen seines Vaters) zu beobachten.

Frau O. kam mit ihrem Sohn zur Therapie, sie war seit Jahren alleinerziehend. Als der Sohn ein Jahr alt war, hatte Frau O. sich scheiden lassen. Der Vater des Jungen war in eine andere Stadt gezogen. Frau O. war der Meinung, er hätte verschiedene Probleme, wäre unzuverlässig und sie könnte weder auf ihn noch auf Alimente seinerseits zählen. Frau O. hatte beschlossen, nicht um Alimente für ihr Kind zu »betteln«. Sie war mit ihrer eigenen Firma erfolgreich und betonte, dass sie vom Vater des Kindes nichts benötige. Eine neue Familie hatte Frau O. nicht gegründet, sie lebte gemeinsam mit ihrem Sohn.

Der Junge war 16 Jahre alt, aber so klein und zierlich, dass er bedeutend jünger wirkte. Seit ein paar Monaten ging er nicht mehr zur Schule. Zuvor war er bereits ein ganzes Jahr lang nicht zur Schule gegangen. Zwei Jahre vorher hatte er die Diagnose Schulphobie erhalten. Der Junge hatte Angst, das Haus zu verlassen und zur Schule zu gehen. Es wurde angeordnet, ihn zu Hause zu unterrichten, was seine Ängste noch verstärkte und das Vermeidungsverhalten verfestigte. Bis dahin hatte er lediglich unter Ängsten gelitten, nach einem halben

Jahr sozialer Isolation auf behördliche Anweisung hin kam zusätzlich noch ein Gefühl der Entfremdung hinzu. Ohne das Haus verlassen zu müssen, hatte der Junge seinen mittleren Schulabschluss gemacht. Anschließend wollte er die Berufsschule besuchen, war aber weiterhin nicht in der Lage, aus dem Haus und zur Schule zu gehen. Zwei Monate nach Schuljahresbeginn hatte sich das Paar, die Mutter und ihr Sohn, zur Therapie eingefunden. Die Mutter war sehr motiviert. Sie sagte, sie sei am Ende ihrer Kräfte und würde alles tun, damit ihr Sohn zur Schule gehen könne.

Das Kommunikationsmuster zwischen Mutter und Sohn wurde als Doppelbindung diagnostiziert. Wesentlich für die Kommunikation zwischen den beiden waren folgende Botschaften:

»Mein Sohn, du bist mein Kind und deshalb sollst du auf mich hören. Du sollst zur Schule gehen und endlich erwachsen werden. Ich hab dich lieb.«

Würde der Junge auf seine Mutter hören, könnte er nicht erwachsen werden. Würde er aber nicht auf sie hören, könnte er ebenfalls nicht erwachsen werden. Seine Botschaft an seine Mutter war folgende:

»Mama, ich kann nicht auf dich hören, sonst werde ich nie erwachsen. Es ist aber genauso wenig möglich, dass ich nicht auf dich höre, denn dann beende ich die Schule nicht und werde immer von dir abhängig sein und kann so auch nicht erwachsen werden. Ich hab dich lieb.«

Eine Botschaft der Mutter an ihren Sohn auf einer anderen Kommunikationsebene:

»Mein Lieber, geh bitte zur Schule, sonst könnte es noch so aussehen, als wäre ich eine schlechte Mutter. Ich hab dich lieb.«

Die Botschaft des Sohnes an seine Mutter:

»Mama, lass mich bitte in Ruhe, so kann ich nicht erwachsen werden. Ich hab dich lieb.«

Die wahrscheinlich nächste Kommunikationsebene zwischen Mutter und Sohn:

»Mein Kind, ich hab dich lieb, denn ich habe ja nur dich. Ich hasse dich dafür, dass ich nur dich habe, denn du allein reichst mir nicht aus.«

Daraufhin der Sohn:

»Mama, ich hab dich lieb, denn ich habe ja nur dich. Und dafür hasse ich dich, denn du allein wirst nie ausreichend für mich sein.«

Sowohl der Sohn war von seiner Mutter abhängig als auch die Mutter von ihrem Sohn. Auf bewusster Ebene gab sich jeder der beiden so viel Mühe, wie er konnte, um die Situation zu verbessern. Auf unbewusster Ebene arbeiteten sie aber alle beide daran, die Vergangenheit, also das Leben einer Familie mit einem kleinen Kind, aufrechtzuerhalten, obwohl inzwischen so viel Zeit vergangen war. Mutter und Sohn traten auf der Stelle.

Der Therapeut versuchte, die Ereignissequenz zu verändern, indem er für die Mutter eine Aufgabe formulierte. Hierbei ging es um eine Strategie, die die Familie bisher noch nicht ausprobiert hatte: Die Mutter sollte die gesamte folgende Woche alles tun, was sie konnte, damit der Sohn das Haus nicht verlassen und nicht zur Schule gehen könnte.

Die Intention dieser Intervention war eine therapeutische Doppelbindung. Die Mutter bekam die Möglichkeit, die vorgeschlagene Intervention anzunehmen und somit die Erfahrung zu machen, Einfluss auf dass Verhalten des Kindes zu nehmen. Sie hätte sich der Empfehlung auch verweigern und versuchen können, zu erzwingen, dass der Sohn zur Schule geht. Jede der beiden Möglichkeiten hätte aber die bisherigen Verhaltenssequenzen durchbrochen. Außerdem könnte die reale Erfahrung gemacht werden, dass das Verhalten des Sohnes von den Verhaltensweisen der Mutter abhängig ist, was die funktionale Hierarchie in der Familie wiederhergestellt hätte. Darüber hinaus wurde der Versuch unternommen, den seit Jahren abwesenden Vater in die Familientherapie einzubeziehen – eine weitere Veränderung in Richtung einer Hinwendung zur Wirklichkeit. Das Ausblenden des Vaters aus der Familienwahrnehmung lässt Halluzination erkennen, ein weiteres wesentliches Trancephänomen in der eben beschriebenen Familie war Katalepsie. Es wurde in diesem Fall aber noch eine umfassendere Verwicklung deutlich, an der über Jahre hinweg das Gesundheitssystem beteiligt war. Die Folgen, die sich für den Jungen aus der Diagnose Schulphobie ergeben hatten und die sowohl seine Ängste als auch seine soziale Isolation verstärkten, schienen in Einklang mit dem unbedachten Handeln der Mutter zu stehen, um Entwicklungsprozesse beim Kind zu stoppen. Die Mutter war noch nicht bereit dazu, ihren Sohn loszulassen und konnte sich ein Leben ohne ihn nicht vorstellen. Sie benötigte dafür mehr Zeit, die ihr die Behörden mit der Entscheidung verschafften, dass das Kind zu Hause unterrichtet werden sollte.

Wenn er ohne Berücksichtigung des familiären Systems verläuft, steht der gesamte Therapieprozess zuweilen im Zeichen der Doppelbindung. Dadurch, dass sich die therapeutische Arbeit über viele Jahre hinweg ausschließlich auf das Individuum konzentriert hat, erfolgten Diagnostik und Behandlung nur am einzelnen Klienten. Die Person, die die Diagnose stellte, hatte für gewöhnlich eine bessere soziale Stellung inne und der Patient, bei dem die Diagnose gestellt wurde, befand sich meist in einer schlechteren sozialen Situation. Männer diagnostizierten bei Frauen Hysterie und Frigidität. Wohlhabende, gebildete Personen stellten bei Armen und Analphabeten die Diagnose Debilität. In den 1950er-Jahren ging die Entwicklung dann in eine völlig andere Richtung: Therapeuten begannen, Diagnosen bei Eltern zu stellen. Zuerst sprachen sie von (schizophrenen) Müttern (Bateson et al. 1956), später dann von gestörten Vätern (Haley 2005, p. 153). Ihren Höhepunkt erreichte diese Entwicklung mit der Bezeichnung »toxische Eltern«, die zur Jahrhundertwende große Popularität erreichte. Therapeuten stellten sich auf die Seite der Schwächeren und behandelten Kinder und junge Erwachsene (so bezeichnete man Personen, die die Volljährigkeit erreicht hatten, aber noch in deutlichem Maße von ihren Familien abhängig waren) in Einzeltherapien. Hierbei stellten sich die Therapeuten auf die Seite der Kinder und gegen die Eltern, die direkt oder indirekt für den psychischen Zustand der Kinder verantwortlich gemacht wurden.

Dies führte zur Situation einer Doppelbindung – diesmal mit Beteiligung des Gesundheitssystems. Führt eine Institution oder eine Person mit Erfolg eine therapeutische Behandlung durch, dann scheint es, als wäre diese eine bessere Mutter oder ein besserer Vater als die biologischen Eltern des Kindes und dies würde dann wiederum die Hypothese von den »toxischen Eltern« bestätigen. Das Befinden des Therapeuten würde sich hierdurch verbessern, das der Eltern dagegen würde schlechter werden. Fühlen sich Mutter oder Vater aber schlecht, so verschlechtert sich früher oder später auch das Selbstwertgefühl des von ihnen, vor allem emotional, abhängigen Kindes. Behandelt der Therapeut das Kind nun aber ohne Erfolg, verändern sich die Verhaltensweisen, das Wohlbefinden und die Probleme des Kindes, aufgrund derer ja die Behandlung begonnen wurde, ebenfalls nicht. Die Therapie kann also nicht erfolgreich durchgeführt werden, sie kann aber auch nicht ohne Erfolg durchgeführt werden. Wird eine solche Therapie einmal begonnen, so entsteht über Jahre hinweg keine

Voraussetzung dafür, sie zu beenden. Weder kann die Behandlung erfolgreich abgeschlossen werden, noch kann das Kind ohne Behandlung bleiben. Es entsteht die typische Situation einer Doppelbindung. Die Therapie dauert viele Jahre, die Symptome sind mal stärker, mal schwächer, im Falle von Familien mit großen Problemen kommt es zu wiederholten Klinikaufenthalten des Kindes. Nachdem sich die Situation in einem bestimmten Zeitraum verbessert hat, tritt wieder eine Verschlechterung ein. Dieser langjährige Prozess ist von schwierigen und negativen Emotionen geprägt, von Wut, Unwillen oder gar dem Wunsch, die Therapie abzubrechen. Diese Gefühle können in scheinbar trivialen Aussagen versteckt sein:

- »Vielleicht geht das ja später vorbei, wenn das Kind in die Pubertät kommt ...«
- »Wenn das Kind die Pubertät hinter sich hat, wird es bestimmt besser ...«
- »Wenn das Kind mal heiratet, verschwinden die Symptome bestimmt ...«

Nehmen wir beispielsweise die Einzeltherapie eines heranwachsenden Mädchens, das sich in einem heftigen entwicklungsbedingten Konflikt mit seiner Mutter befindet. Ein derartiger Konflikt bedeutet eine gegenseitige Abhängigkeit, die durch den intensiven emotionalen Austausch aufrechterhalten wird. Dies kann anhand eines für die Familie typischen Ereignissequenzmusters beschrieben werden. Die Therapeutin, die die Behandlung durchführt, entwickelt einen guten Kontakt zum Kind. Nach einer gewissen Zeit erreicht sie, dass die Symptomatik abklingt. Ein therapeutischer Erfolg ist fast greifbar. Je besser aber die Therapeutin die Rolle der Mutter gegenüber dem Mädchen spielt, desto negativer wird bei dem Kind das Bild seiner richtigen Mutter. Je besser es der Tochter geht, desto schlechter geht es wiederum der Mutter. Sie nimmt wahr, wie gut sich ihre Tochter fühlt, wenn sie sich mit einer fremden Frau trifft, wodurch sich das Selbstwertgefühl der Mutter verringert. Dies wird vor allem dann der Fall sein, wenn die Mutter des Mädchens – was sehr wahrscheinlich ist – selbst eine verwickelte Beziehung zur eigenen Mutter hatte. Wenn sich nun aber das Befinden der Mutter, die mit ihrer Tochter emotional sehr eng verbunden ist, verschlechtert, dann wirkt sich das auch auf ihre Beziehung zur Tochter aus. Das Klima in der Familie wird immer angespannter. Dadurch verschärft sich der aggressionsgeladene Meinungsaustausch zwischen Mutter und Tochter. Das wiederum führt zu einer Verschlechterung der Situation und dazu, dass die Symptome bei der Tochter erneut auftreten. Bei einem derartigen Szenario ist zu beobachten, dass es zu einer wechselweisen Verstärkung und Abschwächung der Symptome kommt. Dafür gibt es die verschiedensten Bezeichnungen, bei Problemen mit Übergewicht wird es beispielsweise Jo-Jo-Effekt genannt. Im hier beschriebenen Fall wird sich das Kind nicht dauerhaft wohlfühlen können, denn das würde bedeuten, die Mutter wäre eine schlechte Mutter und die Tochter eine schlechte Tochter, was sich mit einem positiven Selbstwertgefühl absolut nicht in Einklang bringen lässt.[14]

4.4.1 Doppelbindung im Erleben des Therapeuten

Herr L. war ein erfolgreicher Mann, der auf die 60 zuging. Er war Inhaber mehrerer gut laufender Firmen. Auch finanziell ging es ihm sehr gut. All das hatte er sich in langjähriger Arbeit selbst aufgebaut. Zwei Jahre zuvor war seine Frau gestorben, seitdem lebte er mit einer deutlich jüngeren Partnerin zusammen. Herr L. hatte einen Sohn. Er konsultierte einen Therapeuten, um zu erfahren, ob es eine Möglichkeit gäbe, seinen Sohn zu behandeln. Er beschrieb ihn als Taugenichts, notorischen Lügner, und vor allem als unreifen Jungen, der kein richtiger Mann sei. Der Sohn war in der größten Firma von Herrn L. angestellt, aber der Vater wusste laut eigener Aussage gar nicht genau, was sein Sohn da eigentlich machte. Vor einigen Jahren habe der Sohn einen Unfall gehabt, bei dem er sich eine Kopfverletzung oder etwas Ähnliches zugezogen habe, was genau passiert war, wusste der Vater nicht, aber »es würde erklären, warum er [sein Sohn] so schlecht zurechtkam, obwohl mit ihm schon immer irgendetwas nicht gestimmt hat.«

Mit dem Sohn gab es schon seit Langem Probleme. Als er noch das Gymnasium besuchte, war seine Mutter das erste Mal mit ihm bei einer Psychologin gewesen, die sich nach mehreren Therapiesitzungen mit dem Vater treffen wollte. Die Psychologin teilte ihm mit, dass dem Jungen ein Wertesystem fehle, und gab dem Vater die Aufgabe, sich darum zu kümmern. Der Vater nahm sich das zu Herzen. Er

14 Genauere Informationen zum Thema Doppelbindung und diesbezüglicher therapeutischer Strategien sind beispielsweise in folgenden Arbeiten zu finden: Rossi, Erickson-Klein und Rossi (2008a, pp. 161–180) und Walker (2001).

berichtete, dass er, als sein Sohn in einer 100 km entfernten Stadt zu studieren begann, ihm jedes Mal während er ihn nach dem Wochenende wieder zurückfuhr, erklärt hätte, was Respekt bedeutet. Als sein Sohn einmal von einem Sportwagen begeistert war, in dem ein ihm unbekannter junger Mann am Steuer saß, sprach der Vater: »Vor dem Vater des jungen Mannes habe ich Respekt, vor ihm selbst aber gar nicht. Nichts hat er aus eigener Kraft erreicht, alles hat er bloß vom Vater bekommen.« Der Sohn von Herrn L. hatte sein Studium abgeschlossen, Herr L. dagegen nicht. Auch der Sohn führte eine eigene Firma, über die sich der Vater aber mit Geringschätzigkeit und Unzufriedenheit äußerte. Am Ende der Sitzung, die aus einem schwer zu unterbrechenden Monolog von Herrn L. bestanden hatte, bat dieser die Therapeutin, seinen Sohn therapeutisch zu behandeln. Er begründete das mit dem Vertrauen, dass er während des Gesprächs ihr gegenüber gewonnen habe, sowie mit ihrer Erfahrung, denn sie war im gleichen Alter wie er selbst.

Zwei Wochen später erschien dann der Sohn, um seine Therapie zu beginnen. Er war verheiratet und hatte zwei kleine Kinder im Kindergartenalter. Seine Ehe beschrieb er als »normal«, obwohl sich mit der Zeit herausstellte, dass es in der Partnerschaft regelmäßig intensive emotionale Konflikte gab, die vor allem von Wut geprägt waren. Er warf seiner Frau vor, sie würde viel zu oft auf ihre Mutter hören, sie dagegen meinte, er wäre zu sehr von seinem Vater und seinen Freunden abhängig. Andere Aspekte der Beziehung erwähnte er nur flüchtig. Seine Frau war deutlich jünger als er, sie kümmerte sich um den Haushalt und um die Kinder. Frau und Kinder nahmen in den Berichten des Sohnes nicht viel Platz ein. Die meiste Aufmerksamkeit widmete er komplizierten rechtlichen und ökonomischen Aspekten seiner Firma. Diesen Ausführungen zu folgen fiel der Therapeutin sehr schwer. Hierin war der Sohn seinem Vater ähnlich. Im Unternehmen des Vaters hatte er nur kurze Zeit gearbeitet. Beruflich befasste er sich vorwiegend mit seiner eigenen Firma. Das Unternehmen brachte ihm solide Einnahmen und finanzielle Unabhängigkeit, was allerdings mit einigen spürbaren Belastungen verbunden war. Der Sohn hatte einige gute Freunde in seinem Alter – sie unterstützten sich gegenseitig. Seine Freunde waren ihm viel wert, ganz besonders zwei davon. Den einen schätzte er für seine Klugheit, er bat ihn oft um Rat und richtete sich auch nach seinen Ratschlägen. Dieser Freund arbeitete in einer hohen Position. Den zweiten guten Freund respektierte er wegen seiner körperlichen Fitness und Kraft. Bei der Arbeit legte der Sohn besonderen Wert auf Respekt und genoss in seiner Firma ein hohes Ansehen. Im Unternehmen seines Vaters wurde er zwar auch respektiert, allerdings, wie er es empfand, nur oberflächlich, da er der Sohn des Inhabers war. Während der Therapiesitzungen war der Klient sehr aktiv. Er benutzte eine sehr emotionale, anfangs sogar vulgäre Sprache. Er meinte, in solch einer Sprache würde er auch täglich bei der Arbeit und mit seiner Frau sprechen. Erst als die Therapeutin ihn deutlich darauf hinwies, hielt er die Vulgarismen mit großer Mühe zurück.

Die Therapeutin meldete sich mit folgender Begründung zur Supervision:

»Für mich ist das furchtbar anstrengend. Im Prinzip weiß ich gar nicht, wieso ich ihn in Therapie habe und was ich eigentlich mit ihm anfangen soll. Nichts funktioniert. Wenn es mal etwas besser läuft, dann verschlechtert es sich später wieder. Mir scheint, das findet nie ein Ende.« Die Therapeuten aus der Supervisionsgruppe, die sich bemühten, die Situation zu verstehen sowie mögliche Lösungsvorschläge zu finden, wiesen die Therapeutin auf Elemente einer Doppelbindung hin. Berücksichtigt man systemische Aspekte, so war die Therapeutin in die Rolle der Partnerin von Herrn L. geschlüpft, der ihr während der ersten Konsultation von seinen Sorgen um seinen Sohn erzählt hatte. Sie hatte nicht erkannt, dass der Vater systemischer Auftraggeber war, trotz des klaren Grundsatzes, dass der Therapeut vor allem mit Personen zusammenarbeitet, die von sich aus zur Therapie kommen und nicht mit Personen, um die sich eine andere Person Sorgen macht.[15] Auf diese Weise hatte die Therapeutin eine Mutterrolle gegenüber dem Sohn eingenommen. Der Vater dagegen sendete zwei deutliche Signale aus, eines an seinen Sohn, das andere an die Therapeutin. Die beiden Signale standen in Widerspruch zueinander. Das verwickelte Kommunikationsmuster vom Charakter einer Doppelbindung war in der Familie von Herrn L. permanent gegenwärtig.

Einige Versionen der Botschaft, die Herr L. höchstwahrscheinlich an seinen Sohn übermittelt hatte, als er ihn zur Therapeutin schickte, die für ihn die Rolle einer Ersatzmutter spielen sollte, könnten folgendermaßen lauten:

- »Ich helfe dir dabei, ein reifer, erwachsener Mann zu werden. Ich weiß, wovon ich spreche, deshalb sollst du auf mich hören. Du gehst zu der Frau, zu der ich dich schicke, dann hörst du nicht auf mich, sondern auf sie.«

15 Mehr zu diesem Thema ist im Abschnitt 4.1 »Faktoren für eine Berücksichtigung des Systems in der Therapie« zu finden.

- »Wenn du zu der Frau gehst, zu der ich dich schicke, dann hörst du auf mich und wirst auf die Frau hören. Nicht auf mich.«
- »Wenn du nicht zu der Frau gehst, dann hörst du nicht auf mich, wirst aber weiter auf mich hören können und nicht auf jemand anderen.«
- »Du sollst das tun, was ich dir sage, und nicht auf mich hören!«
- »Wenn du auf mich hörst, dann wirst du so wie ich. Du wirst zu einem erwachsenen Mann, als der ich mich selbst gar nicht fühle.«
- »Nur eine erfahrene Frau ist in der Lage, aus dir einen erwachsenen Mann zu machen, der mit seinem Sohn nicht zurechtkommt. Ich weiß, wovon ich spreche, denn ich bin selbst einer.«
- »Mein Sohn, hör mir ganz genau zu: Du sollst nicht auf mich hören, sonst wirst du so wie ich und wirst nie erwachsen werden. Hör lieber auf deine Ersatzmutter. Sie ist erfahren genug, und wenn du auf sie hörst, wirst du nicht so wie ich. Du wirst aber auch nicht anders.«

Solange Vater und Sohn einander emotional sehr nahe standen und eng miteinander verbunden waren, konnte der Sohn auf derartige Botschaften des Vaters nicht hören. Er konnte sie aber auch nicht ignorieren.

Folgende verdeckte Botschaften könnte der Vater der Therapeutin übermittelt haben:

- »Wenn Sie meinem Sohn dabei helfen, ein erwachsener Mann zu werden, dann helfen Sie mir, ein guter Vater zu sein. Das würde bedeuten, dass ich kein erfahrener Vater bin. Wenn Sie also erreichen, dass ich mich schlecht fühle, dann bedeutet das, dass Sie keine gute Therapeutin sind!«
- »Sie sollen ja keinen Erfolg haben! Denn wenn Sie Erfolg mit der Therapie haben, dann kommt heraus, dass ich nicht gut bin, und damit wird klar, dass auch mein Sohn nicht gut ist.«

Die Therapeutin hatte diese Anweisungen des Vaters angenommen und steckte nun selbst in der Situation einer Doppelbindung fest. Was sie auch tat, sie würde sich damit nicht gut fühlen können. Würde sie den Auftrag des Vaters ausführen und dem Sohn dabei helfen, erwachsen zu werden, dann würde sie gleichzeitig akzeptieren, dass der Vater als ihr Auftraggeber kein guter Vater war, da er mit dieser grundlegenden Aufgabe selbst nicht zurechtkam. Damit konnte sie als Therapeutin nicht zufrieden sein. Genauso wenig zufrieden wäre sie aber, wenn sie den Auftrag des Vaters nicht erfüllen würde.

Mit der Doppelbindung sind zwei Dinge gewährleistet: Die Dauerhaftigkeit der Beziehung sowie deren schlechte Qualität. Genauso war das auch in diesem Fall: Die Therapeutin konnte die Behandlung weder zum Abschluss bringen, noch mit ihrer therapeutischen Arbeit zufrieden sein. Eine mögliche Lösung wäre, gemäß der Theorie zur Arbeit mit einer Doppelbindung, die paradoxe Situation zu verlassen. Dies würde bedeuten, dass man zuerst zur anfänglichen Sitzung mit dem Vater zurückkehren müsste und später dann zu einer therapeutischen Arbeit mit dem Subsystem Vater–Sohn übergehen würde.

Die Antwort auf die Frage, warum sie individuell mit dem Vater zusammengearbeitet hatte und dabei systemische Aspekte außer Acht ließ, war für die Therapeutin ein wichtiger Entwicklungsschritt. Sie war in dem Moment nicht in der Lage gewesen, auf ihr Wissen, dass sie in ihrer Ausbildung erworben hatte, zurückzugreifen. Sie hatte nicht bemerkt, dass ein 60-jähriger Mann zur Therapie gekommen war, der ihr, wenn auch nicht direkt ausgesprochen, folgenden Auftrag erteilt hatte: »Helfen Sie mir bitte dabei, meine Ressourcen zu aktivieren, damit ich meinem Sohn das geben kann, was ihm dabei hilft, geachtet zu werden, Selbstachtung zu erlangen und auch von mir geachtet zu werden. Dass er von anderen respektiert wird, vor allem von anderen Männern. Mein Sohn braucht das, damit er sich nicht als Außenseiter fühlt, sondern als einer von uns – als Mann.«

Die Tatsache, dass die Therapeutin diese wesentlichen Punkte übersehen hatte, wies auch daraufhin, dass die Trancephänomene Halluzination und Amnesie im familiären System vorhanden waren. Der Vater war einer Halluzination erlegen. Höchstwahrscheinlich sah er gar nicht seinen Sohn, sondern eine andere Person der Familie oder aber einen Anteil seiner eigenen Persönlichkeit, den er nicht akzeptieren konnte, einen Anteil, den er selbst als unreif bezeichnete. Während der Therapie konnte das Ausmaß der Halluzination schrittweise reduziert werden, stattdessen wurde eine reale, starke Bindung zwischen den beiden Männern aufgebaut. Die Therapeutin verlor mit der Zeit immer mehr an Bedeutung. Die in Vergessenheit geratenen Ressourcen von Vater und Sohn sowie frühere und aktuelle positive Erfahrungen in Bezug auf die gegenseitige Bindung wurden in Erinnerung gerufen und Ressourcen des breiteren familiären Systems mit einbezogen. Dadurch, dass Halluzination, Amnesie und systemische Doppelbindung erkannt wurden, konnte eine Therapiestrategie erarbeitet werden, die genau diese Faktoren berücksichtigte.

4.5 Der Platz im Familienlebenszyklus und die daraus resultierenden Entwicklungsaufgaben

»Wenn wir wollen, dass alles so bleibt, wie es ist, dann ist es nötig, dass alles sich verändert.«
Giuseppe Tomasi di Lampedusa

Eine Therapie wird oft im Angesicht einschneidender Ereignisse in der Familie begonnen: Beginn oder Ende einer wichtigen Beziehung, Tod oder Geburt, Einschulung, Ende der Berufstätigkeit und Eintritt ins Rentenalter, Loslösung vom Elternhaus und Auszug von zu Hause. Die Verbindung zwischen solch wichtigen Ereignissen im Familienlebenszyklus und dem Auftreten von Symptomen wird in manchen Fällen bewusst wahrgenommen. Oft jedoch liegen die Zusammenhänge außerhalb der bewussten Reflexion der Personen, die mit den Herausforderungen zu kämpfen haben, die diese Veränderungen mit sich bringen. Die Veränderungen betreffen oft grundlegende psychologische Aspekte der individuellen und familiären Funktionsweise. Wichtig ist, die Möglichkeit einer solchen Korrelation in der Diagnostik zu erfassen und den Platz zu bestimmen, an dem sich die bestimmte Person oder das System im Familienlebenszyklus (Phase der Beziehung bei Paartherapien) befindet. Hierbei muss Folgendes bestimmt werden:

- der Moment (der Bewegung oder des Anhaltens dieser Bewegung) im Familienlebenszyklus
- die Funktionen, die das Symptom im System erfüllt
- die Entwicklungsaufgaben, vor denen die Familie steht und die in den Symptomen versteckt liegen.

Die Unterteilung des Familienlebenszyklus in verschiedene Phasen erfolgt willkürlich. Verschiedene Autoren verwenden hierbei unterschiedliche Einteilungen. Die einfachste Unterteilung erfolgt in drei Phasen:

- Die Anfangsphase: das Kennenlernen. In dieser Phase wird die grundlegende Entscheidung gefällt, ob eine Familie gegründet wird. Viele Beziehungen brechen in dieser Phase auseinander. Beendet wird diese Phase mit der Geburt des ersten Kindes.

- Die Wachstums- und Entwicklungsphase der Familie. Diese dauert von der Geburt des ersten Kindes bis zur Loslösung des jüngsten Kindes vom Elternhaus.
- Die Phase der Stabilisierung und Sukzession liegt zwischen dem Zeitpunkt, zu dem das älteste Kind das Elternhaus verlässt, und dem Zeitpunkt, zu dem das jüngste Kind das Elternhaus verlässt.

Haley (2012) beschreibt das Konzept des Familienlebenszyklus auf umfassendere Weise und nennt hierbei sechs Phasen (diese Einteilung bezieht sich auf die Mittelklasse der US-amerikanischen Gesellschaft Mitte des 20. Jahrhunderts):

- die Annäherungsphase
- die Ehe und damit verbundene Aufgaben
- Geburt der Kinder und Probleme bei der Kindererziehung
- Schwierigkeiten der Ehe im mittleren Alter
- Loslösung der Kinder vom Elternhaus, Eintritt ins Rentenalter
- Lebenserfahrungen im Alter.

Haley, der langjährige Therapieerfahrungen mit Familien aus Gruppen ethnischer Minderheiten gesammelt hatte sowie in interdisziplinären Teams gemeinsam mit Anthropologen arbeitete, betonte, dass die Etappen im Familienlebenszyklus kulturell bedingt seien. In jeder Kultur, an jedem Ort und in jeder zeitlichen Epoche lassen sich diese Etappen mit großer Wahrscheinlichkeit anders bestimmen.

Hierbei geht es weniger um Anzahl oder Benennung der Phasen, sondern vielmehr darum, die Familienentwicklungsaufgabe zu erkennen, die sich aus den Veränderungen ergibt, und das Ziel der Entwicklungsveränderungen zu bestimmen. Hat die Familie die Herausforderungen einer Etappe bewältigt, begibt sie sich in die nächste Etappe, die wiederum neue Herausforderungen mit sich bringt. Flexibilität in der Familie bei der Bewältigung neuer Entwicklungsaufgaben stärkt das System und ist Bedingung für dessen Dauerhaftigkeit. Diese Erfahrungen können in Familiengeschichten übermittelt werden und sind somit wichtige Ressourcen eines jeden familiären Systems.

Wichtig ist auch, welche Bezeichnungen der Therapeut verwendet, um die einzelnen Lebensphasen zu beschreiben. Sie können ein Bedeutungssystem erschaffen, das die Aufmerksamkeit des Therapeuten fokussiert und in der Konsequenz auch die des Klienten oder der Familie. Von Bedeutung ist hier beispielsweise, wie der Therapeut die Lebensphase benennt, in der die Kinder das Haus verlassen. Nennt er sie die »Phase des leeren Nests«, so lenkt er die Aufmerksamkeit in Richtung Vergangenheit, Verlust und Defizit. Darüber hinaus konzentriert die Verwendung des Wortes »leer« die Aufmerksamkeit auf etwas, was nicht da ist, und kann dazu führen, dass das Trancephänomen Halluzination erzeugt oder verstärkt wird. Nennt der Therapeut diese Phase dagegen »Phase der elterlichen Zufriedenheit und Erfüllung«, so lenkt er die Aufmerksamkeit (sowohl seine eigene als auch die des Klienten) in eine völlig andere Richtung.

Von wesentlicher Bedeutung ist hierbei auch, welche Bezeichnungen die Klienten selbst für diese Lebensphase verwenden. Manche Eltern beschreiben das ganz direkt, indem sie sagen: »Seit die Kinder ausgezogen sind, funktioniert unsere Ehe nicht.« In anderen Fällen drücken sie das eher metaphorisch aus: »Bei uns ist es so leer und traurig, seit die Küken aus dem Nest sind.«

Die eventuellen Zusammenhänge zu erfassen, die zwischen der Entwicklungsaufgabe und den daraus hervorgehenden Konsequenzen, Schwierigkeiten und auftretenden Symptomen bestehen, ist Hinweis auf eine mögliche Therapiestrategie. Die Reflexionen dazu, an welcher Stelle im Lebenszyklus sich das Individuum oder die Familie befindet, helfen dabei, das Therapieziel zu bestimmen und die nächste Entwicklungsetappe zu beschreiten, in der bestimmte Symptome nicht mehr notwendig sein werden (Haley 2003).

Herr und Frau T. begannen eine Ehetherapie. Als Grund dafür gaben sie an, sich in einer Midlife-Crisis zu befinden und sich in der Beziehung emotional ausgebrannt zu fühlen. Diese Krise dauerte bereits über ein Jahr. Die beiden waren seit 20 Jahren verheiratet. Sie hatten geheiratet, als Herr T. seinen Wehrdienst beendet hatte, kurz danach war Frau T. schwanger geworden. Sie hatten zwei Kinder, das jüngste war 14 Jahre alt. Ein paar Monate zuvor waren sie in ihr Traumhaus gezogen. Lange hatte Familie T. gewartet, bis das Haus endlich fertig war, da Herr T. die Arbeiten am Haus nach Feierabend verrichtet und alles selbst fertiggestellt hatte. Seit dem Umzug hatten sie nun beide mehr Zeit. Frau T. musste keine Nebenjobs mehr annehmen, was vorher zur Finanzierung des Hausbaus unbedingt nötig gewesen war. Auch Herr T. hatte nun freie Nachmittage und Abende, die er früher immer auf der Baustelle verbracht hatte. Herr T. meinte, er hätte seiner

Frau gegenüber keine Gefühle mehr und wäre nur noch wegen der Kinder mit ihr zusammen. Seit mehreren Monaten hatten sie nicht mehr zusammen geschlafen, im neuen Haus noch kein einziges Mal. Auffallend war, dass beide sich gegenseitig Ereignisse aus der Anfangszeit ihrer Beziehung vorwarfen. Auf diese Zeit konzentrierten sie ihre Aufmerksamkeit. Über ihre derzeitige Situation sprachen die beiden kaum. Frau T. bemängelte an ihrem Mann dessen Gefühlskälte und Gleichgültigkeit. Herr T. warf seiner Frau vor, dass sie vor mehr als zehn Jahren fremdgegangen war. Es schien, als würden sich beide nur auf die Vergangenheit konzentrieren und überempfindlich reagieren, wenn es um Erinnerungen an vergangene Ereignisse ging.

Der Ehetherapeut stellte fest, dass das Paar vor der Herausforderung stand, wie es seine Beziehung in einer für beide Partner völlig neuen Situation weiterführen sollte, seit die Kinder nun nicht mehr täglich anwesend waren. Diese Hypothese basierte auf folgenden Tatsachen:

- Das ältere Kind der Familie war bereits ausgezogen und studierte in einer anderen Stadt.
- Das jüngere Kind befand sich in der Pubertät und suchte eher Kontakt mit Gleichaltrigen als mit den Eltern. Oft war das Kind gar nicht zu Hause und hatte bereits die Absicht geäußert, seine Ausbildung in einer anderen Stadt fortsetzen zu wollen.

Herrn und Frau T. stand nun direkt bevor, die Zeit gemeinsam verbringen zu müssen. In solch einer Situation hatten sie sich vorher noch nie befunden. Ein paar Monate, nachdem sie geheiratet hatten, waren sie bereits Eltern geworden. Zu zweit waren sie nur für sehr kurze Zeit gewesen. Sie hatten sich immer eher mit den Kindern als miteinander beschäftigt. In den Bau ihres Hauses hatten sie viel mehr Kraft und Anstrengung gesteckt, als in das Aufbauen ihrer Beziehung.

Manchmal ist der Zusammenhang zwischen der Stelle im Familienlebenszyklus und einer Erkrankung geradezu frappierend, und obwohl das im ersten Moment erstaunlich scheinen mag, so ist das sehr häufig bei alleinstehenden Personen der Fall, bei denen es so aussieht, als hätten sie keine Familie.

Frau C. war mittleren Alters, als Spezialistin mit hoher Qualifikation hatte sie ein gutes Einkommen. Sie klagte darüber, dass sie unter permanenter Müdigkeit litte, unter Energielosigkeit und dem Gefühl, eine Last zu tragen, die sie nicht stemmen könnte. Bei der Arbeit hielt sie nur mit größter Mühe durch. Sie klagte über hartnäckige Schmerzen in der Wirbelsäule, in Nacken und Genick. Frau C. litt unter Schlafstörungen, wachte entweder mitten in der Nacht oder viel zu früh am Morgen auf und konnte dann nicht mehr einschlafen. Sie fühlte sich chronisch unausgeschlafen. Die Klientin selbst brachte diese Symptome mit ihrer familiären Situation in Verbindung. Sie war das einzige Kind ihrer Eltern. Im Abstand weniger Monate waren beide Eltern verstorben. Davor waren beide jahrelang chronisch krank gewesen. Frau C. hatte sie gepflegt und sich um sie gekümmert. Mit der Psychotherapie begann sie ein halbes Jahr nach dem Tod der Eltern. Der Psychiater, der sie auch medikamentös behandelte, hatte bei Frau C. eine Depression festgestellt. Die Medikamente, die sie einnahm, brachten keinerlei Besserung. In der Anfangsphase der Therapie schien es, dass die Depression bei Frau C. mit der Trauer darüber zusammenhing, dass ihre Eltern krank und pflegebedürftig waren. Dadurch, dass sie ihre Eltern so lange gepflegt hatte, hatte sie den inneren Verlust der Eltern bereits viele Jahre vor deren tatsächlichem Tod gespürt.

Nachdem Frau C. an einigen Therapiesitzungen teilgenommen hatte, kamen bei ihr Zukunftsängste zum Vorschein. Die Klientin hatte ihr Elternhaus nie verlassen. Obwohl sie beruflich sehr erfolgreich war, waren diese Erfolge eher die Konsequenz von Zwang und Erwartungen ihres Umfelds. Auf sozialer und emotionaler Ebene war Frau C. weiterhin ein Einzelkind im Teenageralter, dem die Last der elterlichen Macht zu viel wurde. Die Anweisungen und Befehle, Normen und Erwartungen der Eltern waren immer noch allgegenwärtig. Die innere Stimme der Klientin wiederholte die Anweisungen der Eltern immer wieder. Frau C. respektierte diese Regeln, die seit Generationen vorgaben, was zu tun und was zu lassen sei. Sie lebte inmitten der alten Möbel ihrer Eltern, inmitten alter Papiere und Familienerinnerungen. Mit dem Tod der Eltern stand sie nun vor der Herausforderung, ein eigenes Leben beginnen zu müssen, vor der Herausforderung, eine eigene Identität zu finden, die unabhängig von den Erwartungen der Eltern war. Die Trauer um die Eltern abzuschließen war nur eine Etappe, die in Anlehnung an den Familienlebenszyklus zum vorgesehenen Ziel führte. Hilfreich war bei der Planung der Therapie auch, dass Katalepsie und Altersregression als dominierende Trancephänomene bestimmt werden konnten und festgestellt wurde, dass die Aufmerksamkeit bei Frau C. seit Jahren nach außen gerichtet war. Diese Phänomene waren nicht nur im Leben der Klientin dominant, sondern ebenso in der Familie, aus der sie kam.

An dieser Stelle sollte auch betont werden, dass in Familien die Zeit anders verläuft, als die individuell wahrgenommene Zeit. Der Lebensrhythmus einer Familie definiert sich über die Generationen. In manchen Familien sind die Mütter bei der Geburt ihrer Kinder um die zwanzig Jahre alt, in anderen Familien dagegen kommen die Kinder deutlich später zur Welt. Es gibt Familien, in denen mehrere Personen ein hohes Alter erreichen, in anderen Familien ist dies nicht der Fall. Vergeht ein Zeitraum von 100 Jahren, so bedeutet das für einige Familien eine Abfolge von fünf verschiedenen Generationen, in anderen Familien sind es nur drei. Eine Person im Alter von 60 Jahren ist wie ein Vermittler zwischen den Generationen – der gut erinnerten Großeltern und der häufig besuchten Enkel. Sie verbindet Generationen, die sich im Leben niemals begegnet sind, über Familiengeschichten, Verschwiegenes, Fotografien und Erinnerungsstücke wie Bilder, symbolische Kleinigkeiten oder Erbstücke.

Metaphorisch ausgedrückt führt das Familienleben oft auf recht gefährliche Abwege. Es gibt Phasen, in denen ein erhöhtes Risiko für grundlegende Veränderungen besteht. Die Familie wird auf die Probe gestellt, ob das System beständig und flexibel genug ist, um diese Veränderungen zu bewältigen. Oft drücken sie sich über symptomatisches Verhalten oder in einer Erkrankung aus. In genau solchen Situationen begeben sich sowohl Einzelpersonen als auch Familien recht häufig in therapeutische Behandlung.

4.5.1 Der Familienlebenszyklus in der Wahrnehmung des Therapeuten

Auch der Therapeut als Person befindet sich an einem bestimmten Platz im Lebenszyklus und seine eigenen Erfahrungen machen ihn für bestimmte Themen sensibler als für andere. Eine Therapeutin beispielsweise, die selbst Mutter eines kleinen Kindes ist, reagiert natürlich sensibler auf die Probleme einer Familie in der frühkindlichen Erziehungsphase, ein anderer Therapeut fühlt sich wiederum mehr von der Problematik von Familien mit Kindern in der Pubertät angesprochen. Ein Vorteil im Beruf des Psychotherapeuten liegt darin, dass der Therapeut viele Jahre beruflich aktiv sein kann, er kann also selbst dann noch seiner Arbeit nachgehen, wenn Personen mit anderen Berufen längst im Rentenalter sind:

»Wir können unserem Beruf so lange nachgehen, wie wir möchten und wie es die Klienten wollen. Ein Therapeut, der noch im hohen Alter berufstätig ist, reagiert besonders sensibel, wenn es um die Problematik der Vergänglichkeit, des Altwerdens und den Tod geht, es fällt ihm leichter, diese Themen zu berühren und die existenziellen Herausforderungen, die mit dem Thema Vergänglichkeit zusammenhängen, anzugehen« (Namysłowska 2016).

4.6 Die Hierarchie in der Familie

Systemreflexion bezieht sich u. a. auf die Hierarchie in der Familie und stellt fest, ob sie in Ordnung ist oder ob eine Störung vorliegt. Liegt eine Störung der Hierarchie vor, beschreibt die Systemreflexion die Art dieser Störung. Wie in jeder Organisation existiert auch in einer Familie eine Hierarchie in der Hinsicht, dass eine bestimmte Person mehr Macht und Verantwortung hat, als eine andere.

»Der Begriff Hierarchie wurde erstmals von Haley in die Familientherapie eingeführt. Hierarchie formt sich durch sich zeitlich wiederholende Ereignissequenzen, wobei eine Person einer anderen Signale gibt, was diese tun soll. Symptome und generationsübergreifende Koalitionen können einer Person deutlich mehr Macht geben, als sie hätte, wenn man nur ihre reale Position in der Familie sehen würde. Wenn die Grundlage von Macht Symptome oder generationsübergreifende Koalitionen sind, dann ist die Hierarchie gestört. Der Therapeut sollte die existierende Hierarchie erkennen und eine angemessene Strategie erarbeiten, damit weder die Probleme noch die Symptome oder generationsübergreifende Koalitionen dazu führen, dass die Position eines Individuums gestärkt wird« (Mazza 2001, p. 145).

Der breitere soziale Kontext, der Einfluss auf das Individuum und auf dessen Familie hat, wird ebenfalls erörtert. Dies betrifft verschiedene Systeme – das Bildungssystem, das Gesundheitssystem, das Sozialsystem oder Entscheidungen von Familiengerichten –, die entweder dazu beitragen können, dass eine Person gesund wird, oder aber das Gegenteil, nämlich eine Verstärkung der Symptome eintritt.

Haley (2003) betont, wie wichtig es ist, die richtige Hierarchie in der Familie einzuhalten. Gleichzeitig behauptet er, dass »ein Symptom darauf hinweist, dass es ein Problem in der Hierarchie gibt«. In einer funktionalen Familie stehen die Eltern in der Hierarchie über den Kindern, was bedeutet, dass die Eltern eine größere Verantwortung für die Zukunft des Kindes sowie für das System tragen und, auch rechtlich gesehen, mehr Macht besitzen.

In gut funktionierenden Systemen befinden sich Macht und Verantwortung an derselben Stelle. Dies wird deutlich, wenn Entscheidungen getroffen werden, wenn es um Betreuung oder Fürsorge geht, Dinge geplant werden müssen, Schutz benötigt wird oder Veränderungen eingeführt werden müssen. Wenn Kinder heranwachsen und vor allem, wenn sie in die Pubertät kommen, bringen ihre Eltern ihnen schrittweise bei, Verantwortung zu übernehmen, indem sie sie langsam vor immer größere Herausforderungen stellen. Taucht eine neue Generation auf, respektieren die Großeltern die volle Macht der jungen Eltern über ihr Kind. In einigen Familien übernehmen wiederum die Kinder Pflege und Verantwortung für ihre Eltern, wenn diese im Alter erkranken.

Wird Macht von Verantwortung getrennt, ist das ein Aspekt von Störungen der Hierarchie. In dysfunktionalen Systemen trägt ein Individuum, das Macht hat, keine Verantwortung für seine Entscheidungen, Die Verantwortung tragen dagegen diejenigen, die über keine Macht verfügen. Die Familie ist nicht das einzige System, in dem diese Art der Störung der Hierarchie auftreten kann. Jedoch ist die Familie ein System, in dem diese Art der Störung sehr schmerzlich ist, da sie über Generationen hinweg aufrechterhalten wird und hauptsächlich die Kinder die Konsequenzen tragen. In dysfunktionalen Systemen verfügen die Eltern über Macht (zumindest rechtlicher und wirtschaftlicher Natur), versuchen jedoch, die Verantwortung an die Nachkommen abzugeben und ziehen sich aus der Verantwortung für die Familie und für das Kind zurück. Die andere Seite der Medaille ist, dass das Kind nun wiederum versuchen wird, die Verantwortung für etwas zu übernehmen, was es nicht stemmen kann. In seiner Arbeit mit der Familie arbeitet nun der Therapeut daran, dass Macht und Verantwortung auf der Ebene einer Generation verortet werden.

Diese Störung, bei der Macht und Verantwortung voneinander getrennt sind, ist charakteristisch für Familien mit Suchtproblemen.

Eben diese Störung der Hierarchie hatte Herr H. über viele Jahre hinweg erfahren. Sein Vater war Alkoholiker gewesen und seine Mutter konzentrierte sich intensiv auf ihren Mann. Im Endeffekt hatte die ganze Familie mit den Folgen der Sucht zu kämpfen. Eine nicht zu erfüllende Erwartung, die die Mutter an ihren Sohn hatte, bestand darin, dass der Junge aufpassen sollte, dass der Vater so wenig wie möglich trank. In einer Therapiesitzung erinnerte sich Herr H. an ein dramatisches Ereignis. Sein Vater stieg betrunken ins Auto. Als die Mutter mitbekam, dass ihr Mann betrunken zur Garage ging, schickte sie ihren Sohn hinterher, der den Vater aufhalten sollte. Dem Jungen, der damals vielleicht zwölf Jahre alt war, glückte das nicht. Der Vater war derart betrunken, dass er das Kind fast umgefahren hätte. Ein paar Minuten später hatte er das Auto zu Schrott gefahren. Die Mutter machte ihrem Sohn Vorwürfe und gab ihm die Schuld für den Unfall.

Die Mutter besaß Macht, wollte aber die Verantwortung für die Familie mit dem Kind teilen. Auch der Vater verfügte über Macht, übernahm aber, ähnlich wie seine Frau, keine Verantwortung. Eine Störung der Familienhierarchie kann ein über Generationen hinweg andauernder Prozess sein, sie kann aber auch mit einer vorübergehenden schicksalhaften Situation in einer konkreten Familie zusammenhängen oder wiederum eine Verbindung aus diesen beiden Elementen darstellen. In Familien, in denen eine Person über längere Zeit die Rolle des Patienten einnimmt und metaphorisch ausgedrückt das »Aushängeschild für Symptome« ist, stellt das Symptom (verstanden als das Verhalten des Individuums) gleichzeitig ein Attribut von Macht dar. Die gesamte Macht liegt in den Händen der Person, die vom System als krank definiert wird. Der Patient hat somit die Rolle eines Monarchen inne – er steht im Mittelpunkt des Systems. Wie jeder Herrscher ist er von seinen Untertanen abhängig, von deren Existenz und deren Verhalten. Es gibt keinen König ohne Königreich. Außer der Monarchie existieren natürlich noch verschiedene andere Gesellschaftssysteme, in jedem aber muss es eine Macht geben. Beide Seiten befinden sich in einer starken und dauerhaften Abhängigkeit voneinander. In der Familie dreht sich das Leben nur um die Symptome, unter deren Diktat die Familie steht, sowie um die kranke Person, die der Familie diktiert.

Andererseits erfüllt der VIP aber auch eine wichtige Funktion für die Familie, indem er ihr beispielsweise Zeit verschafft, in der Veränderungen vorgenommen werden können, die für die weitere Entwicklung der Familie unerlässlich sind. Er lenkt von Bereichen ab, die schwierig sind, und lässt Dinge in Vergessenheit geraten, an die man sich lieber nicht erinnern möchte. Ein Beispiel hierfür ist ein Klient mit Zwangsstörung, der Waschrituale durchführt und dabei regelmäßig für lange Zeit das Badezimmer besetzt. Auf diese Weise reguliert er den Tagesablauf der anderen Familienmitglieder. Indem sie ihm den Vortritt ins Badezimmer lassen, akzeptieren die Familienmitglieder seine Macht, danken beispielsweise als Eltern ab, und stabilisieren somit die feste Position des VIP. Metaphorisch gesehen erinnert der VIP an einen Löwen, dem die anderen Tiere den Vortritt zur Wasserquelle lassen und warten, bis er fertig getrunken hat, oder sie müssen zu einem anderen Zeitpunkt zur Quelle gehen. Auf diese Weise wird die Entwicklung der Familie angehalten, denn jegliche Aktivitäten der Familienmitglieder drehen sich um die Symptome des VIP.

Im ersten Moment mag es manchmal den Anschein haben, als würden die Symptome des Kindes einem oder beiden Elternteilen helfen – die Symptome nützen aber der ganzen Familie. Das problematische Verhalten der heranwachsenden Tochter verwickelt beispielsweise die Mutter, die an Depressionen leidet, in einen Kampf mit dem Kind. Dies verstärkt bei der Mutter das Ausleben aggressiver Impulse und stellt deren depressive Emotionen in den Schatten. Die Tochter führt einen gesundheitsförderlichen »Antidepressionsmechanismus« ein. Der Preis hierfür aber ist eine Störung der Hierarchie. Stellt sich dieser Mechanismus als wirksam heraus und verschwinden die Symptome der Depression bei der Mutter, kann sich die Störung der Hierarchie dauerhaft verfestigen. Das Kind übernimmt, ohne es zu wissen, die Verantwortung für das Befinden oder die Gesundheit eines Elternteils. Dies kann in der Zukunft verschiedene lang anhaltende Probleme mit sich bringen, so kann das Kind später etwa Schwierigkeiten damit haben, eine Bindung zum Partner aufzubauen oder eine eigene Familie zu gründen.

Schauen wir uns zum Beispiel eine Familie mit einem Kind an, das gerade zur Schule gekommen ist und plötzlich erkrankt oder andere Probleme bekommt, die es daran hindern, täglich zur Schule zu gehen. Dadurch ist die Mutter »gezwungen«, zu Hause zu bleiben und wird somit erst einmal von der Aufgabe befreit, sich nach mehreren Jahren der Kindererziehung eine Arbeit suchen zu müssen. Der Mann bleibt also weiter in der Position des Hauptverdieners und die Frau in finanzieller Abhängigkeit. Die Mutter behält die Position des Elternteils bei, der über Erziehungsfragen entscheidet, der Vater dagegen nimmt in diesen Dingen eine untergeordnete Rolle ein. Dadurch wird das Paar nicht mit der Aufgabe konfrontiert, seine Beziehung neu definieren zu müssen, was gewöhnlich geschieht, wenn sich beide Partner nach einigen Jahren in ihrer beruflichen Stellung einander angleichen. Das Kind kümmert sich auf diese Weise unbeabsichtigt um beide Eltern und kehrt die Hierarchie um.

Eine ähnliche Situation entsteht auch, wenn beispielsweise der Vater, dem gerade der Verlust seines Arbeitsplatzes droht, erfährt, dass sein Sohn die Schule schwänzt und nur noch schlechte Noten bekommt. Die Aggressionsausbrüche des Vaters können in diesem Fall dessen Ängste, die mit dem beruflichen Stress verbunden sind, etwas abmildern. Hier könnte die Hypothese aufgestellt werden, dass der Sohn durch sein Verhalten den Vater vor negativen Emotionen im Zusammenhang mit dessen beruflicher Situation schützt und ihm somit hilft.

Störungen der Hierarchie lassen sich auch anhand charakteristischer Elemente im Narrativ einer Familie diagnostizieren:

- Das Familienleben und die Erzählungen darüber beginnen erst mit der Geburt des Kindes, so, als hätte die Familie davor gar nicht existiert. In den Erzählungen wird ein Zeitraum von mehreren Jahren völlig ausgeblendet, die Zeit des Kennenlernens und der Schwangerschaft spielt darin keine Rolle. Das Alter der Familie wird über das Alter des ersten Kindes bestimmt, oder des Kindes, das die Rolle des VIP innehat.
- Die Rollen in der Familie werden über den Blickwinkel des Kindes bestimmt, die Eltern werden nur »Vater« und »Mutter« genannt, statt z. B. »Herr A. und Frau A.« oder »mein Mann« und »meine Frau«. Das Leben der Familie dreht sich nur um das Kind.
- In Erzählungen über die Familie wird die zeitliche Abfolge wesentlicher Ereignisse ignoriert. Wenn eine Familie beispielsweise mehrere Kinder hat, beginnen die Erzählungen erst mit dem zweiten oder dritten Kind, sodass es für den Zuhörer schwierig ist, zu unterscheiden, wie viele Kinder in der Familie leben und welches davon älter oder jünger ist.

Aus dem Satz »Wir haben uns scheiden lassen, als unser Kind 18 Jahre alt war« hört man heraus, dass die Scheidung in der Wahrnehmung der Familie mit dem Alter des Kindes in Verbindung steht. Mechanismen, die mit der Beziehung zwischen Ehepartnern zusammenhängen, die sich zu einer Scheidung entschlossen haben, liegen nicht im

Bereich der Wahrnehmung der Partner. Es könnte sein, dass in dieser Familie das Kind eine besondere Rolle in der Hierarchie gespielt hat. Das Kind ist in den Erzählungen wichtiger als seine Eltern. Darüber hinaus kann das Alter des Kindes in diesem Fall auch von symbolischer statt nur zufälliger Bedeutung sein. Rechtlich gesehen hat das Kind die Volljährigkeit erreicht und ist selbstständig, also ist nun auch die Zeit gekommen, in der jeder der Ehepartner seine Selbstständigkeit erlangt. »Rechtlich gesehen braucht uns das Kind nicht mehr, also brauchen auch wir das Kind nicht mehr. Deshalb ist auch unsere Ehe nicht mehr notwendig.«

In funktionalen Familien werden keine Koalitionen gebildet. Eltern bilden keine Koalitionen gegeneinander. Großeltern gehen keine Koalition mit dem Enkel gegen dessen Eltern ein. Die Generation der Großeltern (Schwiegereltern) überschreitet nicht die Grenzen der Verantwortung, die die Eltern für die Erziehung ihrer Kinder haben. Die Großeltern können die Eltern unterstützen, dürfen aber nicht deren elterliche Funktion schwächen. Sie akzeptieren, dass die Eltern »die erste Geige im Familienorchester« spielen. Wird in einer Familie eine Störung der Hierarchie festgestellt, sollte die therapeutische Behandlung mit dem Ziel durchgeführt werden, eine funktionale Hierarchie in der Familie aufzubauen oder diese wiederherzustellen. In vereinfachter Weise ausgedrückt sollte hierbei die Forderung berücksichtigt werden »Willst du den Kindern helfen, so hilf ihren Eltern« (Garnier 2007). Würde der Therapeut eine Koalition mit dem Kind gegen dessen Eltern bilden, so würde er in dem Moment selbst eine dysfunktionale Hierarchie aufbauen.

Störungen der Hierarchie in Familien beruhen häufig darauf, dass die Rollen von Eltern und Kind teilweise vertauscht sind. In funktionalen Familien kümmern sich die Eltern um die Bedürfnisse des Kindes, bemerken und erkennen sie und reagieren darauf. In Familien, in denen die Hierarchie umgekehrt ist, erwarten die Eltern vom Kind, dass es ihre Bedürfnisse befriedigt. Diese Erwartungen können sich sowohl auf emotionale Bedürfnisse als auch auf existenzielle Bedürfnisse eines Elternteils oder beider Eltern beziehen. Dass im Bereich der existenziellen Bedürfnisbefriedigung eine Umkehrung der Hierarchie besteht, ist verhältnismäßig einfach festzustellen. Ansprüche der Eltern an das Kind, emotionale Bedürfnisse der Erwachsenen zu befriedigen, sind schwieriger festzustellen, denn sie sind auf subtilere Weise konstruiert. Derartige Ansprüche sind in Fragmenten von

Dialogen zu hören oder man sieht sie in Interaktionen zwischen den Generationen. Man hört sie, wenn Klienten über ihre Probleme berichten. Diese Umkehrung der Rollen, die Erwartung, dass das Kind emotionale Bedürfnisse der Erwachsenen erfüllt, ist beispielsweise in folgenden Aussagen enthalten:

- »Das Kind gibt meinem Leben einen Sinn!«
- »Endlich hab ich jemanden nur für mich, jemanden, der mich nie im Stich lässt.«
- »Endlich hat mich jemand lieb.«

Beobachtet man die Interaktionen zwischen Eltern und Kind, kann man daraus wesentliche Informationen dazu erlangen, dass eine Umkehrung der Rollen vorliegt. Kurze Sätze, wie: »Komm, gib dem Papa einen Kuss« oder »Drück mal die Mama« können ein diagnostischer Hinweis darauf sein, dass das Kind emotionale Bedürfnisse der Erwachsenen befriedigen soll. Eine Mutter sprach ganz direkt darüber: »Wenn ich traurig bin, dann kuschle ich mich an mein Kind und gleich geht es mir besser. Der Kleine ist so niedlich, einfach perfekt zum Kuscheln.«

Findet keine Systemreflexion statt, können Beschwerden von Eltern über das Verhalten ihrer Kinder falsch interpretiert werden, denn derartige Beschwerden sind oft ein Signal dafür, dass die Hierarchie in der Familie gestört ist.

Hier die Aussage eines Vaters: »Unser Sohn lässt seine Mutter nicht einmal aus dem Haus! Er ist schon neun Jahre alt, will aber nicht in seinem eigenen Bett schlafen. Damit er einschlafen kann, müssen wir ihn also mit zu uns nehmen. Er bekommt Wutanfälle ... Wenn irgendetwas nicht nach seinen Vorstellungen geht, dann schlägt und tritt er, schreit, weint und schimpft. Er schafft es, jeden Familienbesuch kaputtzumachen, entweder müssen wir gehen, oder unsere Gäste. Wir haben nichts mehr in unserem Leben unter Kontrolle.« Worte der Mutter: »Einmal hat er mich gewürgt, ich musste so tun, als würde ich das Bewusstsein verlieren, da hat er einen Schreck bekommen und aufgehört. Seitdem weiß ich, wozu er fähig ist.«

Störungen der Hierarchie in der Familie weisen oft auf Halluzination bei beiden oder zumindest bei einem Elternteil sowie auf Unreife der Eltern hin, also auf Altersregression. Die Erwartung, dass das Kind (emotionale) Bedürfnisse der Eltern erfüllt, die Eltern gleichzeitig aber die Bedürfnisse des Kindes ignorieren, bedeutet, dass das Kind als jemand anderes behandelt wird, als es in Wirklichkeit ist. Im Falle von Familien mit Störung der Hierarchie wird das Kind so behandelt, als wäre es Mutter oder Vater der von Halluzination betroffenen Person. Bei der Diagnostik im Bereich der umgekehrten Hierarchie müssen auch Alter und Gesundheitszustand der Eltern berücksichtigt werden sowie das Alter des Kindes. Wurde eine Störung der Hierarchie festgestellt, bemüht sich der Therapeut, Verantwortung und Macht der Personen zu stärken, die in einer funktionalen Familie diese Aufgaben zu erfüllen haben.

4.7 Störungen der Hierarchie – das perverse Dreieck

Ein Begriff, der einen anderen komplexen Aspekt von gestörter Hierarchie beschreibt, ist der des perversen Dreiecks *(perverse triangle)*, der einem zuweilen auch kürzer als Triangulierung begegnet. Haley verwendet diesen Begriff, um eine spezifische Störung der Hierarchie zu beschreiben, für die drei Eigenschaften charakteristisch sind.

Zum Ersten laufen die Bindungen vertikal durch die Generationen – transgenerationale Beziehungen –, so etwa die Bindung zwischen Mutter und Sohn oder Großvater und Enkel. Diese Bindungen sind stärker als die zwischen Personen der gleichen Generation wie beispielsweise Ehepartnern oder Geschwistern. Das bedeutet, dass zum Beispiel eine Mutter emotional stärker mit ihrem Kind verbunden ist, als mit dem Vater des Kindes, analog dazu ist auch die Bindung zwischen Vater und Kind stärker als die zwischen dem Vater und der Mutter des Kindes.

Der zweite wesentliche Punkt ist der, dass diese Koalition aus Personen verschiedener Generationen gegen eine bestimmte Person im System gerichtet ist.

Und drittens: Das perverse Dreieck funktioniert unbewusst. Auf bewusster Ebene bestreitet die Familie für gewöhnlich, dass etwas Derartiges überhaupt existiert.

Triangulierung bedeutet meistens, dass eine Koalition zwischen einem Elternteil und dem Kind gebildet wird, die sich gegen den anderen Elternteil richtet. Eine andere Form von Triangulierung ist eine Koalition aus einem Großelternteil und dem Enkel, die sich gegen einen Elternteil richtet. Die triangulierende Person versucht, dem Kind eine recht hohe Position in der Familienhierarchie zu verschaffen. Sie erhebt das Kind in eine Rolle, die es unmöglich spielen kann. Gleichzeitig verweigert diese Person dem Kind aber teilweise die Möglichkeit, wichtige Unterstützung durch sie zu erfahren. Die eigene Position wird gegenüber dem Kind herabgesetzt. Mit ihrem passiven Einverständnis, ihrer Akzeptanz, ihrem Rückzug und dadurch, dass sie als Elternteil abdankt, ist auch die Person, gegen die sich die Triangulierung richtet, mit an der Bildung dieser Koalition beteiligt. Und obwohl diese Person oft selbst zur Zielscheibe von Aggression oder an den Rand geschoben wird, zieht sie doch unbewusst auch Vorteile aus dieser Konstellation. Die Situation der Triangulierung bringt niemandem in der Familie völlige Zufriedenheit. Trotzdem ziehen alle Personen, die am perversen Dreieck beteiligt sind, ihre Vorteile daraus. Auf individuelle Weise zahlt aber auch jeder der Beteiligten seinen Preis dafür. Die Familie gewinnt wiederum in bedeutendem Maße an Zusammenhalt, zumindest innerhalb einer Generation, und wenn es gut geht, dann auch über viele Generationen hinweg. Allerdings zahlt die Familie auch ihren Preis dafür. In den Beziehungen herrscht ein deutliches Unbehagen oder eine mehr oder weniger verdeckte Feindschaft. Außerdem treten Probleme mit der Autonomie der einzelnen Familienmitglieder auf. Aufgrund des unbewussten Charakters dieses Phänomens ist es sehr schwierig, Triangulierung zu erkennen, und noch schwieriger, sich daraus zu befreien.

Die Erfahrungen eines von Triangulierung betroffenen Kindes sind in folgender Aussage zu lesen, die ein Klient, ein sehr attraktiver Mann, der zum dritten Mal verheiratet war, während einer Therapiesitzung machte.

> »Ich habe schon immer gespürt, dass zwischen mir und meiner Mutter eine Art Verschwörung herrschte. Ja, das war wie eine Verschwörung; Verschwörung ist hier das richtige Wort. Ich fühlte mich erhöht, kein Kind hatte solch eine hohe Position wie ich. Das war unheimlich schön, aber etwas stimmte nicht ... Wir hatten unsere Geheimnisse, sie konnte stundenlang mit mir reden, in der Küche, bis spät in die Nacht, flüsternd, bei geschlossener Tür. Vater lag im Wohnzimmer auf dem Sofa, er hörte nichts und hat sich auch niemals eingemischt. Manchmal kamen die Freundinnen meiner Mutter zum Kaffee zu Besuch, mehrere Frauen. Meine Mutter wollte dann immer, dass ich mit dabei sitze, und ich fand das toll, das gefiel mir. Meine Mutter nahm mich ins Theater und in die Oper mit. In der Oper hatten wir

unsere Stammplätze. Ich kannte die Namen von Komponisten und Künstlern. Beim Thema Kunst konnte ich mitreden, meine Mutter war so stolz auf mich, und ich war im siebten Himmel. Mein Vater ging nie in die Oper, warum, weiß ich nicht. Wann und wie es zu dieser geheimen Vereinbarung mit meiner Mutter gekommen ist, daran kann ich mich nicht erinnern, auch nicht daran, worum es dabei eigentlich ging, überhaupt kann ich mich bis zu meinem zwölften Lebensjahr an nicht viel erinnern. Es gibt nur vereinzelte Erinnerungen. Ich war der artigste Junge, den man sich vorstellen kann, als ich fünf war, habe ich allen Tanten die Hand geküsst. Meine Mutter war überglücklich, aber ich war verkrampft. Es reichte so ein bestimmter Blick meiner Mutter, eine Geste, ein paar Worte, und ich war wie benommen, habe nichts mehr gespürt, und so ist das bis heute. Ich fühle mich nur dann, wenn ich Herzschmerzen habe, obwohl die Kardiologen meinen, mein Herz sei gesund. Ich weiß nicht, wem ich glauben soll, den Ärzten oder mir selbst. So viele Jahre habe ich nur meiner Mutter geglaubt. Ich stand vollkommen in ihrer Macht, wahrscheinlich ist das noch heute so, es ist so schwer, sich daraus zu befreien. Es reicht schon ein kurzer Anruf. Sie ruft selten an, sie will, dass ich anrufe. Dann rufe ich an und nach einer Weile verkrampfe ich oder bekomme Herzrhythmusstörungen, mein Herz klopft wie verrückt, alles gerät außer Kontrolle, ich kann mich nicht beruhigen und würde am liebsten einen Arzt rufen. Manchmal wenn ich verkrampfe, spüre ich mein Herz nicht, fühle gar nichts, das beruhigt mich, und das ist für mich zumindest ein Ausweg. Aber was für ein Ausweg ist es ... Wenn ich jetzt so über meine Mutter spreche, ist das, als würde ich sie in dem Moment verraten ... Ich verstehe das nicht.«

Die Konstellation des perversen Dreiecks überträgt sich auf die nächst Generation, wodurch diese Störung der Hierarchie sowohl dauerhaft als auch unsichtbar in der Familie vorhanden bleibt. Es existieren zahlreiche Szenarien des perversen Dreiecks, aber alle funktionieren nach einem grundlegenden Prinzip. Ein Kind, das in seiner Familie Triangulierung durch einen Elternteil erfahren hat, gewinnt dadurch Erfahrungen von Nähe zu einer Person aus einer anderen Generation. Es lernt, generationsübergreifende Bindungen aufzubauen. Das Kind lernt es aber nicht, eine Bindung zu seinen Geschwistern aufzubauen und kann auf diesem Gebiet nur wenige Erfahrungen sammeln. Vielleicht wächst es ohne Geschwister auf, oder aber beide Kinder sind in eine Koalition mit einem Elternteil verwickelt. Auf diese Weise entstehen statt dem Subsystem Eltern und dem Subsystem Kinder zwei Triangulierungen, zum Beispiel Mutter und Sohn sowie Vater und Tochter. Die Bindung zwischen den Eltern ist, genauso wie die Bindung zwischen den Geschwistern, nur sehr schwach.

Waren beide Partner früher selbst von Triangulierung betroffen, so bedeutet die Geburt des ersten Kindes, dass zwischen den Partnern ein Kampf um die Bindung zum Kind beginnt. Die Wahrscheinlichkeit, dass es erneut zu einer Triangulierung kommt, ist sehr hoch. Theoretisch sind die Chancen der Mutter größer, ein derartiges Szenario in die Realität umzusetzen. Sie ist mit dem Kind schwanger gewesen, nur sie ist in der Lage, es zu stillen. Die Mutter, die eine Triangulierung mit ihrem Kind anstrebt, verbleibt auch nach der Geburt des Kindes in solch absoluter Nähe zu ihm, als würde die Schwangerschaft weiter bestehen. Sobald sich also Nachwuchs ankündigt, wird aus der relativ stabilen Partnerschaft der Eltern ein instabiles Dreieck.

Festigt sich diese Störung der Hierarchie, so kommt es im nächsten Schritt zum realen oder emotionalen Bruch zwischen den Eltern. Falls der Mann selbst von Triangulierung durch die Mutter betroffen war, kann es passieren, dass er, zumindest emotional, zur Mutter zurückkehrt. Meist sieht es so aus, dass der Mann seine Mutter emotional so oder so nie losgelassen hat. »Wer wird dich je so lieb haben wie ich, wer wird sich je so um dich kümmern. Mein Herz steht dir immer offen!« Dies ist nur eine von vielen möglichen Botschaften der Mutter an ihren Sohn. Je mehr der Vater wiederum zu seiner eigenen Mutter zurückkehrt, desto mehr entfernt er sich von der Mutter seines Kindes.

Ist es für den Mann nicht möglich, zu seiner eigenen Mutter zurückzukehren, kann es passieren, dass er sich in Arbeit stürzt – für seine Familie. Diese Vorgehensweise wird für gewöhnlich gesellschaftlich akzeptiert. Falls er früher gute Freunde hatte, kann er sich auch zu diesen zurückziehen. Möglich ist auch, dass er sich mit anderen wichtigen Dingen befasst und beispielsweise eine akademische oder künstlerische Laufbahn beginnt, Karriere in der Politik oder im Beruf macht, finanzielle Erfolge erzielt, sich gesellschaftlich oder weltpolitisch engagiert. Oder aber er beginnt ein Beziehung mit einer anderen Frau. Eine gewisse Rettung vor der drohenden familiären Katastrophe stellt die Geburt eines zweiten Kindes dar. Kommt ein zweites Kind zur Welt, so bekommt der Vater hiermit die Möglichkeit zur Triangulierung dieses Kindes. Dadurch entsteht, zumindest für die nächsten fünfzehn Jahre, eine stabile Ordnung in der vierköpfigen Familie. Aber eben nur für diese Zeit. Versucht das erste Kind, indem es von den

Entwicklungsprozessen der vergangenen Jahre profitieren möchte, das Elternhaus zu verlassen, dann erwacht das Thema gestörte Hierarchie und Koalitionen zu neuem Leben.

Hat die Mutter in der Vergangenheit selbst keine Nähe zur eigenen Mutter und keine starke Bindung zu ihr erfahren (etwa aufgrund einer Triangulierung durch den Vater), so stellt die Geburt des ersten Kindes für die Mutter eine unglaublich schwer zu meisternde Herausforderung dar. Das Kind, das emotional von seiner Mutter abgelehnt wird, die selbst von der eigenen Mutter nicht angenommen worden war, wird vom Vater emotional aufgefangen und gerät so in die Rolle eines Vaterkindes. Im psychodynamischen Ansatz wird dieses Phänomen als *breasting father* (Vater mit Brüsten) bezeichnet. Diese Bezeichnung verdeutlicht das Künstliche und Unwirkliche der ganzen Situation. Einerseits zeigt sich hier der Versuch des Vaters, die Mutterrolle zu übernehmen, andererseits aber die Schwierigkeit (oder die komplette Unmöglichkeit), diese Rolle zu erfüllen (Turyna i Zaremba 2015).

Kinder, die in solch einer familiären Konstellation funktionieren müssen, signalisieren ihre schwierige Situation oft über Symptome. Die Signale, die der Körper aussendet, betreffen meist die Ernährung oder das Verdauungssystem: Reflux, Appetitlosigkeit, Dystrophie, Schluckbeschwerden, Heißhunger-Attacken oder funktionale Probleme des Verdauungssystems, die manchmal sehr ungenau als frühkindliche Essstörung bezeichnet werden (Turyna i Zaremba 2015).

Sowohl die Koalition aus Vater und Tochter als auch die aus Mutter und Sohn wird immer wieder Anlass für Wut sein: Der Mann hat Wut auf seine Frau, die Tochter auf ihre Mutter, die Frau auf ihren Mann und der Sohn auf den Vater. Weiterhin wird sich auch Wut zwischen Vater und Tochter (Mutter und Sohn) zeigen. Für die Beteiligten ist es schwierig, das zu verstehen und damit umzugehen. Auch die Mutter wird weder spüren noch wissen, worum es in den familiären Auseinandersetzungen eigentlich geht. Auch bei dieser Konstellation stellt die Geburt eines zweiten Kindes eine verhältnismäßig gute Lösung dar. Sogar eine Mutter, die früher emotional unterkühlt war, erhält durch den täglichen Umgang mit dem kleinen Kind, durch Fürsorge und Pflege, die Möglichkeit, ihre von Vernachlässigung und Ablehnung in der Kindheit geprägten Anteile zu reparieren. Kündigt sich ein zweites Kind an, so ist die Mutter möglicherweise bereit dazu, dem Kind Nähe zu geben und es anzunehmen. Sie stellt also zum zweiten Kind eine besonders starke Bindung her, während das ältere Kind weiterhin sehr eng mit dem Vater verbunden bleibt. Eine solche Ordnung kann die Familie über Jahre hinweg stabilisieren.

Hierbei spielt auch eine Rolle, ob Elternteil und Kind dem gleichen oder entgegengesetzten Geschlecht angehören. Je nach Geschlecht des Kindes wird die Triangulierung unterschiedliche Folgen haben. In vielen Ehen verschlechtert sich die Qualität der Beziehung nach der Geburt des ersten Kindes derart, dass das Risiko einer Scheidung deutlich wächst (Gottmann a. Gottmann 2005). Dies betrifft vor allem Paare, die vor der Geburt ihres ersten Kindes lange Zeit harmonisch zusammengelebt haben. Schwierig ist die Situation nach Geburt des ersten Kindes auch für symmetrische Paare, deren Beziehung auf Ähnlichkeit und Nähe basiert. Komplementäre Paare, für die Unterschiedlichkeit und Andersartigkeit von grundlegender Wichtigkeit sind, kommen dagegen besser damit zurecht. Ein Duo, das aufeinander eingespielt war, benötigt Zeit, um auch als Trio Harmonie zu erlangen. Paradox ist, dass schwierige Beziehungen, die erst von kurzer Dauer und noch nicht gefestigt waren, es eher schaffen, nach der Geburt eines Kindes Harmonie zu finden, als Beziehungen, in denen die Partner ohne Kind zufrieden miteinander waren. Zumindest gilt das für die Zeit bis zur nächsten Herausforderung, die in rund 15 Jahre später auf die Partner zukommen dürfte.

Chloé Madanes (2006) beschreibt Untersuchungsergebnisse, in denen Störungen der Hierarchie in Familien berücksichtigt wurden, in denen eines der Kinder heroinabhängig war. Im Vergleich zu Familien ohne Suchtproblematik wurden hier folgende Elemente mit größerer Häufigkeit beobachtet:

- Ein Elternteil hatte in der Hierarchie eine bedeutend höhere Position als der andere. Der Elternteil mit der höheren Position erlangte diese auf aktive Weise, durch Erniedrigung des anderen Elternteils. Er selbst änderte seine Position nie und übernahm weiterhin Verantwortung für das Kind und die Familie. In einer solchen Familie übernehmen nicht beide Eltern, sondern nur ein Elternteil Macht und Verantwortung.
- Der Elternteil, der die Machtposition innehatte, hatte ein emotionales Bündnis mit der suchtkranken Person geschaffen. Er glaubte an deren unrealistische Versprechen, keine Drogen mehr zu nehmen und gegen die Sucht ankämpfen zu wollen. Er unterstützte die suchtkranke Person emotional, teilte mit

ihr Geheimnisse, zeigte Verständnis und versorgte sie mit finanziellen Mitteln, damit sie ihren Lebensunterhalt bestreiten und die Sucht finanzieren konnte. Auf diese Weise gab dieser Elternteil seine Elternrolle teilweise auf.

- Der Elternteil, der in der Hierarchie weiter unten stand, kämpfte für gewöhnlich zu Beginn der Suchterkrankung um seine Position in der Familie und stand der suchtkranken Person und dem dominanten Partner kritisch gegenüber, gab aber mit der Zeit seine Elternrolle auf.
- Die suchtkranke Person verblieb in der Rolle des Kindes und übernahm keine Verantwortung. Teilweise übernahm sie aber, wie jede Person mit einer Reihe von Symptomen, Macht in der Familie.
- Die Bindung zwischen Eltern und Kind (Kindern) war enger, als sie in funktionalen Familien ist. Die Bindung zwischen dem dominanten Elternteil und dem suchtkranken Kind war enger, als die Bindung zwischen den Eltern.
- Obwohl sich beide Elternteile teilweise aus der Elternrolle zurückgezogen hatten, konnte keiner von ihnen die Elternrolle völlig aufgeben. Dies führte zu einem dauerhaften Bruch in der Familie. Das suchtkranke Kind übernahm keine Verantwortung für die Familie, verließ aber auch nach vielen Jahren sein Elternhaus nicht.

Des Weiteren fand Madanes heraus, dass es in Familien mit niedrigem gesellschaftlichen und materiellen Status oft zu einer Koalition aus der Großmutter mütterlicherseits und dem Enkel oder der Enkelin kommt. Dieses Bündnis richtet sich gegen die Mutter des Kindes, also gegen die Tochter der Großmutter, die dieses Bündnis bildet. Besonders wichtig ist hierbei, dass diese Mechanismen weder bewusst ablaufen, noch auf irgendeine Weise intentional sind. Sie sind also nicht Folge irgendjemandes bösen Willens.

Ziel der Arbeit mit der Familie ist aber nicht die Einsicht in dysfunktionale Verhaltensmuster, sondern eine Veränderung dieser Muster. Zeig (2006, p. 180) beschreibt das so: »Im ericksonschen Ansatz geht es darum, sich an den Blüten zu erfreuen, statt über das Wesen der Samen zu spekulieren«. Natürlich verhindert der Therapeut keine spontanen Reflexionen zur Einsicht, strebt diese aber auch nicht gezielt an. Seine Arbeit findet eher im Bereich des Unbewussten statt, was die Klienten vor einem unbegründeten Schuldgefühl sowie vor individuellen und systemischen destruktiven Prozessen schützt. Derartige Prozesse könnten die gewünschten Veränderungen hinauszögern.

Im eben besprochenen Bereich führt die diagnostische Reflexion des Therapeuten zur Trancearbeit. Auf unbewusster Ebene ist es möglich, die Bindung zwischen Personen derselben Generation zu stärken und die zwischen Personen unterschiedlicher Generationen abzuschwächen. Veränderungen, die auf unbewusster Ebene initiiert werden, können den Aufbau neuer, realer und gesundheitsförderlicher Erfahrungen im System unterstützen.

Auch mit einer Familientherapie können gute Erfolge erzielt werden. Der Therapeut, der mit dem familiären System zusammenarbeitet und eine gesunde Veränderung im Bereich der Triangulierung anstrebt, wird reale Erfahrungen sowie Tranceerfahrungen von Nähe zwischen Personen derselben Generation verstärken. Er wird Kontakt und Nähe unter Geschwistern intensivieren sowie den Kontakt der Eltern zueinander stärken. Er wird auch versuchen, die bis dahin bestehende Triangulierung abzuschwächen, wird Eltern und Kinder, die bisher nur schwachen Kontakt zueinander hatten, dazu animieren, reale sowie in der Fantasie stattfindende Kontakte zueinander zu stärken.

Die therapeutische Strategie, die sich daraus ergibt, dass Triangulierungsprozesse erkannt werden, kann durch Aufgaben für zu Hause, Rituale oder eine Veränderung des Settings verwirklicht werden. So kann beispielsweise ein Teil der Therapiesitzungen in Subsystemen stattfinden, in der Therapiepraxis erscheinen etwa nur die Eltern oder nur die Geschwister. Vor allem der Therapeut wird sich bemühen, die Aufmerksamkeit in Richtung der angestrebten Veränderungen sowie möglicher Lösungen zu lenken.

Triangulierung bedeutet jahrelange unbewusste Zusammenarbeit innerhalb des familiären Systems. Am deutlichsten sichtbar ist sie in Zweierkonstellationen, wie beispielsweise Mutter–Sohn oder Vater–Tochter. Triangulierung ist dennoch ohne die Mitarbeit anderer Personen im System nicht möglich. Das bezieht sich sowohl auf Familienmitglieder, die gemeinsam leben oder wohnen, als auch auf generationsübergreifende Mechanismen, die in Überlieferungen der Familie enthalten sind. Triangulierung zieht sich oft durch viele Generationen, wodurch sie wie ein nicht wahrgenommener Teil der Realität empfunden wird. Dies ist auch einer der Gründe, warum dieser Mechanismus so lange sowohl vom Individuum als auch von der Familie unbemerkt bleibt. Muster der Triangulierung werden durch feste Bräuche und Rituale, Familiengeschichten oder Verhaltensweisen von Personen vorangegangener Generationen überliefert. Abhängig sind sie von Erfahrungen aus der Kindheit, wenn sich Fähigkeiten zum Aufbau von Bindungen herausbilden, die für eine Familie charakteristisch sind.

Das perverse Dreieck stellt eine von mehreren Möglichkeiten dar, Koalitionen innerhalb der Familie zu bilden. Koalitionen können wie das perverse Dreieck struktureller Natur sein und über mehrere Generationen funktionieren. Sie können aber auch ad hoc gebildet werden und verschiedene Ziele verfolgen, meist geht es dabei um einen Machterhalt. Auf diese Weise wird das Gleichgewicht aufrechterhalten, was ein regressives Aufhalten von Entwicklungsprozessen im System bedeutet. Eine Koalition besteht aus folgenden Elementen: dem Koalitionsführer, aus den Personen, gegen die sich die Koalition richtet sowie dem Ziel der Koalition. Man kann Mittel und Taktiken beschreiben, die angewandt werden, um Macht zu erhalten. Meist geschieht das, indem Ängste erzeugt werden – durch Versprechen, Sabotage und Boykott, passiven Widerstand und Gewalt (Haley 2005, p. 169) oder auch das Erzeugen von Schuldgefühlen. Der Therapeut sollte unterschiedliche Arten von Koalitionen auch deshalb erkennen, um nicht das Risiko einzugehen, selbst während der Behandlung in eine Koalition hineingezogen zu werden. Gelingt es dem Therapeuten nicht, Verstrickungen in Koalitionen zu erkennen, so verzögert sich der Veränderungsprozess in der Familie.

Es scheint, dass durch die Tendenz zur Kleinfamilie mit immer weniger Kindern, die gegenwärtig in verschiedenen Gesellschaften zu beobachten ist, Prozesse von Triangulierung verstärkt werden. Ein Elternteil ist nicht imstande, eine Triangulierung mit mehr als einem Kind zu bilden. Selbst wenn beide Eltern in der Vergangenheit Erfahrungen mit Triangulierung hatten, so bestand, wenn es in der Familie mehr als nur zwei Geschwister gab, zumindest für einige Kinder die Möglichkeit, nicht in Triangulierungsprozesse hineingezogen zu werden. Darüber hinaus haben Geschwister in kinderreichen Familien mehr Chancen, untereinander starke Bindungen zu entwickeln und gesunde Koalitionen zu bilden. Kinder in großen Familien haben außerdem mehr Freiheit um Selbstständigkeit zu entwickeln und sind weniger von elterlichen Erwartungen abhängig.

Die meisten Verwicklungen gibt es für gewöhnlich in Familien mit einem Einzelkind.

Störungen der Hierarchie in Familien, die sowohl auf einer Umkehrung der Rollen von Eltern und Kind, als auch auf Triangulierung beruhen, werden in einem gewissen Bereich auch mit dem Begriff »innerfamiliäre Übertragung« bezeichnet. Man kann dies auch aus der ericksonschen Perspektive beschreiben und sich auf das Trancephänomen der Halluzination berufen – Personen in der Familie werden unbewusst verwechselt. Gefühle wie Liebe, Hass, Wut, permanente Unzufriedenheit oder Kritik sind vollkommen real, werden entweder als echter Schmerz empfunden oder als echte Freude. Verwechselt werden nur der Ort, die Zeit sowie die Personen. Ist die Hierarchie gestört, so verwechseln die Eltern ihr Kind mit den eigenen Eltern. Bei Triangulierung treten zahlreiche Verwechslungen gleichzeitig auf, ein wesentliches Merkmal ist aber immer das Verwechseln des Kindes mit dem Lebenspartner.

4.8 Trancephänomene im System

Auch in Familien werden dominierende Trancephänomene bestimmt. Die genaue Beschreibung der Trancephänomene befindet sich im vorangegangenen Kapitel. Ein in Familien besonders deutlich erkennbares Trancephänomen ist die im Abschnitt 4.7 »Störungen der Hierarchie« beschriebene Halluzination. Sie zeigt sich in Familien meist in einer Tendenz zum Verwechseln von Personen. So verwechselt beispielsweise der Mann seine Frau mit seiner Mutter oder seiner Tochter. Die Frau wiederum verwechselt ihren Mann mit ihrem Vater oder ihrem Sohn, die Schwiegermutter wird mit (häufiger negativen, seltener positiven) Aspekten der eigenen Mutter verwechselt oder ein Kind wird in der Rolle eines Elternteils gesehen. Da das hier beschriebene Phänomen aber unbewusst und ohne jegliche Intention abläuft und darüber hinaus unbeabsichtigt entsteht, hält es sich für gewöhnlich lange und hat auch noch in nachfolgenden Generationen Bestand.

Viele Familien verharren in der Vergangenheit. Das zeigt sich oft darin, dass alte Verhaltensmuster, wie etwa eine übertriebene Sparsamkeit, zwanghaftes Einkaufen oder das Horten von Dingen – begründet in einer längst vergangenen Armut und heute völlig sinnlos –, weitergeführt werden. Etwas, das der Familie in früheren Zeiten geholfen hat, ihr Leben zu meistern, erweist sich ein paar Generationen später nur noch als unnützer Ballast, wie eine veraltete Landkarte, die auf gutem Papier gedruckt wurde und viele Jahre erhalten blieb. Auf vielen Reisen war sie nützlich, und sie birgt zahlreiche Erinnerungen, die eingezeichneten Wege jedoch sind schon lange nicht mehr aktuell, viele Straßen existieren gar nicht mehr, dafür gibt es inzwischen neue Verbindungen und neue Möglichkeiten.

Ein anderes Phänomen, das häufig bei Familien diagnostiziert wird, ist Katalepsie. Sie bezieht sich sowohl darauf, dass die Familie in einer früheren Entwicklungsetappe in ihrem Lebenszyklus verharrt, als auch darauf, dass sie ihre erfolglosen Versuche, ein akutes Problem zu lösen, immer wieder wiederholt. Mehr noch, die Versuche der Familie mit dem Problem zurechtzukommen führen oft dazu, dass sich genau das, was verändert werden sollte, noch verstärkt, was dann paradoxerweise eine Verfestigung des problematischen Verhaltens zur Folge hat. Katalepsie ist ein sehr verbreitetes Phänomen, daraus folgt schlüssig, dass im Therapieprozess Aktivitäten, die Bewegung in das Verhalten bringen und die Personen zu neuen Erfahrungen animieren, unbedingt notwendig sind. Das kann während der Therapiesitzungen stattfinden (indem die erwünschten Erfahrungen mittels Trance hervorgerufen werden), oder aber der Therapeut gibt den Klienten Aufgaben für zu Hause oder empfiehlt ihnen die Anwendung therapeutischer Rituale.

Eine Störung im Bereich Dissoziation – Assoziation wiederum zeigt sich in unklaren und verschwommenen Grenzen zwischen den Familienmitgliedern. Dies wird ganz besonders in den Subsystemen innerhalb der Familie deutlich. So kann es vorkommen, dass die Grenzen zwischen Eltern und Kindern nicht klar sind oder unscharfe Grenzen zwischen den Herkunftsfamilien der Partner und der aktuellen Familie herrschen. Ein erwachsener Mensch, der eine eigene Familie gründet, trennt sich von seiner Herkunftsfamilie und erschafft ein neues System. Dieses Thema betrifft jede Familie und stellt für jedes familiäre System eine Entwicklungsaufgabe dar. In besonderer Weise gilt das für Patchworkfamilien sowie für Familien, bei denen die Partner unterschiedlicher ethnischer und kultureller Herkunft sind. Grenzen zu bestimmen und zu setzen ist ein langjähriger Prozess und sollte mit den Jahren immer wieder nachjustiert werden.

Trancephänomene verbleiben über mehrere Generationen in der Familie. In Familienüberlieferungen, die von Generation zu Generation unbewusst weitergegeben werden, sind sowohl negativ wirkende

Verwünschungen (die eher als Flüche bezeichnet werden sollten) als auch innere Stärken und Ressourcen der Familie enthalten. Auf diesen Stärken der Familie beruht für gewöhnlich die Behandlungsstrategie, die der Familie helfen soll, positive Veränderungen herbeizuführen.

4.9 Paare kennenlernen

»Versuche zuerst zu verstehen,
dann wirst du auch verstanden werden.«
Norma Barretta

Ein ganz spezifischer Aspekt der systemischen Reflexion ist die Paardiagnostik. Dieser Aspekt gewinnt immer mehr an Bedeutung, da der Bedarf an dieser Art der therapeutischen Arbeit stetig wächst. Es scheint, als würde diese Klientengruppe immer größer werden. Der Grund hierfür liegt sicherlich auch in Botschaften der modernen Gesellschaft, die das Zusammensein erschweren können, wie etwa:

- die starke Betonung der und Forderung nach Individualisierung: Werte wie individuelle Entwicklung und Selbstverwirklichung stehen an erster Stelle.
- der Kult um neue Dinge: Das, was ich noch nicht habe, wird mich glücklich machen. Das, was ich schon habe, ist nichts mehr wert.
- Durch die wachsenden Möglichkeiten zur sofortigen Bedürfnisbefriedigung (Sex im Internet ist beispielsweise täglich 24 Sunden verfügbar) fällt es den Menschen immer schwerer, mit Frust umzugehen und die Befriedigung ihrer Bedürfnisse aufzuschieben.

Diese kulturellen Entwicklungen haben zur Folge, dass immer mehr Menschen nicht nur innerhalb des familiären Systems, sondern auch bei einem Therapeuten Hilfe suchen, wenn es um Schwierigkeiten in Beziehungen geht.

In der Paartherapie wird als erster Schritt die Frage gestellt, ob sich die Personen, die sich zur Therapie gemeldet haben, überhaupt für diese Therapieform eignen. Sind sie ein Paar? Nicht alle Personen, die sich zu zweit zur Therapie melden, können als Paar bezeichnet werden. Dies zu bestimmen, ist weder einfach noch eindeutig, und genau aus dem Grund sollte diese Frage Gegenstand einer tiefgründigen Reflexion sein. Hierbei sollte man sich nicht von formellen Kriterien leiten lassen, wie etwa davon, ob das Paar verheiratet ist, denn die Zahl der Eheschließungen ist seit einiger Zeit rückläufig. In Polen ist es beispielsweise zum Ritual geworden, statt zu heiraten einen Bankkredit für einen Wohnungskauf aufzunehmen und sich dann dazu zu entschließen, den Kredit gemeinsam abzubezahlen.

Als Paar bezeichnet man zwei erwachsene Menschen, die sich entschlossen haben, Leben und Alltag gemeinsam zu verbringen und auf diesem Gebiet reelle Erfahrungen gesammelt haben. Doch auch für Personen, die zwar verheiratet sind und sich somit für die Formalisierung ihrer Beziehung entschieden haben, in den Augen des Therapeuten aber noch nicht viele reale gemeinsame Erfahrungen gesammelt, zum Beispiel noch nie zusammengewohnt haben, käme eine Paartherapie infrage.

Würde aber der Therapeut Personen behandeln, die noch keine gemeinsamen Erfahrungen haben, so könnte dies als direkte Suggestion vonseiten des Therapeuten verstanden werden – »Seid ein Paar!« –, was zumindest sehr kontrovers wäre.

Die größte Herausforderung für den Therapeuten bei der Paardiagnostik ist es, das Paradigma der individuellen Diagnostik zu verlassen, das sowohl im Studium der Medizin als auch der Psychologie eine große Rolle spielt. Beschreibt der Therapeut jede der beiden Personen einzeln, so hält er sich nicht an den Auftrag, der bei der Arbeit mit (Ehe-)Paaren festgeschrieben ist. Dieser Auftrag kann auf verschiedene Weise ausgedrückt werden und lautet: »Wir sind zusammen. Es fällt uns schwer, zusammen zu sein. Helfen Sie uns dabei, zusammen zu sein.« Tendiert der Therapeut dennoch dazu, jede Person einzeln zu beschreiben, kann das folgende Bedeutung haben:

- Es kann ein diagnostischer Hinweis darauf sein, dass unbewusste Prozesse von Dissoziation in der Partnerschaft dominieren.
- Es kann signalisieren, dass den Therapeuten Schwierigkeiten während der Therapie erwarten, die damit zusammenhängen, dass bei beiden Partnern eine nach außen gerichtete Aufmerksamkeit vorliegt. Dies führt oft dazu, dass Konflikte eskalieren und in den Therapiesitzungen starke Spannungen entstehen, was für den Therapeuten, auch in emotionaler Hinsicht, sehr schwierig sein kann. In einer solchen Situation sollte versucht werden, die Aufmerksamkeit beider Partner nach innen zu

lenken, statt die Behandlung mit jedem Partner einzeln durchzuführen. Somit kann der Auftrag, eine Paartherapie durchzuführen, erfüllt werden.
- Es kann ein Signal dafür sein, dass beim Therapeuten unbewusste innere Prozesse ablaufen, aufgrund derer er zu einem der beiden Partner eine stärkere Bindung aufbaut.

Führt der Therapeut eine Paartherapie durch, so sollte er die Partner keinesfalls in Richtung zweier individueller Therapien lenken. Würde er dies tun, so wäre das eine direkte Suggestion mit dem Inhalt »Ohne einander wird es Euch besser gehen«. Das zeugt für gewöhnlich davon, dass der Therapeut unbewusst nicht dazu bereit ist, mit dem konkreten Paar zusammenzuarbeiten. Tendiert der Therapeut dazu, eine individuelle Diagnostik vorzunehmen, so stellt das eine indirekte Suggestion zur Separierung dar. In zahlreichen Situationen, wie beispielsweise bei der therapeutischen Arbeit mit von Scheidung bedrohten Ehepaaren, wirkt ein solches Verhalten des Therapeuten wie die Botschaft: »Ich denke, es ist besser für euch, wenn ihr euch trennt.« Eine solche Suggestion birgt begründete ethische Bedenken.

Der Therapeut darf weder suggerieren, dass die Partner zusammenbleiben, noch dass sie sich trennen sollten. In vielen Situationen jedoch stellt diese Vorgabe für den Therapeuten eine emotionale Herausforderung dar. Vor allem bei der Arbeit mit Paaren, die kleine Kinder haben, ist dies häufig der Fall. Die Schwierigkeiten des Therapeuten, emotional neutral zu bleiben, ergeben sich nicht nur aus der therapeutischen Arbeit mit dem Paar, sondern vielmehr aus eigenen, oft unbewussten, Erfahrungen und Überzeugungen.

Ein Therapeut, der eine Paardiagnostik durchführt, beruft sich sowohl auf wesentliche Grundlagen des ericksonschen Ansatzes, wie beispielsweise auf die Trancephänomene, als auch auf umfassendere diagnostische Merkmale, die für Paartherapien spezifisch sind.

Folgendes sollte bei einer Paartherapie bestimmt werden:

- die Phase im Familienlebenszyklus, in der sich das Paar befindet
- die Phase der Beziehung
- der Charakter der Beziehung – ist sie symmetrisch oder komplementär?
- Trancephänomene, die charakteristisch für das Paar sind.

4.9.1 Der Platz des Paares im Familienlebenszyklus

Bei der Paardiagnostik gilt es zu berücksichtigen, in welcher Phase des Familienlebenszyklus sich das Paar dazu entscheidet, mit einer Paartherapie zu beginnen. In Verbindung damit sollten zwei Aspekte betrachtet werden:

- die Familiendynamik des Paares, wie beispielsweise das Alter der Partner, das Alter der Kinder und die Entwicklungsaufgaben, die sich daraus ergeben
- die Familiendynamik der Herkunftsfamilien beider Partner.

Bei einem Paar ist jede Person gleichzeitig sowohl mit dem Partner (und, wenn es gemeinsame Kinder gibt, auch mit den Kindern) verbunden als auch mit wichtigen Personen der Herkunftsfamilie. Paare, die zusammenkamen, als sich beide Partner bereits von der Herkunftsfamilie gelöst hatten, befinden sich in einer völlig anderen Situation, als Paare, bei denen diese Loslösung erst zur Debatte steht. Paare, in denen die Eltern beider Partner jeweils am Leben sind, ihrer Arbeit nachgehen können und bei guter Gesundheit sind, befinden sich in einer ganz anderen Lage, als Paare, deren Eltern chronisch krank und pflegebedürftig sind. Sich zu einem Paar zu entwickeln, ist ein zeitlich ausgedehnter Prozess, der leichter zu bewältigen ist, wenn in der Herkunftsfamilie klare Grenzen zwischen den Generationen herrschen, und schwieriger wird, wenn diese Grenzen unscharf und verschwommen sind. Eine Erfahrung, die von symbolischem Wert für die Partnerschaft ist, aber oft Schwierigkeiten mit sich bringt, ist der Kauf oder der Bau eines eigenen Hauses. Aus Fragen zum Thema Wohnen lässt sich schließen, in welcher Phase der Loslösung von ihren Herkunftsfamilien sich die Partner befinden. Wer zieht zu wem? Spielt es eine Rolle, in welcher Entfernung die Eltern der Partner wohnen? Wer entscheidet, wie groß das Haus werden soll und wie es eingerichtet wird? Gibt es in dem neuen Haus oder der neuen Wohnung mehr gemeinsame Räume oder mehr Räume, die die Partner jeweils einzeln für sich beanspruchen? Wer finanziert den Bau oder Kauf des Hauses? Welche Entscheidungen werden hierbei von den Partnern selbst und welche von deren Eltern getroffen? Wer entscheidet über den zeitlichen Ablauf beim Hausbau? Sollen im neuen Haus in Zukunft auch die Eltern oder ein Elternteil des Paares wohnen?

Herr und Frau Z. meldeten sich kurz nach dem Umzug in ihr neu gebautes Haus zur Therapie. Sie waren seit über zehn Jahren verheiratet und hatten zwei Kinder. Herr Z. war Inhaber einer großen Firma. Frau Z. kümmerte sich um Haushalt und Kinder. Herr und Frau Z. waren wohlhabend, das Haus war großzügig angelegt, von einem großen Garten umgeben und befand sich in einer gehobenen Wohngegend. Die Therapie hatten sie begonnen, weil die Spannung aufgrund ihrer ständigen Streitereien nicht mehr zu ertragen war. Seit sie in dem neuen Haus wohnten, war es noch viel schlimmer geworden. Die beiden meinten, ihre Beziehung wäre schon immer recht turbulent gewesen, aber im lang ersehnten neuen Zuhause hätten sich die Konflikte derart verschlimmert, dass die Familie kurz vor dem Auseinanderbrechen stünde.

Mithilfe eines Architekten hatten Herr und Frau Z. ihr Haus so geplant, dass sich im Erdgeschoss das Reich von Frau Z. befand, die erste Etage dagegen der Bereich von Herrn Z. war. Die Konflikte waren zwar emotionsgeladen und verbissen, die Gründe dafür aber schienen völlig absurd. In den Streitigkeiten ging es etwa darum, wer von beiden über den Treppenbereich zwischen Erdgeschoss und erster Etage bestimmte. Frau Z. war der Meinung, ihr würde ein Teil der ersten Etage zustehen, weil die Kinder lieber ihr Bad im Erdgeschoss benutzten. Es stellte sich heraus, dass sie bei der Planung des Hauses nicht daran gedacht hatten, genügend Platz für ihre Kinder einzuplanen, die schließlich mit der Zeit immer größer wurden. Sex hatten die beiden nur selten, was sie damit rechtfertigten, dass nicht klar vereinbart war, wer zu wem kommen sollte. Ein gemeinsames Schlafzimmer war in der Planung des Hauses nicht vorgesehen gewesen. Die beiden machten den Eindruck zweier streitender Kinder. Die emotionale Situation sah folgendermaßen aus: Obwohl Herr und Frau Z. bereits seit Langen verheiratet waren, waren sie bisher im Prinzip noch nicht zusammen gewesen. Herr Z. befasste sich die ganze Zeit damit, seine Firma auszubauen, Frau Z. konzentrierte sich auf die Kinder. Nach einigen Therapiesitzungen wurde klar, dass der geschäftliche Erfolg für Herrn Z. wichtig war, um seinem Vater beweisen zu können, dass er zu etwas taugt. Frau Z. dagegen wollte mit der Erziehung ihrer Kinder genau dasselbe ihrer Mutter beweisen. Beide nahmen sie sich gegenseitig nur wie durch einen Nebel wahr; beide kämpften verspätet darum, sich vom Elternhaus zu lösen und sich von negativen Verwünschungen durch die Eltern (posthypnotische Suggestion) zu befreien. Darin waren sie einander ähnlich. Im neuen Zuhause wurden sie dann von geballter Aggression überrascht.

»Ich dachte, wenn man endlich bei sich ist, dann hört das mit dem Streiten auf«, meinte Frau Z.

»Endlich bei sich zu sein heißt, dass dann alles gut werden sollte«, sagte Herr Z.

»Was bedeutet denn ›bei sich‹?«

»Das ist doch völlig klar, bei sich ist eben bei sich, niemand stört«, erwiderte Frau Z.

»Man kann sich einfach ganz in Ruhe hinlegen, endlich seine Ruhe haben«, sagte Herr Z.

Die Bedeutung der Worte »bei sich«, wurde immer klarer. Für beide bedeutete »bei sich« eher Getrenntheit, Frau Z. »bei sich« und Herr Z. »bei sich«. »Bei sich« bedeutete eher, Abstand von den Eltern, als Gemeinsamkeit mit dem Partner. Das Leben im neuen Zuhause wurde mehr und mehr zum Albtraum. Der individuelle Teil war in der Beziehung recht gut geregelt, eine emotionale Herausforderung stellte für die Partner dagegen der gemeinsame Teil dar. Eine Scheidung kam wiederum für beide nicht infrage, denn für Frau Z. würde das bedeuten, dass sie eine schlechte Mutter sei, und für Herrn Z., dass er mit den einfachsten Dingen im Leben nicht klarkomme. Das konnte keiner von beiden zulassen, denn in dem Moment hätten sie ihren Eltern recht gegeben. Schließlich hatten sie so lange genau dafür gekämpft, ihren Eltern zu beweisen, dass sie unrecht hatten.

Im eben angeführten Beispiel ist deutlich zu erkennen, welchen Einfluss die Vergangenheit – nämlich unvollendete individuelle Entwicklungsprozesse bei den Partnern – darauf hat, was in der Paarbeziehung geschieht. Es ist äußerst schwierig, eine Familie und damit ein neues Zuhause zu gründen, wenn man sich nicht vom Elternhaus losgelöst hat. In genau so einer Situation befanden sich Herr und Frau Z.

Aber nicht nur die Vergangenheit, sondern auch das, was in der nächsten Generation geschieht, wenn beispielsweise die Kinder das Haus verlassen, selbst eine Beziehung beginnen und Kinder bekommen, hat Einfluss auf die Paarbeziehung.

Herr und Frau K. waren schon viele Jahre verheiratet. Zweifelsohne war ihre Beziehung von komplementärem Charakter. Der Therapeut, der mit den beiden zusammenarbeitete, hatte den Verdacht, dass bei Herrn K. eine Schädigung des zentralen Nervensystems vorlag, was aber nie untersucht worden war. Frau K. machte vom Äußeren her den Eindruck, als würde sie unermüdlich gegen die Spuren der Zeit in ihrem Aussehen ankämpfen. Ihren Mann behandelte sie überheblich und nachlässig, manchmal sogar mit Verachtung. Herr K. dagegen zeigte ein devotes und unterwürfiges Verhalten. Die Unterschiede in Aussehen und Verhalten der Eheleute waren so erheblich, dass es erstaunlich schien, dass die beiden schon so lange ein Paar waren. Herr K. war die ganze Zeit über berufstätig, obwohl er sich in psychiatrischer Behandlung befand und Medikamente nahm. Seine Frau dagegen war seit Jahren zu Hause. Die beiden hatten zwei Söhne. Wie ihre Eltern waren auch die Kinder sehr unterschiedlich. Der ältere Sohn hatte sein Abitur nicht bestanden und hatte Probleme, Arbeit zu finden. Wenn er mal Arbeit hatte, dann nur zeitweise. Eine eigene Familie hatte er nicht gegründet und war nie von zu Hause ausgezogen. Er wohnte immer noch mit seinen Eltern zusammen. Der jüngere Bruder dagegen hatte in einer anderen Stadt studiert. Sein Studium hatte er mit ausgezeichneten Ergebnissen abgeschlossen und ein Promotionsstudium begonnen. Der Vater hatte zum älteren Sohn eine besonders enge Bindung, die Mutter dagegen zu dem jüngeren Sohn.

Die Rollen waren seit Jahren verteilt. Die vierköpfige Familie bestand aus zwei Paaren. In einer funktionalen Familie hätte es zwei Subsysteme gegeben – die Eltern und die beiden Geschwister. Hier gab es zwar auch zwei Systeme, aber eben andere: Der Vater hatte eine Triangulierung mit dem älteren Sohn gebildet, die Mutter war dagegen mit dem jüngeren Sohn verbunden.

Höchstwahrscheinlich hätten Herr und Frau K. niemals einen Therapeuten aufgesucht. Es gab für sie überhaupt keinen Anlass, irgendetwas in ihrer Beziehung zu verändern. Viele Jahre ging alles seinen Gang, mal recht, mal schlecht. In den Ferien aber wurde der jüngere Sohn von einer Zecke gebissen. Er hatte den Zeckenbiss nicht bemerkt, und starb infolge einer Hirnhautentzündung. Der Tod des Sohnes brachte die bis dahin stabile Ordnung in der Familie durcheinander. Frau K. war nun allein, sie war nicht mehr Teil eines Paares. Seit dem Tod des Sohnes litt sie unter Panikattacken, isolierte sich, verließ nur selten das Haus, und wenn, dann nur zusammen mit ihrem Mann. Sie sah keinen Sinn mehr im Leben, war niedergeschlagen, manchmal bekam sie Wutanfälle. Sie selbst war der Meinung, an Depressionen zu leiden. Der Psychiater, der sie medikamentös behandelte, war aber der Ansicht, dass ihr Verhalten eine Reaktion auf den Tod des Sohnes sei. Die Medikamente brachten keinerlei Besserung und Frau K. erhielt eine Überweisung zur Psychotherapie. Herr K.

war sehr besorgt über den Gesundheitszustand seiner Frau und zeigte sich bereit, sie zu den Therapiesitzungen zu bringen. Der Therapeut war der Ansicht, dass der Tod des Sohnes alle drei verbliebenen Familienmitglieder betreffe, und schlug eine Familientherapie vor. Zum Teil akzeptierten die Eltern die Argumente des Therapeuten, lehnten die Teilnahme des älteren Sohnes an der Therapie aber kategorisch ab und entschlossen sich dann dazu, eine Ehetherapie zu beginnen.

Der Tod des jüngeren Sohnes hat das Gleichgewicht in der Familie beeinträchtigt, die dadurch kurz vor dem Auseinanderbrechen stand. Eine Ressource des Paares bestand darin, dass ihre Beziehung über viele Jahre hinweg standgehalten hatte. Schließlich waren sie auch in der Zeit zusammen gewesen, als in der Familie nur ein Kind gewesen war. Bei der Diagnostik waren zwei Fragen von Bedeutung:

- Was hat die Familie zusammengehalten, als es erst ein Kind gab?
- Welche dieser Erfahrungen können jetzt im therapeutischen Prozess aktiviert werden?

Auch, dass Herr und Frau K. darauf bestanden hatten, dass die Therapiesitzungen ohne den älteren Sohn stattfinden sollten, wurde als Ressource und als Entscheidung dafür angesehen, dass die beiden ihre Bindung zueinander stärken wollten.

4.9.2 Die Phase der Paarbeziehung

Eine Beziehung, die von gewisser Dauer ist, durchläuft verschiedene Phasen. Je nach fachlicher Ausrichtung können diese Phasen unterschiedlich bestimmt werden, sie hängen ab von Ort und Zeit und sind kulturell bedingt. John und Julie Gottman (2013) beschreiben drei Etappen einer Paarbeziehung:

- die Phase des Verliebtseins, der Schwärmerei
- die Phase der Vertrauensbildung
- Aufbau von Bindung und gegenseitiger Loyalität.

Sie betonen, dass nicht jede Person dazu in der Lage ist, eine Beziehung einzugehen, die die einzelnen Etappen erreicht.

Norma und Phil Barretta (2011) schlagen folgende drei Etappen einer Beziehung vor:

- Die Anfangsphase: Die Beziehung wird aufgebaut. Diese Phase dauert sieben bis zehn Jahre.

- Die mittlere Phase, die zwischen fünf und sieben Jahren dauert.
- Die Phase der reifen Partnerschaft, die nach mindestens elf Jahren Beziehung eintritt.

Jede dieser Phasen hat ihre spezifischen Herausforderungen und charakteristischen Problemfelder in der therapeutischen Arbeit. In der Therapiestrategie, in Aufgaben und Ritualen wird sowohl die Phase, in der sich das Paar befindet, als auch der komplexere Kontext des Familienlebenszyklus berücksichtigt.

Madanes (2005a) empfiehlt darüber hinaus eine Diagnostik im Bereich der Bedürfnisbefriedigung in der Beziehung. In diesem Zusammenhang nennt sie vier Bereiche:

- das Kontrollbedürfnis
- das Bedürfnis, geliebt zu werden
- das Bedürfnis zu lieben
- das Bedürfnis, zu verzeihen und Fehler zu vergessen.

Madanes geht davon aus, dass im Rahmen der Entwicklung einer Beziehung weitere Bedürfnisse befriedigt werden. Der Therapeut sollte die Ebene bestimmen, auf der Frust auftritt, und dem Paar bei Veränderungen helfen.

4.9.3 Der Charakter der Beziehung: symmetrisch oder komplementär?

In Beziehungen von symmetrischem Charakter ist das Gefühl von Nähe und Gemeinsamkeit besonders wichtig. Die Partner sind oft im gleichen Alter, haben ähnliche Interessen, manchmal sogar ähnliche Berufe und verbringen ihre Freizeit auf ähnliche Weise. Oft hatten die Partner auch eine ähnliche Position in der Familienhierarchie und diesbezüglich ähnliche Erfahrungen – sie waren etwa beide Einzelkind oder das älteste oder das jüngste Kind in der Familie. In den Herkunftsfamilien der Partner gab es oft ähnliche Strukturen. Bei diesen Paaren beruhen Attraktivität und Anziehungskraft auf Ähnlichkeit. Jede Erfahrung, die dagegen die Andersartigkeit der Partner betont, stellt für derartige Beziehungen eine Herausforderung dar. Kommt ein Kind zur Welt, geht die Symmetrie in der Partnerschaft verloren. Erleidet einer der Partner einen Unfall, der eine lange Rehabilitationszeit erfordert, befindet er sich somit in einer bedürftigen

Position und ist auf Hilfe angewiesen. Vom anderen Partner wird dagegen gefordert, dass er diese Hilfe leistet. Macht beispielsweise in einer symmetrischen Beziehung einer der Partner eine schnelle Karriere, geht vorzeitig in Rente oder ist von Invalidität betroffen ist, so wird das symmetrische Paar mit Andersartigkeit konfrontiert. Mit dieser Unterschiedlichkeit umzugehen ist für die Partner eine schwierige Aufgabe.

In komplementären Beziehungen stellen wiederum Andersartigkeit und das Interesse an anderen Lebenswelten den größten Wert dar. Eine zu große Nähe ist dagegen mit Schwierigkeiten verbunden. Krisen in komplementären Beziehungen treten dann auf, wenn es durch schicksalhafte Ereignisse schwer wird, die deutliche Distanz beizubehalten (z. B. wenn die Partner um ein gemeinsames Kind trauern) oder die bisherige Hierarchie umgekehrt wird, weil der dominante Partner erkrankt ist und nun auf die Hilfe des Partners angewiesen ist, der bis dahin die Rolle des Schwächeren innehatte.

Als Herr A. und Frau B. das erste Mal in die Familienberatungsstelle kamen, hatte die Sprechstundenhilfe den Eindruck, dass zwei Personen in völlig unterschiedlichen Angelegenheiten gekommen wären, die sich nur zufällig an der Tür getroffen hatten. Auch der Therapeutin schien es, als kämen die beiden aus unterschiedlichen Welten. Sie war recht erstaunt, als sie erfuhr, dass Herr A. und Frau B. seit über zwei Jahren ein Paar waren, zusammenwohnten und sich ein Kind wünschten. Herr A. ging auf die 40 zu, auf dieses Alter hätte man ihn auch geschätzt. Er war Inhaber einer gut laufenden Firma, zur Therapiesitzung erschien er immer in Anzug und Krawatte und trug eine elegante Lederaktentasche bei sich. Herr A. hatte eine konfliktreiche Ehe hinter sich sowie eine anschließende Phase kurzer Beziehungen. Frau B. machte einen etwas überirdischen Eindruck. Zum ersten Treffen erschien sie, oder vielmehr schwebte sie mit wehendem Haar, leichtem Sommerkleid und Sandalen ins Zimmer. Im Herbst wollte Frau B. ihre Magisterarbeit verteidigen. Verheiratet war sie noch nicht gewesen. Ihre Beziehung zu Herrn A. war von extrem unterschiedlichen Emotionen geprägt. Das Schwierigste war für beide allerdings das Thema Urlaub. Ihr erster gemeinsamer Urlaub, den sie an einem weit entfernten, attraktiven Ferienort verbracht und für den sie fast einen ganzen Monat eingeplant hatten, fand schon nach zwei Wochen ein Ende. Im darauffolgenden Sommer hatten sie sich für ihren langersehnten Urlaub eine kleine Insel ausgesucht. Nach einer Woche wurde es schwierig und nach zwei Wochen begann der gemeinsame Urlaub unerträglich zu werden. Diese Erfahrung war der direkte Auslöser für die Therapie. Wie in jeder komplementären Beziehung kamen Herr A. und Frau B. gut mit Abstand und Unterschiedlichkeit zurecht, dies war für die beiden sogar das Attraktive an ihrer Beziehung, dagegen taten sie sich schwer, wenn es um Nähe und Zweisamkeit ging. Beide standen unter dem dauerhaften Einfluss von suggestiven Botschaften, die ihnen von Familienmitgliedern übermittelt worden waren und die es erschwerten, Nähe zuzulassen. In diesen Botschaften spiegelte sich eine leidvolle Vergangenheit der Herkunftsfamilien beider Partner wider. Herrn A. beeinflusste unbewusst die folgende Botschaft: »Du kannst dir soviel Mühe geben, wie du willst, deine Frau wird dir letztendlich sowieso beweisen, dass du zu nichts taugst. Und damit wird sie recht haben.« Frau B. dagegen stand unter dem Einfluss folgender Botschaft vom Charakter einer Doppelbindung: »Ohne Mann und Kind hat das Leben einer Frau keinen Sinn, aber denk dran, ein Mann, und vor allem dein Mann, wird dich immer verletzen!« Beide Partner waren zwischen der Loyalität zu ihren Vorfahren und der eigenen erwachsenen Realität hin- und hergerissen. Beide versuchten sie, mit der negativen Botschaft ihrer Vorfahren zurechtzukommen, indem sie sich möglichst völlig unterschiedliche Partner suchten und dann ein aggressives Verhalten zeigten, das sowohl den Partner als auch die Beziehung zerstörte. Die Aggressionen brachen immer dann aus, wenn Nähe und Zweisamkeit die Erfüllung der negativen Prophezeiungen bedrohten. Der Charakter der Beziehung lag klar auf der Hand. Die zerstörerischen posthypnotischen Suggestionen waren weder für Herrn A. noch für seine Partnerin bewusst zugänglich. Nachdem die Therapeutin diese Botschaften diagnostiziert hatte, wurde es möglich, sie mithilfe von Trancearbeit zu verändern. Im nächsten Schritt konnten dann die aggressiven Verhaltenssequenzen, die die Beziehung zerstört hatten, eingestellt werden. Sie waren nun nicht mehr notwendig, da kein Abstand mehr zwischen den Partnern erzeugt werden musste. Nähe war für die beiden keine Bedrohung mehr. Schließlich waren sie unterschiedlich genug und mussten nicht durch Aggressionsausbrüche noch mehr Abstand herstellen.

In symmetrischen Partnerschaften befinden sich beide Partner in einer ähnlichen Phase der Loslösung oder Abhängigkeit von der Herkunftsfamilie. In komplementären Beziehungen ist dagegen einer der Partner mehr mit seinen Eltern (meist mit einem Elternteil) verbunden, während sich der andere Partner meist schon früher von der Herkunftsfamilie separiert hat.

Bestimmt man den Charakter der Partnerschaft, lässt sich das Wesen der Herausforderung, mit der das Paar zu kämpfen hat, besser verstehen und es wird einfacher, eine passende Therapiestrategie zu finden. Für die Arbeit mit symmetrischen Paaren wird für gewöhnlich empfohlen, Ängste und Spannungen abzubauen, die mit dem Gefühl der Unterschiedlichkeit verbunden sind. Bei komplementären Paaren ist es dagegen wichtig, dass sich die Partner den Herausforderungen stellen, die Nähe und Zweisamkeit mit sich bringen. In der Kategorie der Trancephänomene bedeutet diese Strategie, dass Elastizität in der Beziehung gestärkt und Starre verringert wird.

4.9.4 Trancephänomene beim Paar

Jede Beziehung ist anders und besitzt ihre ganz individuelle Kultur und Dynamik. Dabei nutzt sie eine einzigartige Kombination von Trancephänomenen. Dennoch scheint es, als würden einige Trancephänomene bei Paaren, die eine Therapie beginnen möchten, häufiger auftreten. Die Aufgabe des Therapeuten ist es hierbei, dysfunktionale Aspekte, die charakteristisch für die Trancephänomene in der Beziehung sind, zu erkennen und eine Veränderung herbeizuführen.

Bei Paaren, die sich zur Therapie melden, sind oft Trancephänomene wie Halluzination, Dissoziation, Katalepsie und Regression zu beobachten.

Halluzination bei Paaren zeigt sich oft darin, dass ein Partner davon überzeugt ist, er hätte ein Recht darauf, dass der andere Partner sich ändere. Bei symmetrischen Paaren entsteht beim anderen Partner blitzartig eine ähnliche Halluzination und auch er erwartet nun vom Partner, dass dieser sich ändere. Beide Seiten erschaffen so auf symmetrische Weise dieselbe Art von Halluzination. »Schließlich sind wir zusammen, also habe ich auch das Recht, zu verlangen, dass du dich änderst. Wenn du dich aber nicht änderst und meinen Erwartungen nicht nachkommst, dann habe ich das Recht, unzufrieden zu sein.« In symmetrischen Beziehungen führt diese Art der Halluzination oft dazu, dass der Konflikt anwächst und sich Aggressionen aufbauen. Die Partner verletzen sich gegenseitig, niemand möchte Schuld haben, es entsteht eine Pattsituation. Im Fachjargon lässt sich diese Situation in den Kategorien der Doppelbindung bezeichnen.

Halluziniert dagegen in komplementären Partnerschaften einer der Partner und ist der Meinung, er könne Druck auf seinen Partner ausüben, damit sich dieser ändere, so erliegt wiederum der andere

Partner der Halluzination, sein Partner wäre mit seinen Erwartungen im Recht. Wird ein derartiger Mechanismus verstärkt und verfestigt, führt das dazu, dass sich die Partnerschaft in Richtung einer Täter-Opfer-Beziehung entwickelt, womit keiner der Partner dauerhaft zufrieden sein wird.

Eine andere Art der Halluzination in Partnerschaften ist das unbewusste Verwechseln des (Ehe-)Partners mit anderen wichtigen Personen aus der Vergangenheit, wie beispielsweise mit früheren Partnern, mit Vater oder Mutter.

Herr C. und Frau D. waren seit vier Jahren ein Paar. Sie lebten gemeinsam in ihrem Eigentumshaus und hatten ein dreijähriges Kind. Anfänglich hatten auch die Eltern von Frau D. mit im Haus gewohnt. Herr C. war bereits zwei Mal verheiratet gewesen. Aus beiden Beziehungen hatte er jeweils ein Kind. Die beiden Ehen waren so turbulent zu Ende gegangen, dass sich Herr C. geschworen hatte, nie wieder zu heiraten. Schon zu Beginn der Beziehung hatte er das seiner neuen Partnerin mitgeteilt. Frau D. war sechs Jahre jünger als ihr Partner. Verheiratet war sie noch nicht gewesen, hatte aber früher mehrere Jahre mit einem Mann zusammengelebt, Kinder hatte sie noch keine gehabt. Herr C. war ein geschätzter Spezialist und verdiente sehr gut. Die Familie lebte von seinem hohen Einkommen. Frau D. kümmerte sich um den Haushalt und widmete sich ihrem leidenschaftlichen Hobby, mit dem sie sich seit Jahren täglich beschäftigte.

Zu seinem Vater hatte Herr C. keinen engen Kontakt. Er war von seiner Mutter großgezogen worden, die geschieden war und mit ihrer Mutter und ihrer unverheirateten Schwester zusammenlebte. Viele Jahre lang wurden die Welt und das tägliche Leben von Herrn C. von drei Frauen bestimmt: von der Mutter, der Tante und der Großmutter. Frau D. hatte wiederum eine sehr enge Beziehung zu ihren Eltern, vor allem zu ihrem Vater, der sie in der Kindheit in Bezug auf ihr leidenschaftliches Hobby sehr gefördert und unterstützt hatte.

Als die beiden ihre Therapie begannen, lasteten zahlreiche schwere Konflikte auf der Beziehung. Das konfliktgeladene Verhalten zeigten Herr C. und Frau D. auch in den Therapiesitzungen. Bei den Streitigkeiten ging es sowohl um wichtige Dinge als auch um Nebensächlichkeiten. Die Emotionen eskalierten derart, dass es beiden auch während der Sitzungen schwerfiel, nicht ausfällig zu werden. Das stand in krassem Gegensatz sowohl zu ihrem äußeren Erscheinungsbild als auch zu ihrer beruflichen und gesellschaftlichen Position. Während eines Treffens berichtete Frau D. von einem Konflikt, der

der Sitzung vorausgegangen war und sehr gut verdeutlichte, dass das Phänomen der Halluzination in der Beziehung dominierte: Herr C. war aus beruflichen Gründen für einige Tage verreist. Seine Frau wollte für ihn eine Überraschung vorbereiten und kaufte ihrem Mann einen schönen Schreibtisch, der noch nicht zusammengebaut war. Sie wollte ihn selbst aufbauen, damit alles fertig war, wenn ihr Mann zurückkehrte. Ihr Vater hatte sich immer sehr gefreut, wenn sie ihn mit solchen Dingen überrascht hatte. Er hatte auch immer von seiner Tochter erwartet, dass sie gut mit traditionellen Männerarbeiten zurechtkam. Frau D. schaffte es, dass Möbelstück ordentlich aufzubauen, nur mit einer kleinen Tür hatte sie Probleme. Obwohl sie alles versucht hatte, ließ sich die Tür nicht richtig schließen. Sie beließ es dann dabei, schließlich war es kaum zu sehen, ließ aber in einem Moment der Zerstreutheit den Schraubendreher neben dem Schreibtisch liegen. Dann schmückte sie das Haus mit Blumen und wartete fröhlich und gespannt auf die Rückkehr ihres Mannes.

Als Herr C. dann spätabends nach Hause kam, führte ihn seine Frau sogleich ins Zimmer, in dem der neue Schreibtisch stand, um ihm die Überraschung zu zeigen. Herr C., der auf dem Gebiet der Halluzination viel Übung hatte, nahm weder wahr, dass das Haus mit Blumen geschmückt war, noch sah er das neue Möbelstück oder die Mühe, die sich seine Frau gegeben hatte, sondern er sah einen riesigen Schraubendreher, der nur auf ihn gewartet hatte. und er sah Arbeit, die erledigt werden musste in Form einer überdimensionalen nicht schließenden Schreibtischtür. Frau D. war selbstverständlich nicht in der Lage, die Halluzination bei ihrem Mann zu bemerken und hörte nur, wie dieser einen Moment später brüllte: »Die ganzen letzten Tage habe ich hart für die Familie gearbeitet, da möchte ich wenigstens in Ruhe mein Abendbrot essen und nicht Möbel reparieren!«

Er nahm trotzdem sofort den Schraubendreher zur Hand und schraubte die Tür richtig an. Erst später kam er zu Tisch und schimpfte dabei die ganze Zeit, dass ihn in diesem Haus niemand beachte, dass weder er noch die schwere Arbeit, die er verrichte, gebührend gewürdigt werden.

»Er geriet in Rage und begann wieder, Theater zu machen. Bei ihm ist das immer so, er kann sich nicht beherrschen.« – So sah das seine Frau.

Frau D. war ebenfalls wütend. Wenn ihr Partner nicht einmal sah, wie viel Mühe sie sich gemacht hatte, dann war es wohl besser, das neue Möbelstück wegzuwerfen. Und genau das tat sie dann auch am nächsten Tag.

Obwohl Herr C. bereits viele Jahre nicht mehr bei seiner Mutter wohnte, hörte er sie dennoch weiterhin. Er reagierte so wie damals, als die drei Frauen, die ihn großgezogen hatten, von ihm erwartet hatten, er sollte der Mann im Hause sein. Er war weder in der Lage gewesen, dagegen zu rebellieren, noch sich dem zu fügen. Er konnte die Situation auch nicht verlassen, da er ja damals noch zu klein gewesen war. Frau D. dagegen bemühte sich weiter darum, die Erwartungen ihres Vaters zu erfüllen und war überzeugt davon, dass sich jeder Mann, der ihr nahestand, über die gleichen Dinge wie ihr Vater freute. An jenem Abend hatte Herr C. völlig unbewusst die Mutter seines Kindes mit seiner eigenen Mutter verwechselt. Leider geschah das nicht das erste und auch nicht das letzte Mal. Frau D. wiederum verwechselte, ohne etwas davon zu ahnen, den Vater ihres Kindes mit ihrem eigenen Vater. Dies war nicht der erste Abend gewesen, an dem bei den beiden diese Verwechslungen aufgetreten waren. Beide Partner erlagen des Öfteren derartigen Halluzinationen. Darüber hinaus lässt sich in dieser Geschichte auch das Trancephänomen der Zeitregression erkennen. Sowohl Herr C. als auch Frau D. befanden sich seit Langem in einem nicht zu Ende geführten Dialog mit wichtigen Personen aus ihren Herkunftsfamilien.

Altersregression als dominierendes Trancephänomen tritt bei Paaren auf, bei denen die Bindung zur Herkunftsfamilie weiterhin stärker ist als die zum Partner, obwohl die Partnerschaft bereits seit vielen Jahren besteht. Dieses Phänomen wird oft von der Überzeugung des Therapeuten begleitet, er würde nicht mit einem Paar, sondern mit zwei verschiedenen Herkunftsfamilien arbeiten.

Bei der therapeutischen Behandlung von Paaren, bei denen dieses Phänomen dominiert, ist es manchmal ganz gut, eine Therapiesitzung gemeinsam mit den Eltern der beiden Partner durchzuführen. Manchmal genügt es schon, die Eltern einzuladen, damit die Partner verstehen, dass das, was sich in ihrer Beziehung abspielt in einem Zusammenhang damit steht, was in ihren Herkunftsfamilien geschah. Aufgabe für das Paar ist es dann, wichtige Aspekte aus der Vergangenheit abzuschließen.

Aus dem Blickwinkel des Trancebereichs Assoziation – Dissoziation unterscheiden sich stabile von instabilen Partnerschaften darin, dass es den Partnern in stabilen Partnerschaften gelingt, den Abstand so zu regulieren, dass er für das Wohlbefinden in der Beziehung ideal ist. Die Partner sind sich weder zu nah, noch ist der Abstand zwischen ihnen zu groß. Sie besitzen einen eingebauten, normalerweise unbewusst ablaufenden Mechanismus, der den Abstand zwischen ihnen reguliert. Dieser Mechanismus steht ihnen zur Verfügung und wird von den Partnern auch genutzt. Ein wesentlicher Bestandteil der Arbeit mit Paaren liegt darin, diesen Mechanismus aufzuspüren oder aufzubauen. Das bedeutet Diagnostik und Arbeit im Bereich Assoziation – Dissoziation.

Diese Dimension liegt oft in den unterschiedlichsten Anklagen und Vorwürfen versteckt und befindet sich, wie auch die übrigen Trancephänomene, außerhalb der bewussten Wahrnehmung.

So hat beispielsweise die Frau das Bedürfnis nach mehr Nähe (Assoziation beim Paar) und beklagt sich, dass der Mann zu selten zu Hause ist, dass er zu viel arbeitet, zu viel Zeit mit seinen Kumpels verbringt oder seine Eltern zu oft besucht. Der Mann dagegen, der deutlich mehr Abstand möchte, drückt sein Bedürfnis nach Distanz (Dissoziation beim Paar) beispielsweise darüber aus, dass er sich beklagt, zu Hause zu wenig Platz für sich zu haben, nicht einen Augenblick seine Ruhe oder keine Zeit zum Zeitunglesen, fürs Internet oder zum Fernsehen zu haben. Probleme im Bereich Assoziation – Dissoziation treten häufig in Familien auf, in denen ein Partner aus beruflichen Gründen oft über einen längeren Zeitraum hinweg nicht zu Hause ist, da er etwa als Seemann oder Fernfahrer arbeitet. Wenn die Trennung (Dissoziation) ein Dauerzustand ist, dann wird ein längerer Aufenthalt des Partner zu Hause unerträglich und mit dem Eintritt ins Rentenalter steigt das Risiko, dass die Familie auseinanderbricht. In einer Beziehung, die viele Jahre lang stabil bleiben soll, müssen die Partner eine Distanz zueinander finden, die für beide angemessen ist.

Manche Paare haben ein Bedürfnis nach sehr viel Nähe. Das Wichtigste für diese Paare ist die Möglichkeit zur Assoziation. »Wir sind uns so ähnlich. Genau diese Nähe ist unser ganzes Glück. Glück kann man nur gemeinsam erleben.« Bei diesen Paaren kann es zu grundlegenden Problemen kommen, wenn durch schicksalhafte Ereignisse (z. B. wenn einer der Partner erkrankt) eine Unterschiedlichkeit eintritt.

Für andere Paare wiederum bedeutet Glück eine deutliche Distanz und individuelle Freiheiten. So wird beispielsweise der Urlaub getrennt verbracht, die Partner haben unterschiedliche Interessen, getrennte Betten oder Schlafzimmer, unterschiedliche Essenszeiten oder völlig verschiedene Berufe. Für diese Paare bedeutet Glück die Möglichkeit, sich individuell innerhalb der Familie entwickeln zu können, ohne vom Partner eingeschränkt zu werden. Jedes Paar tanzt seinen ganz eigenen und charakteristischen Tanz. Bei dem einen Paar ist dies ein argentinischer Tango, andere Paare dagegen berühren sich beim Tanzen nicht, blicken sich aber wenigstens an. Manche Paare wiederum tanzen, ohne sich dabei anzusehen. Sie wiegen sich auf einer Bühne in ihrem ganz individuellen Rhythmus.

Klienten senden zahlreiche Signale hinsichtlich einer angemessenen Distanz aus. Manche Paare nehmen bei der Therapiesitzung dicht beieinander Platz und berühren sich. Andere Paare setzen sich auf voneinander etwas weiter entfernte Stühle, wo eine Berührung mit Sicherheit nicht möglich ist. Manche Partner schauen sich während der Sitzung an, andere wiederum blicken mehr zum Therapeuten oder in einen unbestimmten Raum, nur nicht auf den Partner. Manche Paare fahren gemeinsam mit dem Auto zur Therapie und verbringen auch die Zeit vor und nach der Sitzung gemeinsam, andere Paare wiederum kommen mit unterschiedlichen Verkehrsmitteln zur Therapiesitzung und treffen sich erst beim Therapeuten. Manche Paare verlassen die Sitzung zusammen und fahren dann gemeinsam nach Hause, oder aber jeder geht nach der Sitzung seinen eigenen Angelegenheiten nach. In manchen Paartherapien fällt oft das Wort »wir« und es wird häufig der Plural verwendet, in anderen wiederum hört man oft das Wort »ich« sowie den Singular. Einige Paare melden sich gemeinsam zur Therapie und kommen vom ersten Treffen an zusammen zu den Sitzungen, bei manchen Paaren dagegen beginnt erst einer der Partner mit einer Einzeltherapie und bewegt seinen Partner später zu einer gemeinsamen Therapie.

Um sich in der Beziehung wohlzufühlen, regulieren die Partner permanent ihre Distanz zueinander. Meldet sich ein Paar zur Therapie, benötigen die Partner möglicherweise Hilfe, ihren optimalen Platz im Bereich Assoziation – Dissoziation zu finden oder dabei, einen Mechanismus herauszubilden, der den Abstand zwischen den Partnern reguliert.

Herr J. war Künstler und ging auf die 50 zu. Vor acht Jahren hatte er zum zweiten Mal geheiratet. In dieser Ehe ging es ihm nicht gut. Dieses ungute Gefühl sowie die ständigen Vorwürfe seitens seiner Frau waren der Grund dafür, warum Herr J. mit einer Einzeltherapie begann. Seine Frau hatte im Internet nach einer guten Therapeutin gesucht und ihren Mann zur Therapie geschickt. Sie selbst schloss es kategorisch aus, an der Behandlung teilzunehmen. Herr J. führte die zahlreichen Vorwürfe seiner Frau auf: Er sei nicht im Stande, Reparaturen durchzuführen, er schaffe es nicht, den tropfenden Wasserhahn, die kaputten Griffe am Küchenschrank oder das kaputte Auto zu reparieren. Er könne nicht einmal ordentlich abwaschen. Herr J. war der Meinung, all diese Vorwürfe würden letztendlich bedeuten, dass er kein richtiger Mann sei.

Herr J. verdiente gut und sorgte für den Lebensunterhalt. Frau J. war dagegen nicht berufstätig. Sie hatte bereits erwachsene Kinder aus einer früheren Beziehung, die sie die ganze Zeit über vom Einkommen ihres Mannes finanziell unterstützte. Herr J. wiederholte mehrmals, dass seine Frau für ihn das Idealbild einer Frau sei. Er sei mit ihrer Meinung vollkommen einverstanden und könne ihre Vorwürfe verstehen. Er selbst dagegen fühlte sich alles andere als ideal. Die beiden wohnten in einem großen Haus, seit ein paar Jahren schliefen sie in getrennten Zimmern, die sich auf unterschiedlichen Etagen des Hauses befanden. Gemeinsame Kinder hatten sie nicht.

Bei der nächsten Therapiesitzung berichtete Herr J., dass er seiner Frau seinerzeit vor der Hochzeit seine Absicht mitgeteilt hatte, auch nach der Eheschließung Sex mit anderen Frauen zu haben. Dies sollte zumindest einmal monatlich der Fall sein, ansonsten würde er sich in seiner Männlichkeit eingeschränkt fühlen. Seine zukünftige Frau hatte zwar anfangs Bedenken, ging dann aber auf die Bedingung ein. Sie handelte aber aus, dass der außereheliche Sex nicht öfter als einmal pro Quartal stattfinden solle. Herr J. akzeptierte das. Nachdem er sich mehrere Jahre an diese Vereinbarung gehalten hatte, wurde er dermaßen »von Gewissensbissen gequält, eine so perfekte Ehefrau zu hintergehen, dass er keinen Sex mit anderen Frauen mehr wollte«.

Beim darauffolgenden Treffen erzählte Herr J. von seiner ersten Ehe, in der ihm Gewalt widerfahren war, er war geschlagen und erniedrigt worden. Seine erste Frau hatte mehrere Jahre lang einen ganz in der Nähe wohnenden Liebhaber gehabt. Herr J. hatte von der Affäre gewusst. Als seine damalige Frau zum zweiten Mal schwanger wurde, war Herr J. viele Jahre davon überzeugt gewesen, nicht der Vater des zweiten Kindes zu sein, denn dies hatte seine Frau ihm gegenüber so behauptet. Davon waren alle so sehr überzeugt, dass der offizielle Liebhaber seiner Frau sich oft an der täglichen Betreuung und Pflege des kleinen Kindes in der Wohnung von Familie J. beteiligte. Schlussendlich ließ sich seine erste Frau von ihm scheiden. In den darauffolgenden Jahren hatte Herr J. keine feste Partnerschaft, aber viele kurze Beziehungen.

Hinsichtlich der Trancephänomene kann die Geschichte von Herrn J. als eine ununterbrochene Suche nach einem angemessenen Abstand in der Partnerschaft beschrieben werden. Herr J. war nicht in der Lage, ohne Frau zu leben. Er war aber auch nicht in der Lage, einer Frau nah zu sein.

Beide Ehefrauen, wenn auch jede auf andere Weise, kooperierten mit ihrem Mann bei der Suche nach einem geeigneten Platz zwischen Nähe und Abstand, also im Bereich Dissoziation – Assoziation.

Als Herr J. und seine erste Frau Eltern wurden, entstand das Risiko einer zu großen Nähe zwischen den Partnern. Daraufhin suchte sich die Frau einen dauerhaften und offiziellen Liebhaber. Dies schaffte wieder Abstand zwischen den Partnern. Um diesen Abstand, der den Fortbestand der Ehe gewährleistete, beizubehalten, überzeugte die Frau ihren Mann davon, dass er nicht der Vater des zweiten Kindes sei. Nach einer genetischen Untersuchung wurde aber festgestellt, dass Herr J. doch der Vater des Kindes war. Dies bedeutete, dass zwischen den Partnern mehr Nähe bestand, als bisher angenommen. Das war eindeutig zu viel und hatte die Scheidung zur Folge.

Nach einem turbulenten Scheidungsprozess, bei dem Nähe durch gemeinsame Forderungen ausgedrückt und Abstand über Aggressionen reguliert wurde, wohnten die beiden getrennt und sahen sich nun nicht mehr täglich. Als sie Abstand voneinander gewonnen hatten, verbesserte sich ihre Beziehung deutlich. Herrn J. gelang es, ohne Probleme mit der Mutter seiner Kinder zusammenzuarbeiten, wenn es um Erziehungsfragen ging.

Als die Hochzeit mit seiner zweiten Frau kurz bevorstand, stieg für Herrn J. das Risiko von zu viel Nähe in der neuen Beziehung wieder deutlich an. So stellte Herr J. die Bedingung, Sex mit anderen Frauen haben zu dürfen. Die Ehe als dauerhafte Beziehung von riskanter Nähe kam nur unter der Bedingung zustande, dass keine zu große Nähe zwischen den Partnern entstand. So wurde eine Abmachung über einen angemessenen und deutlichen Abstand ausgehandelt, die von beiden Partnern akzeptiert wurde. Als Herr J. sich aber nicht mehr an die vereinbarte Abmachung hielt, die schließlich Bedingung für die Eheschließung gewesen war, und nicht mehr mit anderen Frauen schlafen wollte, stieg das Risiko einer zu großer Nähe zwischen den Partnern wieder an. Also musste erneut irgendetwas geschehen, was den Abstand vergrößerte. Die beiden schliefen nun nicht mehr miteinander. Herr J. wurde beschuldigt, nicht männlich genug zu sein und zu einer anderen Frau geschickt. Ohne zu zögern begab er sich in die nächste außereheliche Beziehung, die ihm einen angemessenen und sicheren Abstand zu seiner Ehefrau garantierte. Diesmal war das die Therapeutin, die seine Frau für ihn ausgewählt hatte.

Einer der häufigsten Gründe, warum Paare eine Therapie beginnen, ist die Situation nach einem Ehebruch. Gottman und Gottman (2013) schätzen, dass jedes zweite Paar seine Therapie wegen Untreue in der Partnerschaft beginnt. Aus Sicht der Trancephänomene kann Untreue als unbewusstes Bedürfnis des Partners, der fremdgeht, nach mehr Abstand zum betrogenen Partner verstanden werden: Wir waren uns zu nah, ich muss mich distanzieren. Beginnt ein Paar in einer solchen Situation eine Therapie, muss, nachdem das Trauma der Untreue bewältigt worden ist und mit heilenden Ritualen gearbeitet wurde, das Thema eines angemessenen Abstands zwischen den Partnern unbedingt in Angriff genommen werden.[16]

4.10 Zusammenfassung

Der ericksonsche Ansatz stellt den Therapeuten vor die Aufgabe, korrekt zu bestimmen, in welchen Maße das entsprechende Problem Ausdruck einer Störung beim Individuum ist und in welchem Maße eine Störung des Systems vorliegt. Der Therapeut sollte sowohl eine individuelle therapeutische Arbeit mit dem Klienten als auch eine familiäre Behandlung beginnen, je nachdem, zu welchen Ergebnissen er bei der Diagnostik kommt. Die Systemreflexion bezieht sich vor allem auf Mechanismen in der aktuellen Familie des Klienten. Dennoch muss auch die Herkunftsfamilie berücksichtigt werden. Dies kann dabei helfen, Zusammenhänge zwischen dem Funktionieren in der aktuellen Familie und dem, was in früheren Generationen geschehen ist, zu bestimmen oder mögliche Zusammenhänge zwischen dem aktuellen Verhalten der Familie und deren zukünftiger Funktionsweise zu erkennen. Die Diagnostik setzt sich aus folgenden Kriterien zusammen:

- die wesentliche Aufgabe (Herausforderung), mit der sich die Familie auseinandersetzt
- Familienstruktur und interaktive Muster im System

16 Umfassendere Informationen zum Thema Trancephänomene bei Paaren finden sich im Kapitel 3 zu den einzelnen Trancephänomenen.

- der Platz im Familienlebenszyklus und sich daraus ergebende Entwicklungsaufgaben
- Hierarchie, Koalitionen und Grenzen
- dominierende Trancephänomene.

Wird eine solche Therapie begonnen, so gilt die diagnostische Beschreibung auch für (Ehe-)Paare.

5 Die Ressourcen

»Ein Juwelier kennt den Wert der Edelsteine.«
Türkisches Sprichwort

Der Begriff Ressource wurde Anfang der 70er-Jahre des 20. Jahrhunderts in die Psychotherapie eingeführt (Erickson 2001). Das Beschreiben von Ressourcen erfordert vom Therapeuten eine strategische Reflexion darüber, welche Erfahrungen des Klienten er im Behandlungsprozess nutzen möchte. Um die Ressourcen bestimmen zu können, muss der Therapeut den Klienten zumindest etwas kennengelernt haben. Das ist zuweilen gar nicht einfach, vor allem zu Beginn der Behandlung oder dann, wenn eine Person sehr leidet, von Schmerz oder Hilflosigkeit überwältigt ist und nur diese eine Seite von sich zeigt, es aber gerade keinen Zugang zu ihren anderen Seiten gibt. In solchen Situationen nimmt es etwas mehr Zeit in Anspruch, zu den Ressourcen des Klienten vorzudringen. Genau aus diesem Grund ist es wichtig, das Thema Ressourcen so schnell wie möglich anzugehen, nämlich von Beginn der ersten Therapiesitzung an.

Die Wahrnehmung der Ressourcen ändert sich im Lauf der Therapie. Lernt der Therapeut den Klienten besser kennen, eröffnen sich immer neue Bereiche, die als Ressourcen in der Behandlung genutzt werden können. Werden die Ressourcen in der therapeutischen Behandlung berücksichtigt, erleichtert das sowohl dem Klienten als auch dem Therapeuten die Arbeit. Der Behandlungsprozess wird dadurch beschleunigt.

Es wird davon ausgegangen, dass für eine Psychotherapie zwei Bedingungen erfüllt sein müssen: Es muss ein Leidensdruck vorhanden sein (wie etwa Symptome, das Gefühl, krank zu sein, ein Trauma oder Beschwerden) sowie die Überzeugung des Klienten (oder der Familie), wenn auch unbewusst, dass eine Veränderung – eine Linderung der Beschwerden – möglich ist. Dieser zweite Faktor wird bereits als Ressource betrachtet. Laut Zeig (1997, dt. 2016, S. 57) war Erickson

> »davon überzeugt, dass Patienten schon am Anfang der Therapie nicht eigentlich etwas fehlt, dass sie vielmehr alle nötigen Ressourcen in sich tragen, um die Therapie erfolgreich abzuschließen. [Er sah] die Aufgabe [der] Therapie darin, Patienten dabei zu helfen, sich Möglichkeiten der Veränderung zugänglich zu machen, die zuvor unerkannt geblieben waren«.

Jede Person (jede Familie) verfügt über Ressourcen, ist sich ihrer Ressourcen aber nicht immer bewusst. Diese Ressourcen zu entdecken, einen Zugang zu ihnen zu bahnen und Nutzungsmöglichkeiten zu verfestigen, erfordert Zeit und Aufmerksamkeit.

Im ericksonschen Ansatz wird der Begriff Ressource verstanden als:

- individuelle Variable des Klienten oder der Familie, wie persönliche Eigenschaften, Erfahrungen, Fähigkeiten oder Elemente des Selbstbildes
- Aspekt in der therapeutischen Beziehung. In dieser Bedeutung bezieht sich der Begriff Ressource darauf, was im Bereich Therapeut – Klient geschieht.

»Als Ressource gilt jegliche innere Erfahrung des Klienten, die im Veränderungsprozess genutzt werden kann. (…) Dies können weit zurückliegende Ereignisse sein, intensive Träume, Wünsche für die Zukunft, bewegende emotionale Erfahrungen oder Problemlösungen und Heilungsprozesse sowie das Abklingen von Symptomen in der Vergangenheit. Zu den Ressourcen zählen auch Ausnahmesituationen, Anteile in der Wahrnehmung des Klienten, die den Hintergrund des Problems darstellen« (Klajs i Lipman 2011, s. 288).

Arbeit mit Ressourcen kann auch dazu dienen, Erinnerungen an vergangene Ereignisse zu modifizieren. Außerdem kann ein guter Kontakt zu den Ressourcen Unterstützung in potenziellen, voraussichtlich schwierigen Situationen bieten. Ressourcen können auch in Vorstellungen von der Zukunft eine Rolle spielen.

Eine Ressourcendiagnose wird auf beschreibende Weise durchgeführt. Ressourcen können auch in Form von Symbolen beschrieben werden, wobei die Symbolik keine Übertragung in die bewusste Sprache benötigt.

Das Verständnis von Ressourcen beschreibe ich in Bezug auf

- das Individuum
- das familiäre System
- die therapeutische Beziehung.

5.1 Individuelle Ressourcen

Individuelle Ressourcen können als eine Reihe von Eigenschaften betrachtet werden, die den Heilungsprozess fördern, also als Variablen, die den Klienten in Verbindung mit erzielten Fortschritten in der Psychotherapie beschreiben. Allerdings bringt diese Sichtweise auf den Begriff Ressourcen wesentliche Einschränkungen mit sich, denn wenn allgemeine Hinweise auf statistisch untermauerte Erwartungen zu Therapieergebnissen vorgegeben werden, hat dies keinen großen Nutzen für die therapeutische Arbeit mit einer konkreten Person. Eine der ersten Untersuchungen zur Wirksamkeit der Psychotherapie bezüglich Eigenschaften eines konkreten Klienten zeigte, dass Personen, die als YAWIS (*young, **attractive**, **white**, **intelligent**, **successful***), also als jung, attraktiv, weiß, intelligent und erfolgreich bezeichnet werden konnten, bessere Therapieergebnisse erzielten. Die Veröffentlichung dieser Untersuchungsergebnisse wurde jedoch hinsichtlich der politischen Korrektheit heftig kritisiert. Daraufhin wurde das W für *white* durch ein V für *verbal*, also für Personen mit guter Sprachkompetenz, ersetzt und aus YAWIS wurde YAVIS. Die Untersuchungsergebnisse stimmten zwar mit der Intuition der Therapeuten überein, aber nicht zwingend mit deren täglicher Berufserfahrung. Darüber hinaus scheint es selbstverständlich, dass jüngere Personen in einer Therapie bessere Prognosen haben als ältere, und dass Menschen, die sich selbst als attraktiv, sprachkompetent, intelligent (mittlerweile hat der Begriff Intelligenz eine wesentliche Bedeutungserweiterung erfahren) und erfolgreich einschätzen und auch von ihren Mitmenschen so wahrgenommen werden, bessere Behandlungsergebnisse erzielen. Zwar – so Krzysztof Szwajca (2016) unter Berufung auf Berichte von Stuart Kirk und Herbert Kutchins aus dem Jahr 1992 – bevorzugen Therapeuten junge, attraktive, kommunikative und intelligente Patienten und lehnen bedürftigere Klienten eher ab, tatsächlich jedoch melden sich zumeist Menschen mit ganz anderen Eigenschaften zur Therapie. Die entgegengesetzte Klientengruppe zu YAVIS wären dann Personen, die als HOUND bezeichnet werden. Frei aus dem amerikanischen Englisch übersetzt wären das unansehnliche (***h**omely*), alte (***o**ld*), erfolglose (***u**nsuccessful*), nicht sprachkompetente (***n**onverbal*) und dumme (***d**umb*) Personen. Dieser Kliententypus mit allen hier genannten Eigenschaften existiert in der Realität natürlich ebenfalls nicht.

Ressourcen können als positiver Anteil des eigenen Selbstbildes des Klienten, des »Ich« verstanden werden (Huflejt-Łukasik i in. 2015). Sie sind das, was der Klient selbst als eigenes Potenzial betrachtet – positive Erfahrungen im gegenwärtigen Leben oder in der Vergangenheit, Eigenschaften, die er an sich schätzt, und all das, was er an sich mag.

Als Ressourcen gelten Erfahrungen des Klienten, auf die er sich spontan während der Therapie berufen kann und die er als wertvoll, wichtig und positiv empfindet, als etwas Gutes, das er erlebt hat. Auch wenn es nur eine einmalige Erfahrung war – wichtig ist, dass sich der Klient während der Therapie daran erinnert. Diese Sicht auf den Begriff Ressourcen, die sich auf Erfahrungen des Klienten beruft, wird in der ericksonschen Therapie häufig genutzt.

Frau Z. war Einzelkind und hatte stark unter dem Druck ihrer Eltern gestanden. Die Eltern verlangten von ihrer Tochter, sie solle erfolgreich sein. In der Familie von Frau Z. bedeutete Erfolg, Medizin zu studieren und Patienten zu behandeln. Frau Z. hatte allerdings andere Vorstellungen von ihrem Leben. Sie wollte Biologin werden, aber diese Idee war nicht ausgereift genug, und als Frau Z. das Gymnasium besuchte, hatte sie noch keine konkreten Vorstellungen. Frau Z. war begabt und schaffte das Medizinstudium ohne Probleme. Während einer der Sitzungen – die Klientin hatte mit der Therapie nach über 20-jähriger Berufserfahrung als Medizinerin begonnen – sagte sie stolz: »Und trotzdem habe ich mich durchgesetzt.« Damit wollte Frau Z. sagen, dass sie, obwohl sie auf den Druck ihrer Eltern hin Medizin studiert hatte, nach dem Studium doch den Mut aufgebracht hatte, ihren eigenen Interessen nachzugehen. Sie hatte eine Nische für sich gefunden, wo sie während der Arbeit überhaupt keinen Kontakt mit Patienten hatte. Patienten zu behandeln gehörte nie zu ihren Aufgaben. Sie widmete sich ganz der wissenschaftlichen Arbeit und wurde Professorin. Beruflich befasste sie sich mit dem, was sie leidenschaftlich interessierte.

Als Ressource betrachtet man den Bereich der Aktivitäten, der beim Klienten frei von Symptomen ist. Das ist besonders hilfreich bei Diagnosen, die verursachen, dass sich der Klient mit der Krankheit identifiziert und den Namen der Krankheit für seine eigene Person verwendet. Klienten sagen beispielsweise: Ich bin psychotisch, ich bin Alkoholiker, ich bin erwachsenes Kind eines Alkoholikers, ich bin magersüchtig oder ich bin Bulimikerin. Klienten mit der Diagnose Bulimie beschreiben aber beispielsweise selbst, dass nur ungefähr ein Drittel ihrer täglichen Aktivitäten in Zusammenhang mit ihrer Krankheit steht. Der übrige Teil ist frei von Symptomen (Talarczyk 2014). Lenkt man die Aufmerksamkeit auf einen Bereich, der gut funktioniert, so hilft das dem Klienten dabei, falsche und einschränkende Überzeugungen in Bezug auf die eigene Persönlichkeit loszuwerden, einen Realitätssinn und ein stärkeres Gefühl der Eigenverantwortung zu entwickeln, anstatt sich nur als Opfer der eigenen Krankheit zu fühlen. Als Ressource gilt auch die Zeit, in der beim Klienten keine Symptome auftreten oder in der er sich gesund und glücklich fühlt. Dies zu berücksichtigen ist ganz besonders bei chronischen Krankheiten oder bei dauerhaften, immer wiederkehrenden Symptomen wichtig.

Auch ein Trauma oder eine dramatische Situation überstanden zu haben ist eine Ressource. Hierbei sollte der Therapeut feststellen, welche inneren Prozesse und Erfahrungen dem Klienten in dieser Situation geholfen haben. Diese Ressourcen ausfindig zu machen und beim Klienten ein Gefühl der Sicherheit herzustellen wird als grundlegende Voraussetzung für den Beginn der therapeutischen Arbeit mit Opfern von Gewalt, auch sexueller Gewalt, angesehen. Ohne diese beiden Ausgangsbedingungen ist es nicht möglich, dem Klienten korrigierende emotionale Erfahrungen zu ermöglichen und es bestünde sogar die Gefahr einer erneuten Traumatisierung. Yvonne Dolan (1994) führt an, dass Therapeuten, die an ihren Kursen teilnahmen und die selbst Opfer sexueller Gewalt gewesen waren, betonten, dass ein Außerachtlassen ihrer Ressourcen in ihrer eigenen therapeutischen Behandlung für sie genauso schlimm oder gar noch schlimmer gewesen sei als das Trauma selbst.

Stephen Gilligan (2012) weist darauf hin, dass auch die Erfahrung, Unterstützung, Fürsorge oder Liebe von Mitmenschen erhalten zu haben, als Ressource zu betrachten ist. Derartige Erfahrungen werden aus dem Gedächtnis hervorgeholt und können während der Therapie abgerufen werden. Das können Erfahrungen aus der Gegenwart oder aus der Vergangenheit sein, Erfahrungen mit Menschen, die noch leben, aber auch mit Menschen, die bereits verstorben sind, Erfahrungen mit Vorfahren, Lehrern, Freunden oder auch (je nach Überzeugung des Klienten) mit Geisteswesen oder Tieren. Gilligan (2012) gibt folgende Tranceintervention als Beispiel, die diese Sichtweise auf den Begriff Ressourcen gut wiedergibt: »Wenn du daran denkst, was du erreichen möchtest, lass dir einen Augenblick Zeit …, damit sich das Unbewusste für die Personen öffnen kann …, für die Erfahrungen, Symbole, die dich auf deinem Weg unterstützen können, damit du dein Ziel erreichen kannst …«

Ein Therapeut, der ein Bewusstsein für die Arbeit mit Ressourcen geschaffen hat, wird sich bemühen, die Aufmerksamkeit auf diesen

Bereich zu lenken. Worte haben die Kraft, Aufmerksamkeit zu erwecken, zu lenken und zu fokussieren. Geschickt gestellte Fragen öffnen dem Klienten eine Tür zu vergessenen, in der Erfahrung aber vorhandenen Bereichen. Beispielhaft können für derartige Interventionen (die sich sowohl auf individuelle als auch auf Ressourcen der Familie beziehen) stehen:

- Wen liebst du?
- Von wem fühlst du dich geliebt?
- Um wen sorgst du dich
- Wer liebt und unterstützt dich?
- Was bereitet dir gerade Freude im Leben?
- Wofür und wem kannst du dankbar sein?
- Was tust du, wenn du Sicherheit benötigst?
- Wenn alles gut läuft, was möchtest du in einigen Jahren in deinem Leben erreicht haben?

Werden die Ressourcen des Klienten bestimmt, dann kann auch eine Therapiestrategie erarbeitet werden. Ziel der Strategie ist es, Bereiche zu finden, in denen der Klient seine Ressourcen anwenden kann. Auch Wissen, Bildung Fähigkeiten und Leidenschaften des Klienten sind Ressourcen.

Herr Z. meldete sich zur Therapie und klagte über Schwierigkeiten mit der Verteidigung seiner Doktorarbeit. Er war als Einzelkind aufgewachsen. Wie auch seine Eltern arbeitete er an einer Hochschule. Herr Z. war der Meinung, wenn er seine Doktorarbeit nicht fristgerecht verteidigte, würde er seine Stelle als Hochschuldozent verlieren. Dann müsste er in Armut vor sich hin vegetieren, denn andere Fähigkeiten hätte er nicht. Das machte ihm Angst und diese Angst lähmte ihn. Dadurch war er nicht imstande, intellektuell zu arbeiten. So konnte er seine Termine nicht einhalten, was seine Angst noch verstärkte – so zumindest erklärte sich Herr Z. das, was mit ihm los war. Er selbst bezeichnete es als einen Teufelskreis. Herr Z. war Mathematiker, er interessierte sich leidenschaftlich für Computer und fürs Programmieren. Seit Jahren schon bestand dieses leidenschaftliche Interesse, obwohl Herr Z. vonseiten seines Vater dafür nie Anerkennung bekommen hatte. Im Laufe der Therapie stellte Herr Z. mit Verwunderung fest, dass seine Fähigkeiten im Bereich Computer, die so ganz anders als seine Arbeit als Dozent waren, ihm dabei helfen könnten, eine neue, interessante und darüber hinaus deutlich besser bezahlte Arbeit zu finden. Dem Klienten wurde klar, dass er nicht nur als Lehrer arbeiten konnte, wie seine Eltern, sondern auch etwas ganz anderes beherrschte als sie: Er konnte programmieren. Diese Feststellung war für Herrn Z. eine solche Entdeckung, dass er sich wunderte, dass er nicht schon eher darauf gekommen war. Als er sich dann an den Gedanken gewöhnt hatte, eigene Kompetenzen zu besitzen, war er bereit für ein erwachsenes Berufsleben – etwas später dann auch für ein erwachsenes Privatleben.

Ressourcen können auch als eine Reihe von Eigenschaften oder Erfahrungen des Klienten verstanden werden, auf deren Grundlage der Therapeut seine Interventionen aufbaut und – im größeren Zusammenhang – die Therapiestrategie. Hierbei kann sich der Therapeut auf grundlegende Erlebnisse des Klienten berufen, beispielsweise auf positive Erfahrungen bezogen auf eine wichtige Person, aber auch Ressourcen, die auf den ersten Blick sehr banal wirken, können genutzt werden. So etwa die Fähigkeit des Klienten, sich konzentrieren zu können – beim Lesen einer spannenden Geschichte, beim Fernsehen, als Zuschauer eines Fußballspiels, bei einem Computerspiel, beim Sport, bei Gebet und Meditation, beim Musikhören, oder bei einem entspannenden Bad in der Wanne. Das ist mit der Einstellung des Therapeuten verbunden, der darauf konzentriert ist, solche Erfahrungen des Klienten zu nutzen, die ihm dabei helfen können, gesund zu werden.

Milton Ericksons Arbeit mit einem Klienten, der an Phantomschmerzen seines amputierten Fußes litt, zeigt sehr gut, wie Ressourcen erkannt werden können: Nachdem der Kontakt hergestellt und Klient und Therapeut sich aufeinander eingestimmt hatten, wurde während der Trance folgende Intervention formuliert: »Wenn du Phantomschmerzen in deiner Gliedmaße empfinden kannst, kannst du dort stattdessen auch ein angenehmes Gefühl verspüren« (Erickson a. Rossi 2014, p. 106). Im schmerzhaften Symptom äußerte sich die Fertigkeit der positiven Halluzination, die dann als potenziell wertvolle Fähigkeit behandelt wurde. So konnte die Ressource des Klienten genutzt werden, um angenehme Empfindungen hervorzurufen. Auch andere symptomfreie positive Halluzinationen können bei der therapeutischen Arbeit anhand von Suggestion als Ressource entwickelt werden.

Im folgenden Beispiel wird deutlich, wie eine frühere individuelle Erfahrung des Klienten als Ressource genutzt werden kann. Der Klient litt unter Symptomen, die es ihm unmöglich machten, seine Arbeit auszuführen. Sein Beruf erforderte große Sorgfalt und eine starke Konzentration. Es war eine schwierige Arbeit, gut bezahlt, aber eben auch gefährlich. Ein einziger Fehler wäre sowohl für den Klienten als auch für seine Arbeitskollegen lebensgefährlich. Dem Klienten fiel auf, dass er in letzter Zeit immer nervöser wurde. Während der Arbeit war er angespannt, was es ihm schwer machte, sich zu konzentrieren und wodurch die Gefahr stieg, dass er einen Fehler begehen könnte. Das wiederum verstärkte seine Anspannung weiter, seine Angst wurde größer, und damit stieg wiederum das Risiko, einen Fehler zu begehen …

Der Klient meinte, er wäre nur für kurze Zeit im Lande, und hoffte sehr, dass ihm schnell geholfen werden könne. Vom Therapeuten nach früheren Therapieerfahrungen befragt, konnte er sich mit Mühe daran erinnern, dass er als kleiner Junge einmal mit seiner Mutter beim Psychologen gewesen war. Hierbei handelte es sich nur um einen einzigen Besuch. Er hatte damals ein paar wichtige Worte zu hören bekommen, an die er sich erinnern konnte. Nach so langer Zeit zitierte er sie während der Therapiesitzung. Diese Worte, die er sich genau eingeprägt hatte, hatten ihm damals geholfen, seine Symptome loszuwerden, die ihn daran gehindert hatten, zur Schule zu gehen. Er hatte später nie wieder unter Schulangst gelitten. Hieran erkannte der Therapeut die Fähigkeit des Klienten zur Hypermnesie und stellte fest, dass der Klient sensibel auf Suggestionen von Autoritätspersonen reagierte. Das erkannte er als Ressourcen des Klienten. Während der Trancearbeit formulierte der Therapeut eine leicht veränderte kurze Intervention, in der er die aktuelle Situation sowie das Alter des Klienten berücksichtigte. Im Prinzip aber basierte diese Intervention auf einer Version der Worte, die sich der Klient eingeprägt hatte und die ihm in einer Angstsituation eine Hilfe gewesen waren.

Auch das Gefühl, einer Religionsgemeinschaft anzugehören oder einen Glauben zu haben, ist eine Ressource. Die Bedeutung geistiger Aspekte als Quelle von Kraft und des Gefühls, dass das Leben einen Sinn hat, heben zahlreiche Therapeuten hervor, so u. a. Victor Frankl (1967, 1977) und Bill O'Hanlon (2006). Bei der Behandlung von Alkoholismus beruft man sich oft ganz unmittelbar auf geistige und religiöse Werte (Kaczmarczyk 2008).

Als Ressource zählt auch, Erfolg zu haben, etwas zu bewältigen, eine erfolgreich bestandene Prüfung, ein erfüllter Traum, ein erreichtes Ziel. All das bewirkt ein Gefühl, das eigene Leben, zumindest teilweise, selbst zu steuern. Camillo Loriedo geht davon aus, dass Schlüsse, die aus jeglicher Art von Misserfolgen und Niederlagen gezogen werden, als Ressourcen zu betrachten sind. Das Lernen aus Fehlern sieht er als Entwicklungserfahrung.

Eine Ressource ist auch das Durchhaltevermögen des Klienten bei der Suche nach Lösungen, bei seiner Suche nach Möglichkeiten, wieder gesund zu werden oder eine passende Therapieform für sich zu finden. Genau diese Art von Ressource entdeckte eine Therapeutin bei ihrer Klientin, die an Bulimie litt.

Eine 27-jährige Klientin meldete sich zum wiederholten Mal zur Therapie. Sie litt unter Essanfällen. Nach diesen Anfällen reinigte sie sich, indem sie hungerte und intensiv Sport trieb. Die Häufigkeit der Essanfälle war unterschiedlich, manchmal traten sie drei- bis viermal die Woche auf, zeitweise auch täglich. Die Klientin litt schon die Hälfte ihres Lebens an dieser Krankheit. Die Erkrankung zeigte sich in verschiedenen Facetten. Manchmal war die Klientin extrem abgemagert, zeitweise hatte sie Alkoholprobleme und experimentierte mit Amphetaminen oder THC. Mehrmals schon war sie in der Klinik gewesen, zwischen den Klinikaufenthalten wurde sie ambulant behandelt. Bereits seit Jahren erhielt die Klientin eine Rente.

Als die Therapeutin erkannte, dass die vielen Klinikaufenthalte sowie die verschiedenen Formen der Psychotherapie aus der Klientin eine Expertin in Sachen Streben nach Gesundheit gemacht hatten, berichtete die Klientin: »Viele Jahre habe ich mich nur deshalb behandeln lassen, weil es meine Eltern so wollten. Ich habe genau das getan, was sie von mir erwarteten. Ich hab ihnen genau das erzählt, was sie von mir hören wollten. Das konnte gar nichts bringen. Ich konnte die Behandlung weder zu Ende führen noch abbrechen.« Die Klientin wurde nun als Expertin betrachtet, die ein umfassendes Wissen dazu besaß, welche Heilungsmethoden in ihrem Fall nicht wirksam sind. Dies eröffnete der Klientin einen Bereich der eigenen Kompetenzen, den sie bis dahin gar nicht beachtet hatte. Außerdem konnte ihre Aufmerksamkeit nach innen gelenkt und auf weitere Ressourcen gerichtet werden, wie Durchhaltevermögen und das Aufrechterhalten der eigenen Autonomie. Dies half der Klientin dabei, Entwicklungsprozesse, die aufgrund der Krankheit abgebrochen waren, abschließen zu können. Nach einigen Monaten begannen individuelle und systemische Funktionen ihrer Symptome an Bedeutung zu verlieren, und die Klientin konnte schrittweise beginnen, sich auch im Bereich Ernährung um ihre Gesundheit zu kümmern.

Die Therapie dauerte ungefähr ein Jahr und stützte sich hauptsächlich auf die Ressourcen der Klientin, auf die sie sich beharrlich berief und ihre Aufmerksamkeit darauf lenkte. Solange die Klientin das Gefühl gehabt hatte, die Nahrung würde ihr verabreicht und das Essen käme von außen, hatte sie auch versucht, das loszuwerden, was sie als nicht zu ihr gehörig und schädlich betrachtete. Als ihr klar wurde, dass sie genügend Wissen besaß, um für sich selbst zu sorgen, ging das Gefühl, sie würde gefüttert, verloren. Die Klientin lernte, sich selbstständig um Ernährung und Verdauung zu kümmern. Sie konnte nun auch beruflich aktiv werden und begann schrittweise, ein selbstständiges Leben zu führen.

Auch körperliche Eigenschaften wie Stärke, Aussehen, körperliche Fitness oder Schönheit gelten als Ressourcen.

Individuelle Strategien des Klienten, mit Schwierigkeiten klarzukommen und Krisen zu bewältigen, Krankheiten zu überstehen oder die Erfahrung, dass Symptome seltener wurden oder eine Schmerzlinderung eintrat, sind wichtige diagnostische Hinweise für den Therapeuten. Das Bestimmen dieser Strategien hilft dabei, die Aufmerksamkeit des Klienten in die gewünschte Richtung zu lenken.

5.2 Systemressourcen

Ressourcen von Systemen, mit denen Therapeuten häufig in der Familientherapie arbeiten, sind die bisherigen Wege zur Konfliktlösung oder Bewältigung von Entwicklungskrisen. Auch Verhaltensmuster in Bezug auf Verantwortung und darauf, seine Rolle in der Familie gut wahrzunehmen, sind Ressourcen des Systems. Das betrifft genauso Erfahrungen früherer Generationen. Unter Familienangehörigen machen oft Geschichten zu Ereignissen die Runde, die womöglich in der Vergangenheit der Familie stattgefunden haben. In diesen Geschichten kann es um dramatische Situationen gehen, um Widerstandsfähigkeit, Kraft, Klugheit, Cleverness, Flexibilität oder andere Eigenschaften von Familienmitgliedern. Solche Erzählungen können, unabhängig davon, ob sie nun völlig der Wahrheit entsprechen oder vom Erzählenden etwas verändert wurden, als Ressourcen des Systems betrachtet werden. Dass eine Familie als System Bestand hat, erfordert große Flexibilität, also die Fähigkeit, sich den wechselnden Bedingungen der Außenwelt anzupassen. Während der Familientherapie beruft sich auch der Therapeut auf die Erfahrungen der Familie mit Flexibilität.

Auch eine erfüllte und glückliche Beziehung zählt zu den Ressourcen. John Gottman und Nan Silver (2006) geben, unter Berufung auf Untersuchungsergebnisse von Louis Verbrugge und James House von der Universität Michigan, an, dass eine unglückliche Ehe die Wahrscheinlichkeit, krank zu werden, um 35 % erhöht und das Leben um durchschnittlich vier Jahre verkürzt. Dass glückliche Ehepaare länger leben, wird damit erklärt, dass sich die Partner umeinander kümmern und in Sachen Gesundheit aufeinander achten, sowie damit, dass in zufriedenen Partnerschaften ein deutlich niedrigerer Stresspegel herrscht.

Mit der Zeit gewinnen gemeinsame Werte und Einigkeit bezüglich der Rollenverteilung in der Ehe an Bedeutung und wirken stabilisierend auf die Beziehung (Murstein 1976).

Auch das, was an Positivem in der Familie stattgefunden hat und das, was in Familiengeschichten dazu überliefert wird, sind Ressourcen. Ein erfahrener Therapeut wird während der Therapie nach den unterschiedlichsten Erfahrungen der Familie fragen sowie nach jeglichen interpersonalen Beziehungen. Dort findet er geeignete gesundheitsförderliche Geschichten und Erfahrungen, mit denen er während der Therapie arbeiten kann.

Verfügt die Familie über ein gutes soziales Netzwerk, so wird das ebenfalls als Ressource betrachtet und ist ein wichtiger Faktor, der eng mit dem Erfolg der Therapie verknüpft ist. Aus Untersuchungen geht hervor, dass Klienten mit Schizophrenie, die über ein gut funktionierendes soziales Netz verfügen, das ihnen Unterstützung bietet, mit ihrer Lebensqualität im Allgemeinen zufriedener sind (Poradowska-Trzos i Dudek 2007). Menschen, die unter Depressionen leiden, verfügen im Vergleich zu gesunden Menschen oft über ein weniger weit gespanntes soziales Netz. Ihr Bekanntenkreis besteht aus einer kleinen Gruppe von Personen, mit denen es nur zu seltenen und kurzen Treffen kommt. Sie haben wenige Bekannte und sind der Meinung, dass es für sie besser sei, nur mit wenigen Menschen Kontakt zu pflegen. Deshalb gibt es in ihrem Leben auch nicht viele Personen, die ihnen helfen und sich um sie kümmern sowie in schwierigen Situationen Unterstützung leisten können. Auch das Gefühl von emotionaler Nähe ist geringer und das Gefühl der Vereinsamung wächst (Poradowska-Trzos i in. 2007). Bereiche sozialer Unterstützung aufzubauen oder wiederherzustellen ist eines der Therapieziele, das für diese Klienten ganz besonders wichtig ist. Bindet man die Klienten in eine Gruppen- oder Familientherapie ein, gelingt dies besser.

Als Ressourcen gelten auch soziale Fähigkeiten, die der Klient in seiner Familie erworben hat. Laut Malcolm Gladwell (2010) zählen dazu: die Fähigkeit, sich gut zu präsentieren, im richtigen Moment das Wort zu ergreifen, Kontakt zu Gleichaltrigen oder zu Erwachsenen aufzunehmen sowie die Fähigkeit zu Kooperation und Teamarbeit. Ressourcen können auch Werte sein, nach denen sich das Individuum oder die Familie richtet. Ein Teil davon wird bewusst reflektiert, über andere Werte wiederum wird gar nicht gesprochen – sie gelten als Selbstverständlichkeit. Wichtige Werte stellen einen wesentlichen Bezugspunkt im Leben dar, über den Aktivitäten gestaltet werden. Es gibt viele Werte, die sich positiv auf die Gesundheit auswirken so etwa der Wert der Bildung.

Weitere systemeigene Eigenschaften, die als Ressource behandelt werden, finden sich in der Arbeit mit Familie V.

Herr und Frau V. leiteten einen landwirtschaftlichen Familienbetrieb auf einem Dorf und hatten zwei heranwachsende Töchter. Frau V. nahm telefonisch Kontakt mit einem Therapeuten auf und berichtete, dass sie Angst um ihre jüngere Tochter hätte. Die Mutter machte sich Sorgen, da die 16-jährige Tochter sehr viel Zeit im Badezimmer verbrachte und sich zu lange und zu oft wusch. Der Therapeut schlug vor, am ersten Treffen solle die gesamte vierköpfige Familie teilnehmen. Die Mutter und die ältere Tochter waren völlig damit einverstanden. Die jüngere Tochter dagegen meinte, sie hätte überhaupt keine Probleme, würde aber zum Treffen kommen, wenn der Mutter so sehr daran gelegen sei. Beim ersten Treffen betonte der Vater, er sei nur mitgekommen, weil seine Frau darauf bestanden hätte. Er meinte: »Ich verstehe die ganze Situation nicht, das ist sinnlos, völlig sinnlos«. Der Vater verlangte, dass schnell eine Diagnose gestellt werde, am besten gleich beim ersten Treffen. Er erwartete aber eher eine Bestätigung seiner eigenen Meinung, nämlich, dass seine Tochter vollkommen gesund sei.

Beim Treffen nahm die Familie auf sehr charakteristische Weise Platz: Die Mutter und die ältere Tochter saßen nah beieinander, etwas weiter saß die jüngere Tochter und in einiger Entfernung der Vater. Am weitesten voneinander entfernt saßen die Eltern. Die Familie schaute sich nicht an. Beim ersten Gespräch sprach die Mutter sehr viel. Sie beklagte sich über die jüngere Tochter, die ihrer Meinung nach zahlreiche rituelle Verhaltensweisen zeigte, die mit ihrer Körperpflege in Verbindung standen. Der Therapeut nahm im ersten Augenblick an, es würde sich hierbei um Rituale wie bei einer Zwangsstörung handeln. Die jüngere Tochter aber widersprach sowohl ihrer Mutter als auch ihrer Schwester. Sie sagte, dass sie einfach sehr auf ihre Körperpflege achte, sich gern sorgfältig schminke sowie Haar und Körper sehr wichtig nehme, und das sei schließlich ganz normal in ihrem Alter. Alle ihre Freundinnen würden das ganz genauso machen. Die ältere Tochter widersprach ihrer Schwester und stellte sich eindeutig auf die Seite der Mutter. Im Laufe der Sitzung verlagerte sich der Streit zwischen der Mutter und der jüngeren Tochter auf die beiden Schwestern. Der Vater dagegen meinte, die ganze Therapie wäre absurd und er würde absolut nicht verstehen, worum es hier überhaupt ginge. Bisher wären sie doch immer selbst mit allem zurechtgekommen, niemand musste ihnen helfen, und so sollte es auch bleiben. Sie wären eine ideale Familie – perfekt, wie er betonte. Mit dieser Aussage waren alle einverstanden. Die Töchter besuchten gute Schulen und waren ausgezeichnete Schülerinnen, die beiden waren gut gekleidet und sehr hübsch, jede auf ihre Weise. Auffallend war, dass beide Schwestern starke Brillen trugen – beide hatten das gleiche Brillengestell.

Der Therapeut gewann den Eindruck, dass er statt mit einer vierköpfigen Familie mit zwei Paaren zusammenarbeite: Mit der älteren Tochter, die sehr auf ihre Mutter hörte und dem Vater, der mehr mit dem jüngeren Kind verbunden war. Im Laufe der Therapiesitzung wurden die beiden Schwestern immer aktiver, die Eltern dagegen zogen sich mehr und mehr zurück. Der Dialog zwischen den Schwestern, der während der Sitzung immer intensiver wurde und sich sogar zu einem Streit entwickelte, schien eher Ausdruck eines Konfliktes zwischen den immer schweigsamer werdenden Eltern zu sein. Therapieziel für die Familie war es, die Bindung zwischen den Eltern sowie die Bindung zwischen den Schwestern zu stärken. Eine derartige Veränderung hilft bei Entwicklungsprozessen, die mit der Autonomie der Kinder in Verbindung stehen. Die Eltern wiederum konnten damit eine neue Etappe im Familienlebenszyklus erreichen – die Etappe der elterlichen Zufriedenheit.

Einmal erwähnte die Mutter, dass beide Töchter unter der gleichen Sehschwäche litten, was ihre Sorge um die Zukunft ihrer jüngeren

Tochter noch verstärkte. Um die Zukunft der älteren Tochter machte sie sich dagegen keine Sorgen.[17]

Für die Therapie war ausschlaggebend, dass der Therapeutin auffiel, dass beide Töchter die Welt auf ähnliche Weise sahen, wenn auch völlig anders als ihre Eltern. Die Eltern wiederum sahen die Welt auch auf ähnliche Weise, ganz anders jedoch, als ihre Kinder. Dies war sowohl eine langjährige reale Erfahrung der Familie als auch eine Metapher, die sich auf Unterschiede zwischen den Generationen bezog. Auf diese Weise wurden sowohl die Sehschwäche der beiden Töchter als auch die Unterschiede in der Wahrnehmung der Welt zwischen Eltern und Kindern als Ressourcen genutzt. Die Therapiestrategie stützte sich auf diese für die ganze Familie völlig selbstverständliche Erfahrung.

In Familien mit Adoptionshintergrund stellt der Respekt gegenüber den genetischen Wurzeln des adoptierten Kindes – gegenüber seinen biologischen Eltern, Geschwistern und Großeltern – einen Wert dar, der sich positiv auf die Gesundheit auswirkt. In Familien, in denen die Eltern aus unterschiedlichen Kulturkreisen stammen, ist Respekt gegenüber den multikulturell aufwachsenden Kindern sehr wichtig. Starke Emotionen können darauf hinweisen, dass bestimmte Personen im System besonders wichtig füreinander sind, was in jeder Familie einen Wert darstellt.

Auch finanzielle Kapazitäten einer Familie werden als Ressource betrachtet, korrelieren sie doch mit besseren Bildungschancen und einer besseren medizinischen Versorgung (Zaleśkiewicz 2011). Ein hohes gesellschaftliches Ansehen zu genießen, also über eine bestimmte Position in seinem Umfeld, wie beispielsweise am Arbeitsplatz, in der Schule, unter den Nachbarn oder auch unter seinen Leidensgenossen zu verfügen, ist mit einem stärkeren subjektiven Glücksgefühl und einem größeren Selbstwertgefühl verbunden. Ein niedriger sozialer Status dagegen, wie etwa Armut oder Ausgrenzung, führt zu einer chronischen Überfunktion des sympathischen Nervensystems, was wiederum ein erhöhtes Krankheits- und Sterberisiko zur Folge hat. Darüber hinaus geht ein niedriger sozialer Status oft mit Depression einher, erhöht das Risiko von Herz-Kreislauf-Erkrankungen, von Typ-2-Diabetes und Adipositas. Der soziale Status hat größeren Einfluss auf das Glücksgefühl als das Einkommen. Ein niedriger sozialer Status

17 Die Aussage der Mutter ist ein Beispiel für die in Abschnitt 2.4 besprochene Trancelogik.

ist gesundheitsschädlich. Daher sind interpersonale Fähigkeiten und soziale Ressourcen so wichtig – sie helfen dabei, Zugehörigkeit zu einer Gruppe zu finden, in der das Individuum die Möglichkeit zur Verbesserung seines sozialen Status bekommt.

Auch Erzählungen, die charakteristisch für ein bestimmtes Umfeld oder eine bestimmte Kultur sind, in der sich der Klient verwurzelt fühlt, stellen Ressourcen dar. Das können Erzählungen über kulturelle Flexibilität sein, Erzählungen von Hoffnung, Gemeinschaftsgefühl und Zugehörigkeit, von positiven Veränderungen und Ideenreichtum, Kraft, Geduld und Ausdauer oder über eine breite Zeitperspektive. Einen Teil solcher Überlieferungen findet man in Märchen und Geschichten aus der Kindheit, die von wichtigen Personen vermittelt wurden und die man sich eingeprägt hat. Man findet diese Überlieferungen auch in Mythen, Volkssagen und Volksliedern sowie in Sprichwörtern und Volksweisheiten, in Meisterwerken der Literatur, in Texten von Nationalhymnen oder in der klassischen Schullektüre. Obwohl die Quellen oft unbekannt sind, sind doch die Werte, die diese Überlieferungen vermitteln, immer gegenwärtig und fest im Wertesystem verankert. Eine Ressource, die oft gar nicht bewusst als solche wahrgenommen wird, ist das kulturelle Erbe, das von Generation zu Generation vermittelte Wertesystem einer Gemeinschaft, wie beispielsweise Verhaltensweisen unter bestimmten gesellschaftlichen Bedingungen und in besonderen, schwierigen Situationen.

Beispiele, wie individuelle und systemische Ressourcen, die Teil der dominierenden Trancephänomene sind, genutzt werden können, finden sich in den vorangegangenen Kapiteln.

Innerfamiliäre Ressourcen etwa der gegenseitigen Unterstützung unter Geschwistern werden auf metaphorische Weise im Märchen der Gebrüder Grimm *Tischchen, deck dich* beschrieben. Derjenige der Brüder, der am längsten in die Lehre gegangen ist, kommt seinen Geschwistern zu Hilfe. Er ist zwar der Jüngste, da er aber hohe fachliche Kompetenzen erworben und ein ganz besonders schwieriges Handwerk erlernt hat, kann er zum Schluss seine Brüder, seinen Vater und seine Verwandten unterstützen. Dank der Mühe des jüngsten Bruders können am Ende alle Familienmitglieder ihre besonderen Fähigkeiten nutzen und die gesamte Familie kann im Überfluss leben.

5.3 Ressourcen in der therapeutischen Beziehung

Manche Ressourcen zeigen sich in der therapeutischen Beziehung; werden sie erkannt, hilft das bei der therapeutischen Arbeit: In welchen Bereichen klappt die Zusammenarbeit mit dem Klienten gut? Reagiert der Klient auf Suggestionen oder wehrt er sich dagegen? Welche Tranceeinladung nimmt er an und welche ist für ihn zu belastend? Reagiert er auf direkte Suggestionen oder nutzt er Metaphern? Lernt der Klient eher durch Handeln oder durch intellektuelle Selbstreflexion? Lernt er lieber aus seinen eigenen Erfahrungen (Fehlern und Erfolgen) oder eher von anderen?

Die Art und Weise, wie die Therapie vom Klienten erlebt und wie die Person des Therapeuten von ihm wahrgenommen wird, ist ebenfalls eine Ressource, die bei der therapeutischen Behandlung genutzt werden kann. Fühlt sich eine normalerweise ängstliche Person während des Behandlungsprozesses plötzlich sicher, gewinnt eine misstrauische Person Vertrauen, zeigt eine für gewöhnlich zurückhaltende Person plötzlich Wut, wird eine normalerweise aggressive Person friedlich, wehrt sich ein Mensch, der sich sonst untergeordnet hat, plötzlich, nimmt eine nur auf sich bezogene Person andere Menschen wahr oder ist ein ständig kämpfender Mensch mit einem Mal zur Zusammenarbeit bereit, so ist das ein Signal für den Therapeuten, dass beim Klienten entweder in Vergessenheit geratene Erfahrungen wieder aktiviert wurden, oder völlig neue Erfahrungen entstanden sind.

Unabhängig davon, ob Ressourcen vom Klienten nun identifiziert, beschrieben und benannt werden oder ob sie im Bereich des Unbewussten bleiben, werden sie für gewöhnlich in Tranceerfahrungen genutzt und vom Therapeuten während der Sitzung unter Anwendung von Hypnose herangezogen.

Konzentriert der Therapeut seine Aufmerksamkeit auf die Ressourcen, so lenkt er auch die Aufmerksamkeit des Klienten in diese Richtung und bekommt dadurch weitere Informationen zum Thema. Es kommt zu einer Rückkoppelung: Beide Seiten verstärken wechselseitig ihre Konzentration auf den Bereich der Ressourcen. Das hat den Vorteil, dass sich die Therapie mehr in Richtung Chancen und Stärken, statt in Richtung Unvermögen und Schwäche entwickelt, was ja das strategisch angestrebte Ziel der Arbeit ist. Viele erfahrene Therapeuten berufen sich während der Therapie unermüdlich auf die Ressourcen des einzelnen Klienten oder des familiären Systems. Das wirkt sich vor allem positiv auf die Gesundheit von Personen aus, die in ihrer Vergangenheit starker Kritik und Geringschätzung vonseiten wichtiger Personen ausgesetzt waren, in einer Atmosphäre der Missbilligung und Negativität aufwuchsen und nach Jahren solch verheerender Erfahrungen nun selbst ihr schlimmster Kritiker sind. Arbeitet ein Therapeut nach diesem Konzept, so sollte er dennoch daran denken, dass diagnostische Sensibilität und Orientierung in Richtung Ressourcen nicht gleichbedeutend damit sind, die schlimmen Erfahrungen des Klienten, seine Beschränkungen und sein Gefühl der Machtlosigkeit, außer Acht zu lassen.

Die Diagnostik in diesem Bereich sollte dazu führen, dass die Ressourcen des Klienten während der Therapie gestärkt und genutzt werden können und dass die positive Rolle, die diese Ressourcen einst im Leben des Klienten spielten, wiedererlangt wird. Darüber hinaus sollte ein breites Gebiet gefunden werden, wo der Klient in der Zukunft seine Ressourcen anwenden kann. Bestimmt der Therapeut die Ressourcen und die Motivation des Klienten, so kann er gesundheitsförderliches Entwicklungspotenzial erkennen sowie eine Therapiestrategie entwerfen, die sich auf die Stärken des Klienten stützt.

5.4 Zusammenfassung

Als Ressourcen gelten alle inneren Erfahrungen des Klienten, die beim Veränderungsprozess genutzt werden können. Im ericksonschen Ansatz bezieht sich der Begriff Ressource nicht nur auf individuelle Variablen des Klienten oder der Familie (wie etwa seine Erlebnisse, persönliche Eigenschaften, Fähigkeiten oder Elemente des Selbstbildes), sondern wird ebenso als Aspekt der therapeutischen Beziehung verstanden. Bei der Behandlung kann sich der Therapeut auch auf soziale Ressourcen, auf Ressourcen im Umfeld des Klienten oder auf geistige Ressourcen berufen. Die Diagnostik auf dem Gebiet der Ressourcen erfolgt in beschreibender Form. Auch auf symbolische Weise können Ressourcen beschrieben werden, ohne dass die Symbolik in die Sprache des Bewusstseins übertragen werden muss.

Eine Therapiestrategie entwirft sich leichter, wenn zunächst die Ressourcen bestimmt werden. Teil dieser Strategie ist es, dass der Klient lernt, seine Ressourcen anzuwenden und sich Zugang zu ihnen zu verschaffen, um sie in Zukunft häufiger und völlig ungezwungen nutzen zu können.

Werden die Ressourcen des Klienten während der Therapie berücksichtigt, hilft das sowohl dem Klienten als auch dem Therapeuten und beschleunigt darüber hinaus den Behandlungsprozess.

6 Die Motivation

»Wer durstig ist, gräbt erst einmal einen Brunnen.«
Koreanisches Sprichwort

Die Motivation ist ein wesentliches Element wirksamer Psychotherapie und sie zu erkennen die Voraussetzung, wie zahlreiche Experten aus Praxis (Zeig a. Geary 2001) und Forschung (Aarts, Custers a. Marien 2008) betonen. Unabhängig davon, was der Klient, der eine Therapie beginnen möchte, mündlich erklärt, sollte immer davon ausgegangen werden, dass er (bewusst oder unbewusst), eine Veränderung erwartet. Der Therapeut nutzt die Motivation des Klienten, schließt sich ihr an, arbeitet mit ihr und entwirft auf der Grundlage der Motivation eine Therapiestrategie.

Auf diagnostischer Ebene sollte der Therapeut über Fähigkeiten verfügen, sowohl die Motivation eines Individuums als auch einzelner Mitglieder eines Systems zu erkennen sowie auch komplexe Abhängigkeiten zwischen Aspekten der Motivation der einzelnen Personen in der Familie. Eine Diagnostik in diesen Bereichen erleichtert es, die Familie zur Therapie einzuladen.

Milton Erickson hat oft vorher getestet, inwieweit der Klient überhaupt in der Lage ist, die Anstrengung einer Veränderung auf sich zu nehmen. Manchmal erhielt der Klient noch vor dem ersten Treffen Aufgaben (Zeig 2014). Eine seiner Lieblingsaufgaben war es, den Klienten dazu zu ermuntern, den Squaw Peak zu besteigen, einen Berg in der Nähe von Phoenix, der Stadt, in der Erickson im letzten Abschnitt seines Lebens praktizierte. Der Squaw Peak ist nicht besonders hoch, liegt aber, wie die Stadt Phoenix, in der riesigen Wüste Sonora, deren Gebiet ungefähr so groß ist wie ganz Polen. Den Berg tagsüber bei glühender Sonne zu besteigen, erfordert enorme Anstrengung. Besser gelingt der Aufstieg bei Tagesanbruch, dann aber muss man eine genaue Tagesplanung vornehmen und frühzeitig aufstehen. Der Gipfel des Squaw Peak sieht genauso aus, wie man sich als Kind eine Bergspitze vorstellt. Von einem Felsen aus erstreckt sich bis zum Horizont nach jeder Seite ein Ausblick nach unten. Steht man auf dem Gipfel, so hat man über sich nur den Himmel. Dann ist völlig klar, dass man am Gipfel angekommen ist und es weiter nach oben nicht geht.

Die Aufgabe, den Squaw Peak zu besteigen, erhielt auch ein Paar, das sich bei Erickson meldete, nachdem beide Partner jahrelange unbefriedigende Erfahrungen mit Einzeltherapien hinter sich hatten. Das Ehepaar kam per Flugzeug aus einer weit entfernten Ortschaft nach Phoenix. Man sollte annehmen, dass die Motivation des Paares, etwas verändern zu wollen, mit Sicherheit groß genug war. Erickson schlug vor, dass der Mann den Squaw Peak besteigen solle, die Frau dagegen bekam die Aufgabe, einen in der Wüste gelegenen Botanischen Garten zu besuchen. Am Tag darauf traf sich Erickson mit den beiden und fragte sie nach ihren Erlebnissen. Der Mann war begeistert, die Frau dagegen ganz und gar nicht. Das Paar erhielt die nächste Aufgabe. Diesmal sollte der Mann den Botanischen Garten besuchen und seine Frau den Squaw Peak besteigen. Als sie diese Aufgabe erfüllt hatten, berichteten sie von ihren Eindrücken. Der Mann war von der Außergewöhnlichkeit und Vielfalt der Wüste begeistert. Die Frau war wütend. Sie ärgerte sich über den Therapeuten, weil er ihr diese Aufgabe gegeben hatte, und über sich, weil sie auf ihn gehört hatte. Erickson hörte sich beide Geschichten an und meinte dann, die Partner sollten sich doch bei der dritten Aufgabe selbst aussuchen, wohin sie gehen möchten: in den Botanischen Garten oder auf den Berg. Am darauffolgenden Tag berichtete der Mann, er hätte sich wieder den Botanischen Garten ausgesucht, und der Besuch hätte ihm auch diesmal sehr viel Spaß gemacht. Seine Frau wiederum, was etwas verwunderlich schien, bestieg noch einmal den Gipfel des Squaw Peak und war, genau wie beim letzten Mal, sauer. Als Erickson sich die Berichte der beiden angehört hatte, meinte er, zum großen Erstaunen der Ehepartner, dies wäre ihre letzte Therapiesitzung gewesen (Zeig i Munion 2005, s. 121–122).

Bei der Analyse dieses Beispiels fällt auf, dass keiner der beiden Partner auch nur einmal an den anderen gedacht hatte, und beide, als sie die Möglichkeit bekamen, ihr Ausflugsziel selbst zu bestimmen, getrennter Wege gingen. Beide nahmen die ihnen gestellten Aufgaben extrem anders wahr, und diese Tendenz verstärkte sich mit der Zeit. Die Aufgaben, die Erickson dem Paar gestellt hatte, erfüllten mehrere Funktionen gleichzeitig; eine bestand darin festzustellen, inwieweit bei dem Paar eine Motivation bestand, zusammenzubleiben. Einige Wochen nachdem sie den Squaw Peak bestiegen hatte, hielt die Frau, völlig überraschend für sich selbst, mitten auf der Autobahn an, telefonierte mit einem Rechtsanwalt und reichte die Scheidung ein, was Erickson folgendermaßen kommentierte: »Sie hatte es satt, tagtäglich den Berg der ehelichen Schwierigkeiten zu besteigen« (vgl. Zeig i Munion 2005, s. 122).

Aufgaben dieser Art vermitteln dem Klienten sowohl die Erfahrung, dass die Therapie Bemühungen erfordert, als auch die Gewissheit, dass diese Mühe belohnt wird. Darüber hinaus wird damit geprüft, wie sehr dem Klienten an der Therapie gelegen ist. Das ist insofern wichtig, als dass viele Menschen völlig falsche Vorstellungen von Hypnose sowie von Psychotherapie im Allgemeinen haben. So wird die Hypnose oft als Methode angesehen, die keine allzu großen Anstrengungen erfordert, was natürlich völlig an der Wahrheit vorbeigeht. Derartige Erwartungen können darauf hinweisen, dass der Klient Sehnsucht nach der Kindheit hat, nach der Zeit, als die Erwachsenen genau wussten, was gut für das Kind ist, und alles für das Kind erledigten. In anderen Fällen sind solche Erwartungen Hinweis darauf, dass eine Sehnsucht nach einer guten Beziehung zu einem starken (klugen, fürsorglichen, zustimmenden oder geduldigen) Elternteil vorhanden ist. Das ist ein Indikator dafür, dass beim Klienten eine nach außen gerichtete Aufmerksamkeit besteht und sich der Klient selbst in eine niedrigere Position begibt, was auf Regression als Trancephänomen hindeutet.

Manchmal ist es dennoch nicht klar, ob der Klient, der sich im Feld unterschiedlichster Motive befindet, überhaupt in der Lage ist, die Mühen einer Veränderung auf sich zu nehmen. Manchmal ist nicht einmal klar, inwieweit er sich überhaupt verändern möchte. Zur Psychotherapie kommen nicht nur Klienten, deren Leidensdruck so groß ist, dass sie etwas an sich ändern möchten, sondern auch Personen, denen eine Therapie angeraten wurde. Derartige Empfehlungen können von Institutionen, wie beispielsweise vom Gericht oder von der Schule kommen, es kommt aber auch immer wieder vor, dass Personen sich auf Druck der Familie hin zur Therapie melden. Die beiden unterschiedlichen Arten von Motivation (von innen oder von außen kommend) werden gerne mit Zwiebel und Knoblauch verglichen: Schält man Zwiebeln, so kommen einem selbst die Tränen, isst man dagegen Knoblauch, fühlt man selbst kein Unbehagen, ganz im Gegensatz zu den Personen, die einem zu nahe kommen. Zur ersten Gruppe gehören beispielsweise Klienten mit psychosomatischen Beschwerden, neurotischen oder depressiven Störungen. Zur zweiten Gruppe kann man Personen zählen, die etwa an Persönlichkeitsstörungen leiden, oder Klienten, die eine Therapie wegen Essstörungen oder einer Suchterkrankung beginnen. Bei diesen Personen ist meist die Sorge der Familienangehörigen größer als die eigene Motivation. Beginnt der Klient die Therapie auf Druck von außen hin (die Aufmerksamkeit der Person ist nach außen gerichtet, und für gewöhnlich wird dem Umfeld die Schuld gegeben), kann mit der Psychotherapie nicht begonnen werden, bevor der Therapeut die Aufmerksamkeit des Klienten nicht zumindest so weit nach innen gelenkt hat, dass dieser erkennt, dass er selbst gute Gründe dafür hat, die Mühen einer Veränderung auf sich zunehmen.[18]

Motivation ist modifizierbar (Kane a. Olness 2004), eine besondere Rolle spielen hierbei positive Verstärkungen. Metaphorische Erzählungen über andere Personen, die mit ähnlichen Herausforderungen zu kämpfen hatten wie der Klient, stärken die Motivation. Ist die Aufmerksamkeit des Klienten nach innen gerichtet, so motiviert ihn Selbstreflexion zu größerem Einsatz. Bei Personen wiederum, deren Aufmerksamkeit nach außen gerichtet ist, wird die Motivation durch Unterstützung des Therapeuten oder nahestehender Personen verstärkt. Ist jedoch die Motivation des Therapeuten größer als die Motivation des Klienten, ergeben sich daraus recht schnell heftige Probleme in der therapeutischen Beziehung, und es ist absehbar, dass die Therapie wohl ohne Erfolg verlaufen wird. Reflexionen zur eigenen Motivation sind in solchen Situationen ein wichtiger Entwicklungsindikator – in diesem Fall für den Therapeuten.

Beim Diagnostizieren der Motivation ist es zielführender, ein breites Spektrum von Faktoren einzubeziehen, als von »hoher oder geringer Motivation« oder von »äußerer und innerer Motivation« zu sprechen:

- *pro:* all das, was den Klienten dazu bewegt, eine Therapie zu beginnen
- *contra:* das, was eine Veränderung bremst, verlangsamt oder blockiert.

Für gewöhnlich existieren mehrere Motive dafür, eine Therapie zu beginnen und auch mehr als nur ein Motiv, das den Veränderungsprozess hemmt. Diese Elemente stehen in Wechselwirkung zueinander

18 Mehr über Ericksons Arbeit mit Personen, deren Motivation von außen kommt und die zur Psychotherapie überwiesen wurden, sind zu finden in Short 2001.

und verändern sich im Laufe der Therapie. Nimmt der Therapeut die Komplexität der Motive sowie die Schwankungen in der Motivation des Klienten wahr, so begünstigt dies eine Zusammenarbeit mit der gesunden Energie des Klienten, mit den Faktoren, die den Klienten zur Therapie führten und dadurch wiederum wird der Veränderungsprozess beschleunigt. Häufig werden Klienten von widersprüchlichen Motiven hin und hergerissen – oft ist das bei Klienten der Fall, die an Schmerzen leiden (Zeig a. Geary 2001). Ohne Zweifel haben diese Klienten Beschwerden. Durch sekundäre Vergünstigungen aber (wie z. B. Rentenleistungen oder eine besondere Position im sozialen Umfeld) halten die Klienten oft ihre durch die Schmerzempfindung hervorgerufenen Einschränkungen aufrecht und damit auch die Schmerzen selbst. Ohne dass der Therapeut diese komplexen Motive berücksichtigt, werden jegliche Bemühungen, eine Veränderung herbeizuführen, erfolglos bleiben. Außerdem wird die therapeutische Arbeit um einiges leichter, wenn der Therapeut den Klienten in seinen Bemühungen unterstützt, statt zu versuchen, die Last der Veränderung auf die eigenen Schultern zu nehmen.

Den Erwartungen und Wünschen des Klienten genau zuzuhören hat laut Ronald A. Havens (1996) drei wichtige Konsequenzen:

- Es wird dadurch möglich, mit dem Symptom, dem Problem oder den Beschwerden des Klienten zu arbeiten.
- Man erhält Informationen zu wichtigen Werten des Patienten und zu Gründen für die angestrebte Veränderung.
- Der Therapeut erhält Hinweise darauf, welche Arbeitsweise für den Klienten angemessen ist und wie er sich die Unterstützung beim Veränderungsprozess vorstellt. Erwartet der Klient eine ganz bestimmte Arbeitsweise, wird er mit Sicherheit besser kooperieren, wenn der Therapeut diese berücksichtigt.

Vor allem zu Beginn der therapeutischen Behandlung ist das von entscheidender Bedeutung und wirkt sich positiv auf die Vertrauensbildung aus. Darüber hinaus ist es Grundlage für eine gute Beziehung zwischen Klient und Therapeut.

Der Therapeut ist in der Lage, sich auf die Erwartungen des Klienten einzustimmen und gleichzeitig auch seine Ängste ernst zu nehmen.

Frau M. war seit mehr als zehn Jahren wegen Depressionen in medikamentöser Behandlung beim selben Arzt. Die Klientin nahm regelmäßig ihre Tabletten ein, ging ihrer Arbeit nach und klagte über Energielosigkeit und ständige Müdigkeit. Außer ihrer Arbeit schaffe sie überhaupt nichts. »Mit Mühe fahre ich jeden Tag zur Arbeit, nach acht Stunden schaffe ich es gerade so nach Hause, und dann habe ich zu gar nichts mehr Lust, höchstens lese ich noch ein bisschen. Ich kann mich zu gar nichts mehr aufraffen.« Frau M. lebte allein und hatte zu niemandem eine engere Beziehung. Soziale Kontakte pflegte sie nicht. Das Haus verließ sie nur, um zur Arbeit zu gehen oder um einzukaufen. Zur ersten Sitzung betrat Frau M. das Zimmer langsam und mit kleinen Schritten. Sie sah älter aus, als sie tatsächlich war, ließ sich in den Sessel fallen und blieb dort fast die ganze Therapiesitzung über bewegungslos sitzen. Katalepsie schien hier das dominierende Trancephänomen zu sein. Etwas lebhafter wurde die Klientin, als sie spontan begann, über Konflikte bei der Arbeit zu reden. Sie sprach plötzlich schneller und bewegte sich auf ihrem Sessel. Der Therapeut bemerkte diese Veränderung bei der Klientin und schlug ihr vor, sie solle doch auf dem leeren Sessel Platz nehmen, der neben ihr stand.

Ein Ziel dieser Intervention war es, die Bereitschaft der Klientin für eine Veränderung im Trancebereich Katalepsie – Bewegung zu prüfen. Schließlich hatte sich die Klientin, nachdem sie über zehn Jahren vom selben Arzt behandelt worden war, zu einer neuen Therapie entschlossen, was ein Signal dafür sein konnte, dass Frau M. bereit für Veränderungen war.

Frau M. wehrte den Vorschlag des Therapeuten ab und meinte, dafür sei es noch »zu früh« und »sie bleibe lieber an ihrem Platz«, woraufhin der Therapeut seine Idee zurücknahm. Die Aussage der Klientin, es sei dafür noch »zu früh« führte dazu, dass Hypothesen aufgestellt wurden, was noch notwendig sei, um in diesem Fall Bewegung möglich zu machen.

Motivation ist aber nicht nur das bewusste Mitteilen von Erwartungen und Befürchtungen. Ein Teil der Motive befindet sich außerhalb der bewussten Wahrnehmung des Klienten. Befragt der Therapeut den Klienten zum Therapieziel oder klärt mit ihm Vereinbarungen ab, erfährt er dabei nichts über unbewusste Motive des Klienten. Der Therapeut bekommt auf diese Weise nur Informationen zu Motiven, derer sich der Klient bewusst ist. Der Teil der Motivation, der im Bereich des Unbewussten liegt, sollte auf Grundlage der Erfahrungen des Therapeuten bestimmt werden. Eine komplexe Motivation kann manchmal auch Anzeichen für innere Konflikte beim Klienten sein. Anders ausgedrückt kann eine komplexe Motivation auch auf eine dissoziative Persönlichkeitsstruktur hinweisen.

Bei einer Familientherapie hat möglicherweise jede Person eine andere individuelle Motivation, die Therapie zu beginnen, oder etwa sie zu boykottieren. Hier sollte der Therapeut sowohl die individuelle Motivation als auch gemeinsame Motive der Personen hervorheben, unabhängig davon, ob diese Motive nun direkt benannt werden, oder in den Erzählungen der Familienmitglieder gar nicht auftauchen.

Herr E. erschien zur Familientherapie, da seine 12-jährige Tochter autoaggressives Verhalten zeigte. Die Therapie war von der Mutter des Mädchens, die sich große Sorgen um das Kind machte, initiiert worden und hatte bereits vor einigen Wochen begonnen. Bei den ersten beiden Therapiesitzungen waren nur Mutter und Tochter, die in einem Haushalt lebten, anwesend gewesen.

Die Eltern des Mädchens waren bereits seit vielen Jahren geschieden. Der Vater zahlte regelmäßig Alimente, sah seine Tochter aber nur selten. Die Mutter des Kindes war beruflich sehr eingespannt. Zu den eigenen Eltern, also zu den Großeltern des Mädchens, hatte sie eine intensive, von Aggression geprägte Bindung. Die Beziehung zwischen den Großeltern und der Mutter des Mädchens war eher typisch für eine Familie mit einem Kind in der Pubertät, als für eine erwachsene Frau, die selbst bereits Mutter war. Die Konflikte drehten sich um das zwölfjährige Kind, darum, wie das Mädchen sich verhielt, wie es in der Schule zurechtkam oder wie es seine Freizeit verbrachte. Darüber hinaus ging es auch darum, ob das Kind nun mit seiner Mutter oder mit den Eltern der Mutter – also mit seinen Großeltern – zusammenwohnen sollte. Zeitweise hatte das Mädchen bereits für einige Monate bei den Großeltern gewohnt. Großeltern und Mutter stritten sich um das Kind. Sie führten einen erbitterten Kampf darum, wo das Mädchen wohnen sollte und bei wem es ihm besser gehen würde.

Der behandelnde Therapeut hielt sich an den wesentlichen Grundsatz »Begegne dem Klienten in seinem Bezugsrahmen« und lud zur nächsten Therapiesitzung die Personen ein, die in der Welt des Kindes permanent präsent waren, also die Mutter des Mädchens, den Vater (Herrn E.) sowie die Eltern der Mutter. Auf diese Weise entwickelte der Therapeut eine Strategie für die therapeutische Arbeit, deren Ziel es war

- das regressive Verhalten der Großeltern abzuschwächen und ihnen dabei zu helfen, ihre tatsächliche Position in der Dreigenerationenfamilie zu akzeptieren
- den erwachsenen Anteil der Mutter zu stärken
- die Zusammenarbeit der Eltern bezüglich der Zukunft des gemeinsamen Kindes zu stärken
- die ordnungsgemäße Hierarchie in der Familie wieder herzustellen
- das Nichtwahrnehmen des Kindes (Halluzination) in die Realität zu überführen
- das Nichtwahrnehmen des Kindsvaters (Halluzination) in die Realität zu überführen.

Mit der Anwesenheit aller Familienmitglieder wurde eine Perspektive geschaffen, um das Verhalten des Mädchens zu verändern. Die Autoaggression des Kindes war aus systemischer Sicht Folge dreier Faktoren:

- Frustration
- Angst
- übertragene Aggression.

Das Mädchen war frustriert, da ihm die emotionale Zuwendung seitens der Mutter fehlte, die ihre Mutterrolle nur selten erfüllte. Die Mutter nahm größtenteils die Rolle eines Teenagers ein, der mit seinen Eltern um seine Unabhängigkeit kämpft. Außerdem war das Mädchen frustriert, weil ihm der Vater fehlte. Beide Eltern, vor allem der Vater, waren für das Kind oft physisch überhaupt nicht erreichbar.

Die Aggression, die das Kind in seinem Verhalten zeigte, war versteckte Angst, die daher rührte, dass dem Kind in der Phase der Pubertät die notwendige Unterstützung beider Eltern fehlte.

Darüber hinaus war die Aggression des Mädchens Teil einer Wut, die, immer wieder aufs Neue erzeugt, seit Jahren in der Herkunftsfamilie der Mutter gegenwärtig war. Die Aggression beim Kind war lediglich eine kleine Welle in der großen Flut innerfamiliärer Aggressionen. Die Großmutter des Mädchens war wütend, weil sie keinen Mann hatte, statt eines Ehemannes hatte sie nur den Vater ihrer Tochter. Sie war nicht nur deshalb wütend, weil er nicht die Rolle des Ehemannes übernahm, sondern auch, weil er eine so enge emotionale Bindung zu ihrer (schließlich gemeinsamen) Tochter aufgebaut hatte, dass ihre eigene Bindung zur Tochter nur gering war. Ähnlich war es wohl auch mit der Bindung zu ihrer eigenen Mutter gewesen. Sie verspürte auch Wut auf ihre Tochter, anfangs deshalb, weil sie keine gute Tochter war, und später, weil sie ihrer Meinung nach keine gute Mutter war.

Der Großvater des zwölfjährigen Mädchens war wütend auf seine Frau, weil sie keine gute Mutter war und er sich deshalb immer zuerst selbst um seine Tochter und nach so vielen Jahren jetzt auch noch um die Enkelin kümmern musste. Beide Großeltern waren wütend auf ihre Tochter, da deren Schwierigkeiten mit der Mutterrolle ihnen vor Augen hielt, dass sie als Eltern versagt hatten.

Die Mutter des Mädchens war auf ihren Vater wütend, weil zu viel Nähe zwischen den beiden herrschte, auf ihre Mutter hatte sie dagegen Wut, weil die Distanz zu groß war. Sie war der Meinung, ihre Eltern würden sie nicht verstehen, hätten sie noch nie verstanden und würden sie wie ein Kind behandeln.

Der Vater des Mädchens wiederum verspürte Wut auf die Mutter seines Kindes, da sie ihn nie richtig wahrgenommen hatte. Er beschuldigte sie, dass er ihretwegen seine Tochter nur so selten sehe. Darüber hinaus hasste er seinen Schwiegervater, was auf Gegenseitigkeit beruhte.

Das zwölfjährige Mädchen, das sich in der Rolle des VIP befand, war auf alle wütend – verletzte aber sich selbst. Sie schütze damit ihre Mutter, die in ihren Augen schwach war.

Wut war in der Familie schon lange präsent, sicherlich noch viel länger, als man es in den Therapiesitzungen heraushören konnte. Der größere Teil der Wut und anderer schwieriger Emotionen wurde von den Familienmitgliedern gar nicht bewusst wahrgenommen.

Zur dritten Therapiesitzung – dem Familientreffen – erschien die gesamte fünfköpfige Familie: Das Mädchen, seine Eltern sowie die Großeltern mütterlicherseits. Die Großeltern väterlicherseits waren bisher weder in den Erzählungen der Mutter oder der Tochter aufgetaucht noch waren sie bei dem Treffen anwesend. Dass der Vater zur Sitzung gekommen war, war eine Überraschung, vor allem für die Mutter des Mädchens. In der vorangegangenen Sitzung, als der Therapeut darauf bestanden hatte, dass auch der Vater beim nächsten Treffen anwesend sein sollte, war die Mutter der Meinung gewesen, er würde wohl nicht erscheinen. Ziemlich schnell kam es dann zu einem heftigen Schlagabtausch zwischen dem Großvater und der Mutter des Kindes. Die Aggressionen kamen in voller Stärke zum Vorschein. Es war schwierig, die Sitzungsregeln einzuhalten. Die Anspannung wuchs. Großvater und Mutter fielen sich ständig ins Wort. Es schien, als würden die beiden die drei anderen Personen im Raum überhaupt nicht wahrnehmen. In dieser Sitzung wurde die

Hypothese, dass Halluzination dominierendes Trancephänomen in der Familie sei, mit Deutlichkeit bestätigt.

Das Mädchen und sein Vater sagten gar nichts. Der Vater wirkte resigniert, das Kind schwieg hartnäckig. Als eine Stunde vergangen war und der Therapeut einen Termin für das nächste Treffen vereinbaren sowie festlegen wollte, wer von den erwachsenen Familienmitgliedern daran teilnehmen sollte, meldeten sich alle zur nächsten Sitzung. Der einzige, der nicht daran teilnehmen wollte, war der Vater des Mädchens, was dann Grund für eine Supervision war. Der Therapeut war weiterhin der Meinung, dass es wichtig sei, dass der Vater teilnehme, da es der Familie helfen würde, sich von Halluzination und Regression zu befreien. Das Nichterscheinen des Vaters würde nur das unwirkliche Bild der Familie aufrechterhalten, dass alle Angelegenheiten, die das Kind betreffen, ausschließlich von der Mutter und den Großeltern geregelt werden.

Die Arbeit in der Supervisionsgruppe führte dazu, dass bei Herrn E. eine völlig andere Motivation bestimmt werden konnte. Es wurde die Hypothese aufgestellt, das Nein des Vaters könnte auch bedeuten, dass er nicht gewillt war, am Streit zwischen seinen Ex-Schwiegereltern und deren Tochter teilzunehmen. Vielleicht war es auch Ausdruck seiner Ratlosigkeit, und der Frust, der auch bei der Scheidung eine Rolle gespielt hatte, kam wieder zum Vorschein. Während der Supervision wurden aber auch die Gründe angeführt, die Herrn E. dazu bewogen hatten, am Treffen teilzunehmen, was der Vater beim Treffen hatte erreichen wollen, inwieweit seine Erwartungen enttäuscht worden waren und welche Möglichkeiten es geben könnte, weiterhin mit ihm zusammenzuarbeiten.

Die Großeltern wirkten, als wären sie von den Problemen mit ihrer Enkelin völlig erschöpft. Dass die Enkelin sich selbst verletzte, machte ihnen Angst, genauso wie die Tatsache, dass das Mädchen in die Pubertät kam. Sowohl die Großeltern als auch die Mutter des Mädchens sagten ganz direkt, dass sie vom Therapeuten Ratschläge erwarteten, was sie tun sollten.

Jedes Familienmitglied formulierte seine Erwartungen und Ängste etwas anders. Die Motivation des Subsystems der Großeltern sah der Therapeut in der Lösung folgender Konflikte:

- Sollte die Entwicklungsphase »Eltern mit einem heranwachsenden, noch nicht selbstständigen Kind« aufrechterhalten werden?
- Sollte die eheliche Beziehung zwischen den Partnern, die seit Jahren keine Rolle mehr gespielt hatte, wieder aufgebaut werden?

Das Paar hatte früher bereits ein Kind großgezogen und in die Selbstständigkeit entlassen. Dies würde bedeuten, dass die erstarrten Entwicklungsprozesse abgeschlossen werden müssten, damit auch die zweite Tochter aus dem regressiven Druck der Eltern entlassen werden könnte.

Während der Supervision wurde die Motivation eines jeden Familienmitglieds genau besprochen, wodurch es dem Therapeuten gelang, die Eigenständigkeit aller fünf Personen zu berücksichtigen und ihre perspektivische Rolle bei den Entwicklungsaufgaben, vor denen die Familie nun stand, zu bestimmen. Diese vielschichtige Diagnostik im Bereich Motivation machte die therapeutische Arbeit um einiges leichter, vor allem, wenn es darum ging, in welchen Konstellationen und Subsystemen die nächsten Familiensitzungen stattfinden sollten, damit die therapeutischen Ziele erreicht werden konnten.

Zusammenfassend kann zu Fragen der Motivationsdiagnostik gesagt werden, dass die Schlüsselfrage lautet: Welches Ziel verfolgt der Klient oder die Familie mit der Aufnahme einer Therapie? Warum möchte der Klient etwas verändern? Welches Ziel möchte er erreichen? Die Gründe für die Therapie zu erfahren ist insofern wichtig, als dass sich hierdurch Erwartungen des Klienten in Bezug auf seine Zukunft besser bestimmen lassen. Es geht hierbei nicht um direkte, wörtliche Antworten des Klienten oder der Familie auf die Frage des Therapeuten, sondern eher um dessen Schlussfolgerungen hinsichtlich bewusster wie unbewusster Erwartungen der Personen, die eine Therapie beginnen möchten.

6.1 Das Symptom und seine Funktionen

Man geht davon aus, dass eine Psychotherapie begonnen werden kann, wenn zwei Faktoren gleichzeitig auftreten:

- Es ist ein Symptom vorhanden oder ein Gefühl, krank zu sein, Beschwerden oder Probleme zu haben und
- das Individuum oder die Familie hat die Hoffnung (Motivation), dass eine Veränderung in Richtung Gesundheit möglich ist.

Geht der Therapeut pragmatisch an seine Arbeit mit dem Klienten heran, so widmet er sich zunächst mit großer Aufmerksamkeit dessen

Symptomen, damit beginnt er für gewöhnlich seine therapeutische Tätigkeit.

Ein Symptom wird als subjektives Gefühl von Unglück, Schmerzen, Krankheitsanzeichen oder zumindest einer bestimmten Art von Beschwerden verstanden. Sorgfältiges und aufmerksames Beobachten ermöglicht eine Beschreibung von Verhaltenssequenzen des Klienten. Dem Symptom geht eine komplexe intrapsychische oder interpersonale Folge von Ereignissen voraus, die im Endeffekt zu den unerwünschten schmerzlichen Erfahrungen führt. Spezifische symptomatische Verhaltenssequenzen zu beobachten gilt als grundlegende therapeutische Intervention. Derartige Interventionen können Folgendes betreffen:

- eine minimale Veränderung im Bereich eines der beschriebenen Elemente
- eine Veränderung in deren Reihenfolge
- ein neues Element kommt zur Symptomsequenz hinzu oder ein Element bleibt aus
- eine Veränderung in Intensität oder Dauer der Elemente.

Auf diese Weise können scheinbar kleine Modifizierungen zu wesentlichen endgültigen Veränderungen führen. Darüber hinaus bauen sie beim Klienten die Überzeugung auf, dass er seine Symptome beeinflussen kann.

Ein Symptom erfüllt sowohl eine intrapsychische als auch eine interpersonale Funktion. Die intrapsychische Funktion des Symptoms gibt Auskunft darüber, welche Bedeutung die Beschwerden für den Klienten haben. Sehr eindrucksvoll drückte das eine Patientin mit einer Tumorerkrankung aus:

> »... Endlich brauche ich nicht mehr das zu machen, was ich hasse und was ich schon immer gehasst habe. Aber wenn man nun mal Ehefrau und Mutter ist, kommt man gar nicht dazu, groß darüber nachzudenken ... Jetzt aber bin ich richtig krank ... und nun muss ich gar nichts mehr.«

Die interpersonale Funktion wiederum beschreibt die Bedeutung, die die Symptome, die Erkrankung oder die Behandlung für die Personen aus dem Umfeld des Klienten haben.

Eine interpersonale – systemische – Funktion der Symptome wurde bei einem fast 50-jährigen alkoholabhängigen Mann als Hypothese aufgestellt. Trotz seiner Alkoholabhängigkeit schaffte es der Klient, arbeiten zu gehen. Sowohl seine Krankheit als auch andere autodestruktive Verhaltensweisen waren nach dem frühen und plötzlichen Tod seiner Schwiegermutter aufgetreten. Davor hatte er nur sporadisch getrunken. Dies hing damals eher mit den Gewohnheiten in seinem beruflichen Umfeld zusammen und in den zusammengetragenen Informationen gab es keinen Hinweis darauf, dass zu der Zeit bereits eine Abhängigkeit bestanden hätte. Während der Systemreflexion wurde deutlich, dass der Klient die Wut seiner Frau und seiner bereits volljährigen Kinder auf sich zog. Auf diese Weise schützte er Frau und Kinder unbewusst davor, schwierige Emotionen, wie Niedergeschlagenheit, Schmerz oder Schuldgefühle im Zusammenhang mit dem plötzlichen Tod der Mutter und Großmutter an sich heranzulassen. Statt Trauer und Schmerz dominierte in der Familie Aggression, die sich gegen den Ehemann und Vater richtete.

Ein Symptom erfüllt eine ganz besondere Funktion auch innerhalb der Familie. Es ist wie eine Botschaft zwischen den Generationen, die sich unbewusst auf Ereignisse in der Vergangenheit bezieht und als Mitteilung für nachfolgende Generationen dienen kann. Dysfunktionale Verhaltensmuster werden häufig von Generation zu Generation weitergegeben.

Im Diagnoseprozess sollte der Therapeut die symptomatische Verhaltenssequenz beschreiben sowie eine Hypothese aufstellen, die sich sowohl auf die intrapsychische als auch auf die interpersonale Funktion des Symptoms bezieht.

Frau A. lebte am Rande einer großen Stadt und begann auf Anraten ihres Arztes eine Psychotherapie. Sie litt seit fünfzehn Jahren unter Depressionen und unter Anfällen unklarer Ursache, die epileptischen Anfällen ähnelten. Die durchgeführten Untersuchungen brachten aber keine eindeutige Diagnose. Außer unter ihrer schlechten Stimmung litt die Klientin zudem unter Schlafproblemen. Nachts wurde sie häufig von Albträumen geweckt. Sie klagte über wiederkehrende negative Gedanken. Frau A. hatte Schwierigkeiten mit der Konzentration sowie das subjektive Gefühl, unter Gedächtnisstörungen zu leiden. Um nichts zu vergessen, führte sie Tagebuch. »Wenn ich es mir aufschreibe, dann weiß ich, was passiert ist. Sonst würde ich alles vergessen«, meinte sie während der ersten Sitzung. In den folgenden

Sitzungen las sie zu Beginn immer erst ihre Notizen darüber vor, was in den letzten Tagen passiert war.

Frau A. wirkte verloren und traurig und sah deutlich älter aus, als sie tatsächlich war. Seit Jahren schon erhielt sie eine Rente. Ihr Mann arbeitete im Ausland, fuhr aber regelmäßig ein Mal im Monat nach Hause. Die Klientin wohnte allein im Haus ihrer Familie. Jeden Tag ging sie zur Kirche. Sie betete viel, sowohl in der Kirche als auch zu Hause. Zu Hause fühlt sie sich einsam und verlassen. Oft schon hatte sie ihren Mann gebeten, einen großen Hund zu kaufen. Ihr Mann hatte ihr bereits drei Hunde gekauft, alle drei waren aber kleine Hunde gewesen. Und drei Mal hatte sich das gleiche wiederholt: Die Hunde rannten durchs Gartentor auf die Straße und wurden von einem Auto überfahren. Das Gartentor war seit Jahren kaputt, die Torflügel schlossen nicht richtig und bewegten sich hin und her. Mehrmals schon hatte Frau A. ihren Mann gebeten, das Tor zu reparieren, aber er tat es nicht. Wie nebenbei fügte die Klientin hinzu, dass durch dasselbe kaputte Gartentor vor fünfzehn Jahren ihr kleiner Sohn seinem Ball hinterher auf die Straße gerannt, von einem Auto angefahren worden und an den Folgen des Unfalls verstorben war.

Von diesem Zeitpunkt an war Frau A. krank. Ihr Mann begann nach dem Tod des Kindes zu trinken. Daran, ob er schon vorher getrunken hatte, konnte sich Frau A. nicht erinnern. Er trank jedenfalls, wenn er ein Mal im Monat nach Hause kam. Sie war der Meinung, er würde viel öfter trinken, aber wenigstens verrichtete er seine Arbeit ordentlich und verdiente gut. Dennoch hielt Frau A. ihren Mann für einen Alkoholiker und machte sich Sorgen um ihn. Behandeln lassen wollte sich ihr Mann nicht.

Nach dem ersten Treffen hatte der Therapeut Schwierigkeiten, sich den Inhalt der Sitzung zu merken. Er begann, sich während der Sitzungen Notizen zu machen, obwohl er das sonst immer im Anschluss an die Sitzung tat. Frau A. erschien regelmäßig zu den Sitzungen und war immer pünktlich. Einmal sagte sie ganz spontan, sie könne die nächste Sitzung kaum abwarten. Der Therapeut hatte wiederum dass Gefühl, es gäbe keine Kontinuität zwischen den einzelnen Sitzungen und hatte deutliche Schwierigkeiten, ein Therapieziel zu formulieren bzw. die beunruhigende Überzeugung, dieses einfach nicht zu erkennen.

Die Gruppensupervision fand bereits in der Anfangsetappe der Therapie statt. Ein frühes Konstruieren von Hypothesen zwingt dazu, die wenigen vorhandenen Informationen sorgfältig zu nutzen. Die symptomatischen Ereignissequenzen, die sowohl die vorherigen Behandelnden als auch die Klientin selbst mit der Amnesie in Verbindung gebracht hatten, wurden nun als unbewusste Versuche beschrieben, die schwierige Realität zu kontrollieren. Die Worte der Klientin: »Wenn ich es mir aufschreibe, dann weiß ich, was passiert ist.« wurden als wichtiges Fragment einer größeren Ganzheit betrachtet. »Wenn ich es mir aufschreibe, dann weiß ich, was passiert ist. Wenn ich mir aber nichts aufschreibe, dann vergesse ich womöglich, was passiert ist. Indem ich mir alles aufschreibe, kontrolliere ich mein Gedächtnis, dann kann ich es beeinflussen. Andernfalls würde mein Gedächtnis mich beeinflussen, dafür bin ich zurzeit aber noch nicht bereit.«

Diese Hypothese machte es möglich, Bemühungen zu unternehmen, um die symptomatische Ereignissequenz in den Sitzungen zu unterbrechen. Dadurch sollte die Klientin ermutigt werden, in den Sitzungen ihrem Gedächtnis zu vertrauen, statt sich Notizen zu machen. Frau A. sollte sich trauen, völlig frei und ohne von ihren Notizen abzulesen, darüber zu berichten, was sich in der Zeit zwischen den Therapiesitzungen zugetragen hatte. Die Zeit, in der sich die Klientin ganz auf ihr Gedächtnis verlassen sollte, wurde anfangs auf die Therapiesitzungen begrenzt, damit sie die Erfahrung machen konnte, dysfunktionale Ereignissequenzen zu durchbrechen.

Die Amnesie, die sich in ihren Beschwerden zeigte, wurde bei Frau A. als dominierendes Trancephänomen diagnostiziert. Auch der Therapeut litt, worüber er selbst erstaunt war, an Gedächtnisstörungen und hatte Schwierigkeiten, sich daran zu erinnern, was während der Sitzungen geschehen war. Weitere wesentliche Trancebereiche waren bei der Klientin Regression und Dissoziation. Darüber hinaus reagierte sie auf Suggestionen seitens des Priesters, seitens des Arztes, der sie zur Psychotherapie überwiesen hatte, sowie seitens des Therapeuten, der die Psychotherapie durchführte.

Sowohl die Amnesie der Klientin als auch die Alkoholsucht ihres Mannes wurden als Mechanismen betrachtet, mit dem Trauma, dem Tod ihres Sohnes, umzugehen. Die sich wiederholenden Ereignisse mit den Hunden und der kaputten Gartentür, die nicht repariert wurde, wurden als Interaktionen zwischen den Ehepartnern verstanden, die von symbolischem und unbewusstem Charakter waren. Sie beruhten auf der Beteiligung beider Ehepartner am Austausch sowie auf einer immer wieder wiederholten Botschaft bezüglich nicht abgeschlossener Angelegenheiten in der Familie. Darüber hinaus ging es hierbei um gegenseitig unbewusst geäußerte und angenommene Aggression der Partner sowie um einen nicht wissentlich geführten familiären Streit um Verantwortung.

In der hier dargestellten Symptomatologie konnten folgende Ressourcen bestimmt werden:

- die Erfahrungen von Frau A. mit Trance (ihre langen täglichen Gebete, die ihr sehr halfen)
- die Erfahrungen des Ehemannes mit Trance (das Trinken)
- die unbewusste Zusammenarbeit der Ehepartner dabei, den Tod des Kindes und das damit verbundene Trauma zu bewältigen.

Klienten, die traumatische Erfahrungen durchlebt haben,

> »arbeiten gern mit Hypnose, da die Trance sie davon befreit, auf bewusster Ebene arbeiten zu müssen [...] vor allem, wenn die Arbeit eine Konfrontation mit besonders dramatischem Material erfordert« (Erickson 1945).

Zu den Ressourcen der Klientin zählte auch ihre Fähigkeit, dauerhafte Bindungen aufzubauen, ihre stabile Ehe, ihr gutes und unterstützendes soziales Netz vor Ort sowie ihre Religiosität, in der sie Halt fand. Die anfänglich aufgestellten Hypothesen machten es möglich, zu noch nicht berücksichtigten Aspekten vorzudringen:

- zu systemischen Aspekten: das Miteinbeziehen des Ehepartners in die Therapie
- zu einer Anwendung von Tranceerfahrungen bei der Behandlung der Amnesie.

Es wurden Hypothesen bezüglich des Therapieziels aufgestellt. Diese wurden anfänglich als Integration der infolge des Traumas dissoziierten Anteile (und vielleicht auch früherer dramatischer Erfahrungen, zu denen in dieser Behandlungsetappe noch kein Zugang vorhanden war) der Klientin definiert. Integration bedeutete hier ebenfalls, das Leben der Klientin in eine Ganzheit zu überführen. Frau A. hatte ihr Leben in die Zeit vor ihrer Krankheit und die Zeit, seit sie Rente erhielt, eingeteilt. Ein anderer Teil der Klientin teilte das Leben in eine Zeit vor und eine Zeit nach dem Tod des Kindes. Um das Kind zu trauern, am besten gemeinsam mit ihrem Mann, galt als wichtiger Schritt in der Therapie. Folgende Ziele, die es der Klientin ermöglichen sollten, den regressiven Bereich zu verlassen, wurden benannt:

- Die Klientin sollte lernen, die Realität zu akzeptieren.
- Sie sollte Bedeutung in dem suchen, was geschehen war.
- Sie sollte Bedeutung in dem suchen, was gegenwärtig geschieht.
- Unter Berücksichtigung ihrer Religiosität sollte eine positive Zukunft entworfen werden.

So wie bei jeder Traumabehandlung musste zu Beginn der Therapie erst einmal Vertrauen aufgebaut werden. Die Berichte der Klientin über das Trauma wurden anfangs auf ihre spontanen kurzen Aussagen begrenzt. Der Therapeut befragte sie nicht weiter zu diesem Thema und respektierte die bisherige konstruktive Funktion der Amnesie. Die Frage, ob die Amnesie als unterstützender Schutzmechanismus eine spätere Trancearbeit am Trauma sowie die Integration der durch das Trauma abgetrennten Anteile der Klientin ermöglichen würde, oder ob sich der Bereich der Amnesie im Laufe der Therapie verkleinern und der Bereich der Erinnerung sich vergrößern würde, wurde in dieser Etappe der Therapie offen gelassen. Die Funktion der Amnesie zu bestimmen war ein wichtiger Schritt, um eine wirksame Therapiestrategie zu entwickeln.

Beim Bestimmen der Funktion von Symptomen in Familien, in denen Kinder erkranken, kann vereinfacht gesagt werden, dass die Kinder aus einem wesentlichen Grund krank werden, nämlich »aus Liebe zu ihren Eltern«. Jedes Kind liebt zumindest einen Elternteil. Es liebt ihn, da es keine andere Wahl hat. Diese Liebe schließt natürlich nicht aus, dass manchmal auch völlig entgegengesetzte Gefühle beim Kind entstehen.

Die symptomatische Liebe beruht darauf, dass das Kind bereit ist, den Preis dafür zu zahlen, dass die ganze Familie weiter bestehen bleiben kann. Die Beständigkeit der Familie ist für das Kind so unverzichtbar wie die Luft zum Atmen. Aufgabe des Therapeuten ist es, den individuellen Kern eines solchen Mechanismus zu bestimmen und Möglichkeiten für Veränderungen zu finden, sodass die symptomatischen Funktionen nicht länger notwendig sind.

In Familien, in denen ein Kind an psychosomatischen Beschwerden leidet, kommt der Therapeut oft damit in Berührung, dass das Kind versucht, die Aktivitäten des familiären Systems mithilfe seiner Symptome zu kontrollieren. Auf diese Weise unternimmt es den verzweifelten Versuch, Kontrolle und Verantwortung für die Familie zu übernehmen. Natürlich bedeutet das eine Störung der Hierarchie im familiären System. Eine primäre Belohnung besteht für das Kind darin, dass es aufgrund seiner Symptome teilweise von alterstypischen Pflichten befreit wird und beispielsweise die Möglichkeit bekommt, bestimmte schulische Aufgaben zu umgehen. Auf tieferer Ebene ist das Fortbestehen der Familie die Belohnung. Statt das Risiko einzugehen, sich mit dem unreifen Verhalten oder den psychischen Beschwerden der Eltern auseinanderzusetzen, ist es viel einfacher, sich mit den Problemen des Kindes, wie dessen mangelnder Schulreife oder gesundheitlichen Beschwerden, zu befassen. Dies deutet auf ein gemeinsames Auftreten der Trancephänomene Halluzination und Regression hin. Man könnte hier die Hypothese aufstellen, dass die Eltern des Kindes die Regression benötigen, um zusätzliche Zeit für Veränderungen bei sich selbst zu gewinnen. Manchmal wiederum benötigen die Eltern Veränderungen in der Paarbeziehung, die es ihnen ermöglichen, Aktivitäten, die der biologischen Entwicklung entsprechen, auch im gesamten familiären System zuzulassen.

Es kommt aber auch vor, dass sich die therapeutische Behandlung und deren Nebenwirkungen als größere Bedrohung erweisen als die anfänglichen Symptome. Das ist etwa dann der Fall, wenn sich der Klient mit seinem Krankheitsetikett identifiziert, wenn ein Kind dauerhaft in Betreuungseinrichtungen untergebracht wird oder eine soziale Invalidisierung erfolgt, indem es aus psychologischen Gründen zu Hause unterrichtet wird, oder wenn dauerhafte Zahlungen von Rentenleistungen festgelegt werden.

Wenn die Interaktionen in der Familie nicht über Jahre hinweg erstarrt sind und der Therapeut gut einzuschätzen weiß, welche Ressourcen der einzelnen Personen und der ganzen Familie unverzichtbar für die weitere Entwicklung sind, und darüber hinaus einen Zugang zu diesen Ressourcen ermöglicht, dann verschwinden die Symptome für gewöhnlich. Sie werden dann einfach nicht mehr gebraucht.

6.2 Zusammenfassung

Zur Beschreibung der Motivation einer Person, sich therapeutisch behandeln zu lassen, wird ein breites Spektrum von Faktoren herangezogen. Sie wird als eine Art Balance zwischen den Motiven betrachtet, die den Klienten zu einer Therapie bewegen und dem, was eine Veränderung schwierig macht.

Es gibt immer mehrere Motive, eine Therapie zu beginnen und kontinuierlich weiterzuführen und auch mehr als nur ein Motiv, das den Heilungsprozess und die Entwicklung hemmt. Diese Elemente sind miteinander verbunden und verändern sich im Laufe der Behandlung. Werden mehrere Motive und deren Zusammenhänge beschrieben, so hilft das, den Klienten und dessen Familie besser zu verstehen.

Die Motivation besteht nicht nur aus Erwartungen und Befürchtungen auf bewusster Ebene. Ein Teil der Motive bleibt im Unbewussten. Ist die Motivation sehr komplex, kann das ein Anzeichen für innere Konflikte sein, die auf den Klienten wirken. Anders ausgedrückt kann eine komplexe Motivation auf eine dissoziative Persönlichkeitsstruktur hinweisen.

Bei einer Familientherapie hat oft jede Person eine andere individuelle Motivation, die Therapie zu beginnen oder sie zu boykottieren. Bei der systemischen Arbeit sollte der Therapeut sowohl individuelle Motive als auch gemeinsame Motive der Familie berücksichtigen, unabhängig davon, ob sie ausgesprochen oder von der Familie gar nicht erwähnt werden.

Menschen beginnen eine Psychotherapie aufgrund von Beschwerden, die sich für gewöhnlich in Form von Symptomen ausdrücken. In den Symptomen sammelt sich die ganze Komplexität der für die Gesundheit positiven als auch der destruktiven Motive. Damit ein Symptom bestehen bleibt, benötigt es eine Berechtigung in der inneren Welt des Klienten und in dessen familiärem System. Beim Kennenlernprozess bestimmt der Therapeut sowohl die intrapsychische als auch die interpersonale Funktion des Symptoms beim Klienten.

7 Bemerkungen zum Schluss

»Je größer die Insel des Wissens,
desto länger die Küste der Zweifel.«
Ralph W. Sockham

Die Diagnose dient dem Therapeuten dazu, das Ziel seiner Arbeit korrekt bestimmen zu können. Dieses Ziel ist eher von dynamischem als von statischem Charakter. Es geht darum, Gesundheit wiederherzustellen oder Wachstum und Entwicklung zu stimulieren.

Der Therapeut stellt seine Diagnose auf der Grundlage zweier Quellen: der Beobachtung des Klienten sowie der Reflexionen, die sich aus diesen Beobachtungen ergeben, also eigener kognitiver Prozesse und eigener emotionaler Reaktionen.

Der kognitive Bereich beruft sich auf Wissen. Der Therapeut stützt sich auf das Paradigma, in dem er arbeitet, nutzt dessen Grundlagen sowie das therapeutische Erbe. Er sammelt Informationen, analysiert sie, stellt Hypothesen zu Funktionsmechanismen des Klienten sowie zu Mechanismen bezüglich der erwünschten Veränderung auf und verifiziert sie.

Der Therapeut reagiert aber nicht nur auf das direkte Material, das er vom Klienten bekommt, sondern auch auf eigene Signale, eigene Reflexionen und Assoziationsprozesse. Auch Körpersignale, Emotionen und Fantasien des Therapeuten oder das Gefühl, durcheinander zu sein oder nicht weiterzukommen, können dabei helfen, den Klienten kennenzulernen und Hypothesen aufzustellen.

Die hier dargestellten Bereiche, in denen der Therapeut den Klienten beschreibt, werden in Bezug auf jede Person angewandt, also auch auf den Therapeuten. Der Klient ist kein passives Objekt, das vom Beobachter abhängig ist, sondern beide Seiten beeinflussen sich immerzu gegenseitig. Auch aus diesem Grund sollte der Therapeut sich selbst gut kennen, sich selbst berücksichtigen und eine Diagnostik der eigenen Person in den Kategorien durchführen, in denen er die Diagnose beim Klienten stellt. Für den Therapeuten bedeutet das eine Suche. Er kann viel gewinnen, aber auch des Öfteren ins Staunen geraten, wenn er vollkommen ehrlich an die fünf Schlüsselfragen der ericksonschen Diagnostik herangeht:

- Wie definiere ich mich selbst innerhalb der diagnostischen Kategorien?
- Welche Trancephänomene dominieren bei mir selbst? Wie beeinflusst diese Tendenz meine Arbeit?
- Welche Schlüsse hinsichtlich meiner Arbeit ergeben sich aus der Systemreflexion? An welchem Platz im Familienlebenszyklus befinde ich mich selbst und welche Bedeutung hat das für die von mir durchgeführte Therapie?
- Auf welche individuellen Ressourcen und auf welche familiären und sozialen Ressourcen stütze ich mich im Berufsalltag?
- Wie ist meine Motivation hinsichtlich meiner therapeutischen Tätigkeit und wie bezüglich der konkreten Person oder Familie, mit der ich arbeite?

Die Fähigkeit, innere assoziative Prozesse zu nutzen, erfordert vom Therapeuten Selbstreflexion. Eine eigene Therapie ist hierfür eine unverzichtbare Erfahrung, ebenso die Supervision.

Eine erfahrene Therapeutin mit langjähriger Berufspraxis suchte bei einer Gruppensupervision den Rat ihrer Kollegen. Sie benötigte Unterstützung, denn ihr war aufgefallen, dass sie mit einer ihrer Klientinnen anders arbeitete als gewohnt. Die Therapeutin war ziemlich beunruhigt von der eigenen Vorgehensweise. Sie wusste selbst nicht, warum sie sich so verhielt und welchen Einfluss ihr verändertes Verhalten auf die Therapie haben könnte. Die Therapie hatte gerade erst begonnen, es hatten bisher drei Sitzungen stattgefunden.

Die Klientin war 40 Jahre alt und hatte telefonisch um eine Behandlung ihrer jugendlichen Tochter gebeten, die an körperlichen Symptomen, Schlafstörungen und zahlreichen Ängsten litt.

Zur ersten Sitzung wurde nur die Mutter eingeladen. Sie war alleinerziehend und die Tochter war ihr einziges Kind. Ein Jahr zuvor hatte sich ihr Mann, der Vater ihrer Tochter, nach einer der zahlreichen Streitigkeiten, die seit jeher ihre Ehe geprägt hatten, im Haus erhängt. Die Klientin und ihre Tochter hatten ihn dort gefunden. Seitdem hatte das Kind zahlreiche Symptome. Die Mutter im Übrigen auch.

Die Therapeutin hatte weder größere Zweifel bezüglich der Diagnose, noch Zweifel bezüglich der Richtung und der Strategie der Familientherapie. Für die Supervision hatte sie sich entschieden, da sie sich »überraschend schwach und ratlos fühlte«. Dies zeigte sich unter anderem darin, dass sie der Klientin in Dingen nachgab, über die sie normalerweise bei der Therapie selbst entschied.

Obwohl bei ihr die Sitzungen normalerweise im wöchentlichen Rhythmus stattfinden, hatte sie sich diesmal mit Sitzungen alle zwei Wochen einverstanden erklärt. Sie konnte sich selbst nicht erklären, warum sie sich so verhielt.

Darüber hinaus gab sie dem Druck der Klientin nach und traf sich zur zweiten Sitzung mit der Tochter allein. Normalerweise traf sie sich in der Anfangsphase einer Familientherapie sehr selten und nur in begründeten Ausnahmefällen allein mit dem Kind. In diesem Fall hatte die Therapeutin aber keine Begründung für ihr Vorgehen parat. Diese beiden Vorfälle, bei denen sie deutlich und für sich selbst völlig unverständlich von ihren bewährten Arbeitsregeln abgewichen war, sowie ein Gefühl der Ratlosigkeit führten dazu, dass sie sich genauer damit auseinandersetzen wollte, was hier vor sich ging.

Mehrere Personen der Supervisionsgruppe bemerkten recht schnell, dass sich die Therapeutin wie eine Berufsanfängerin verhielt oder gar so, als hätte sie ihre therapeutische Tätigkeit noch gar nicht begonnen. Sie sagte selbst: »Ich fühle mich hilflos wie ein Kind.« Sie hatte es zugelassen, dass ihre Grenzen überschritten worden waren. Also wurde die Hypothese aufgestellt, die Therapeutin wäre, ohne es selbst wahrzunehmen, weit in die Vergangenheit zurückgefallen. Dies deutete auf Zeitregression als dominierendes Trancephänomen hin. Dass sie es zugelassen hatte, dass man ihre Grenzen überschritt, wies auf Schwierigkeiten im Bereich eines anderen Trancephänomens hin, und zwar im Bereich Assoziation – Dissoziation.

Die Supervisionsgruppe arbeitete bereits seit längerer Zeit zusammen, und die Therapeuten kannten sich untereinander so gut, dass sie einschätzen konnten, dass keines dieser beiden Trancephänomene charakteristisch für ihre Kollegin war. Daraufhin wurde die nächste Hypothese aufgestellt. Sie besagte, dass bereits während der ersten Therapiesitzung etwas geschehen sein musste, das bei der Therapeutin Wahrnehmungen in Bezug auf ihre eigene Vergangenheit ausgelöst hatte. Die Therapeutin hatte sich an etwas erinnert, was in ihrer Erinnerung existierte, obwohl sie es vergessen hatte. Derartige Aussagen sind charakteristisch für das Trancephänomen der Amnesie. Das »Gefühl von Hilflosigkeit« in der Erzählung der Klientin hatte eine Tür zur schmerzlichen Vergangenheit der Therapeutin geöffnet, die sie in ihrem Vergessen aufbewahrte. Viele Jahre zuvor war sie selbst in der Situation gewesen, dass eine ihr nahestehende Person plötzlich verstorben ist. Während der weiteren Behandlung gelang es ihr, ihre eigene Geschichte von den Erfahrungen der Klientin zu trennen. Indem sie ihre eigene damalige Hilflosigkeit von dem trennte, was die Klientin, die ihren Mann verloren hatte, berichtete, konnte sie sich viel besser auf diese konzentrieren. Nun konnte sie sich auch auf ihre langjährigen beruflichen Erfahrungen stützen. Sie erstellte eine Behandlungsstrategie und begann mit der Therapie, indem sie sich mit den Trancephänomenen der Klientin befasste. Man kann sagen: Die Achtsamkeit der Therapeutin hinsichtlich der eigenen Reaktionen war eine wesentliche Informationsquelle zu diagnostischen Aspekten bei der Klientin. In diesem Fall ging es um die Trancephänomene Regression und Dissoziation, die bei der Klientin dominierten. Im analytischen Sinne stellt das eben besprochene Beispiel eine Gruppen- bzw. Supervisionsarbeit dar, bei der mit dem Material aus der Gegenübertragung bei der Therapeutin gearbeitet wurde.

Beim Zusammentragen von Informationen kommt es vor allem darauf an, aufmerksam und tiefgründig zu beobachten. Je tiefgründiger der Therapeut die unverwechselbaren Reaktionsmuster einer bestimmten Person beobachtet, desto besser wird es ihm gelingen, seine Aktivität dem Individuum anzupassen (vgl. Rossi, Erickson-Klein a. Rossi 2010e, p. 16).

Dies betrifft sowohl den individuellen Klienten, die Familie, als auch den Therapeuten. Sidney Rosen (1997) betont, dass eine bedeutende Menge an Informationen zur persönlichen Geschichte des Klienten und sogar zu dessen Symptomen gar nicht unbedingt notwendig sei. Viel wichtiger dagegen sei es, zu beobachten, wie der Klient zuhört, einfache Signale, wie Körperbewegungen, Spannungen, den Wechsel der Gesichtsfarbe wahrzunehmen sowie am Hals oder den Schläfen sichtbare Veränderungen von Atem oder Puls zu erkennen. Diese Achtsamkeit des Therapeuten verbessert die Kommunikation mit dem Klienten und erleichtert die Zusammenarbeit. Gleichermaßen erhält man, indem man Muster von Reaktivität in Familien beobachtet, minimale Hinweise, die widerspiegeln, wer in welcher Weise auf wen reagiert sowie wichtige Informationen zur Hierarchie, zu Koalitionen und Kommunikationswegen zwischen einander nahestehenden Personen.

Jeder Mensch verfügt über ganz individuelle Lernmuster. Diese sollte der Therapeut erkennen, damit er während der Therapie passende Bedingungen schaffen kann, die es dem Klienten erleichtern, sich an gesündere und funktionalere Aktivitätsformen zu erinnern, sie zu erlernen oder freizulegen. Nachdem der Therapeut die individuellen Muster festgestellt hat,

> »ruft er innere mentale Prozesse dieser bestimmten Person auf und nutzt sie. (...) Wir müssen lernen, Prozesse hervorzurufen, die den Menschen helfen, ihre Lebensmuster zu verändern. Genau das ist das Wesen der Psychotherapie« (Erickson i Rossi 1996, s. 140–141).

Die in dieser Arbeit vorgestellten Bereiche, in denen die Diagnostik in der ericksonschen Therapie durchgeführt wird, lassen sich erfolgreich weiterentwickeln. Nicht nur der Klient, sondern auch der Therapeut ist eine individuelle Persönlichkeit. Das bedeutet, dass jeder Therapeut auf sein charakteristisches und einzigartiges diagnostisches Feingefühl achten sollte.

Bei allem, was in dieser Arbeit als wesentlich beim Kennenlernen des Klienten beschrieben wurde, fehlt allerdings das Feststellen, in welchem Maße der Klient für Hypnose empfänglich ist. Dies kann im ersten Moment Verwunderung hervorrufen, denn gerade dieser Aspekt wurde über viele Jahre hinweg von Therapeuten, die mit Hypnose arbeiteten, als entscheidender Bestandteil der Diagnostik behandelt. Inzwischen überwiegt jedoch die Ansicht, dass es Aufgabe des Therapeuten sei, eine für den Klienten angemessene Arbeitsmethode zu finden. Ebenso ist es wichtig, eine Anwendungsweise für die ausgewählte Methode zu erstellen, sodass sie vom Klienten angenommen und, falls das nicht gelingt, ein andere Methode gewählt werden kann. Die Empfänglichkeit für Hypnose als wesentlicher individueller Faktor bei der Beschreibung des Klienten verliert schrittweise an Bedeutung. Gewisse Informationen dazu, welches Potenzial beim Klienten vorhanden ist, wenn es um die Zusammenarbeit in der Hypnose geht, sind in den Darstellungen zum Thema Motivation und Trancephänomene enthalten. Darüber hinaus wird dieses Thema auch im Abschnitt 3.9 zur prä- und posthypnotischen Suggestion behandelt.

Während des gesamten Therapieprozesses begleitet den Therapeuten seine Bereitschaft, Hypothesen aufzustellen und sie zu verifizieren – genau darauf beruht im Wesentlichen die Diagnostik. Zu Beginn der Behandlung, wenn viel mehr wichtige Fragen gestellt werden, als Antworten gegeben werden können, wird mehr Energie für das Aufstellen von Hypothesen benötigt. Später dann wird die Offenheit dafür wichtiger, die Hypothesen zu bestätigen oder zu verwerfen und neue aufzustellen. Im Kleinen findet dieser Prozess während jeder Therapiesitzung statt, wenn der Therapeut seine Hypothesen, die er zuvor aufgestellt hat, verifiziert. Während er mit dem Klienten zusammenarbeitet, bestätigt er seine Hypothesen oder verwirft sie teilweise oder gänzlich.

Bei der ericksonschen Therapie findet der hier beschriebene Diagnoseprozess möglichst schnell statt. Dies ist auf den Respekt des Therapeuten gegenüber dem Leiden des Klienten zurückzuführen. Es ist empfehlenswert, eine therapeutische Intervention bereits während der ersten Sitzung zu formulieren. Das bedeutet, das grobe Gerüst der Diagnose sollte innerhalb weniger Minuten während der ersten Therapiesitzung fertiggestellt werden. Es wird dann in den anschließenden Sitzungen vervollständigt, modifiziert oder verifiziert. Der Therapeut sollte bereits aktiv werden, bevor die Diagnose komplett ist. Die Reaktion des Klienten auf die Intervention des Therapeuten bringt Informationen mit sich, die für die weiteren Schritte in Richtung Kennenlernen des Klienten nützlich sind (Zeig 2006).

Das Kennenlernen des Klienten gestaltet sich als Dialog, als Austausch immer neuer Interaktionen. Viele Therapeuten, die dieser Richtung angehören, arbeiten mit Kurzzeittherapien. Man geht davon aus, dass das Symptom in möglichst kurzer Zeit beseitigt oder reduziert werden soll. Deshalb ist es so wichtig, dass der Therapeut die ganze Bandbreite der diagnostischen Aspekte kennt. So kann er schnell einen Bereich finden, in dem der Klient eine für seine Gesundheit positive Zusammenarbeit akzeptiert.

Im Kapitel mit dem Titel »Die Unendlichkeit des Diagnoseprozesses« fasst Antoni Kępiński (1978) seine langjährigen Erfahrungen mit dem Kennenlernen erkrankter Personen zusammen und behauptet:

> »Gibt sich der Psychiater nicht damit zufrieden, den Klienten nur in eine diagnostische Schublade zu stecken, sondern stellt sich das ambitionierte Ziel, seinen Mitmenschen kennenzulernen [...] dann muss er seine Niederlage bereits im Vorhinein eingestehen. Dieses Ziel nämlich liegt im Bereich des Unendlichen. Je näher es scheint, desto weiter entfernt es sich. Als würde man der Sonne hinterherjagen, die im Meer versinkt. Es scheint, als müsste man nur noch ein paar Kilometer schwimmen, um die goldene Scheibe zu berühren ...«.

Zum Abschluss möchte ich hervorheben, dass einen Klienten kennenzulernen, eher eine offene Frage als eine sichere Antwort ist.

Nachwort

»Wie langsam Bäume wachsen, habe ich lange Zeit selbst nicht gewusst […], denn irgendwo müssen sich die Bäume verwurzeln können. Nackter Stein würde dazu nicht ausreichen, und selbst lockeres Geröll böte zwar den Wurzeln Halt, könnte jedoch nicht genug Wasser und Nährstoffe speichern.«

Peter Wohlleben

Das polnische Original diese Buches erschien im Mai 2017, genau 30 Jahre nach meiner ersten Begegnung mit der ericksonschen Therapie. Nun gut … es hat ein bisschen gedauert …

Krzysztof Klajs

Literatur

Aarts, H., R. Custers a. H. Marien (2008): Preparing and motivating behavior outside of awareness. *Science* 319: 1639.

Adamowicz, Z. E. (2014): Co to jest prawda. *Psychoterapia* 3 (170): 5–14.

Aleksandrowicz, J. (2013): Vortrag im Rahmen der Konferencja Trzech Sekcji »Granice psychopatologii, granice psychoterapii«, Warszawa.

Andersen, H. Ch. (2005). Baśnie. Poznań (Media Rodzina). [Dt. (1986): Märchen. Stuttgart (Reclam).]

Arau, A. (Regisseur) (1992): Bittersüße Schokolade (Spielfilm, Originaltitel: *Como Aqua Para Chocolate*).

Barbaro, B. de (2013): Vortrag im Rahmen der Konferencja Trzech Sekcji »Granice psychopatologii, granice psychoterapii«, Warszawa.

Barretta, N. (2015): Rozwój osobisty terapeuty. Vortrag beim Workshop »Proces indywiduacji i budowania autonomii w psychoterapii«, Łódź.

Barretta, N., P. Barretta (2011): Transowy taniec. *Miłość*, szacunek i negocjacje w terapii par. Vortrag beim Workshop »Terapia par«, Łódź.

Barrie, J. M. (2015): Piotruś Pan. Poznań (Media Rodzina) [Dt. (2009): Peter Pan. Frankfurt/M. u. Leipzig. (Suhrkamp/Insel).]

Bateson, G., J. Haley, D. D. Jackson a. J. Weakland (1956): Toward a theory of schizophrenia. *Behavioral Science* 1: 251–264.

Bateson, M. C. (2005): Psychotherapy as consciousness adjustment. Vortrag im Rahmen der »The Evolution of Psychotherapy 5th Conference«, Anaheim, CA.

Boszormenyi-Nagy, I. (1965): A theory of relationships: Experience and transaction. In: I. Boszomenyi-Nagy, J. L. Framo (eds.): Intensive family therapy. Theoretical and practical aspects. New York (Harper & Row), pp. 33–86.

Botstein, L. (2014): Zrozumieć świat. Wywiad z Leonem Botsteinem. Radio TOK FM am 02.06.2014, Warszawa.

Bronowski, P., M. Sawicka i S. Kluczyńska (2009): Zastosowanie internetu w przełamywaniu niepełnosprawności psychicznej. Doświadczenia własne. *Psychoterapia* 3 (150): 57–65.

Brytek-Matera, A. (2011): Postawy wobec ciała a obraz samych siebie u kobiet z zaburzeniami odżywiania się. *Psychiatria Polska* XLV (5): 671–682.

Buentig, W. (2011): Choroba jako szansa, objaw jako wskazówka. Vortrag beim Workshop »Psychoterapia zorientowana na potencjał. Siła pochodzi z właściwego miejsca«, Nowa Górka.

Cade, B., W. H. O'Hanlon (1996): Stopem po terapii krótkoterminowej. Poznań (Zysk i S-ka).

Chrzan-Dętkoś, M., A. Dyduch-Maroszek, A. Humięcka i K. Karasiewicz (2012): Uwarunkowania i konsekwencje depresji poporodowej. *Psychoterapia* 2 (161): 55–63.

Cooper, L. F. a. M. H. Erickson (2010): Time distortion in hypnosis: 2. In: E. L. Rossi, R. Erickson-Klein a. K. L. Rossi (eds.): The collected works of Milton H. Erickson. V. 6. Phoenix, AZ (The Milton H. Erickson Foundation Press), pp. 223–263.

Davis, C., R. D. Levitan, M. Smith, S. Tweed a. C. Curtis (2006): Associations among overeating, overweight, and attention/hyperactivity disorder: A structural equation modelling approach. *Eating Behaviors* 7 (3): 266–274.

Dhossche, D., K. S. Snell a. S. Larder (2000): A case-control study of tattoos in young suicide victims as a possible marker of risk. *Journal of Affecive Disorder* 59 (2): 165–168.

Dolan, Y. (1994): An Ericksonian perspective on the treatment of sexual abuse. In: J. K. Zeig (ed.): Ericksonian methods: The essence of the story. New York (Brunner/Mazel), pp. 395–414.

Drath, W. (2015): Miejsce psychoterapii w społeczeństwie ery Internetu. *Psychoterapia* 2 (173): 15–22.

Dunn, J. R. (2006): The art of Ericksonian psychotherapy. An interview by Joseph R. Dunn. In: J. K. Zeig (ed.): Confluence: The selected papers of Jeffrey K. Zeig. V. 1. Phoenix, AZ (Zeig, Tucker & Theisen), pp. 55–61.

Dyga, K., M. Opoczyńska (2015a): Znaczenie diagnozy dla tożsamości pacjenta, cz. 1: Od zapoznania do rozpoznania. *Psychoterapia* 3 (174): 73–86.

Dyga, K., M. Opoczyńska (2015b): Znaczenie diagnozy dla tożsamości pacjenta, cz. 2. Uzgadnianie czy uznanie. *Psychoterapia* 3 (174): 87–97.

Edgette, J. H. a. J. S. Edgette (1995): The handbook of hypnotic phenomena in psychotherapy. New York (Brunner/Mazel).

Elkaim, M. (2007): Interviews with Jay Haley. In: J. Haley a. M. Richeport-Haley (eds.): Directive family therapy. Binghamton (The Haworth Press), pp. 131–172.

Emmerson, G. (2010): Ego state therapy. Bethel, CT (Crown House Publishing).

Erickson, B. A. (2001): Jay Haley: A model of communication, teaching, therapy and leading. In: J. K. Zeig (ed.): Changing directives: The strategic therapy of Jay Haley. Phoenix, AZ (The Milton H. Erickson Foundation Press), pp. 45–58.

Erickson, B. A. (2006): An american healer. In: B. A. Erickson, B. Keeney (eds.): Milton H. Erickson, M. D. An American healer. Sedona (Ringing Rocks Press), pp. 22–84.

Erickson, M. H. (1945): Letter to Lewis Wolberg. In: J. K. Zeig a. B. B. Geary (eds.): The letters of Milton H. Erickson. Phoenix, AZ (Zeig, Tucker & Theisen), pp. 93–94.

Erickson, M. H. (1967): Further experimental investigation of hypnosis: Hypnotic and nonhypnotic realities. *The American Journal of Clinical*

Hypnosis 10: 87–135. In: E. L. Rossi, R. Erickson-Klein, K. L. Rossi (eds.): The collected works of Milton H. Erickson on hypnosis. V. 1, pp. 89–160. Phoenix, AZ (The Milton H. Erickson Foundation Press). [Dt. (2015): Weitere experimentelle Untersuchungen der Hypnose: hypnotische und nicht hypnotische Wirklichkeit. In: Gesammelte Schriften von Milton H. Erickson. Band 1. Vom Wesen der Hypnose. Heidelberg (Carl-Auer), S. 39–126.]

Erickson, M. H. (1985): Memory and hallucination 1: S. R. Lankton (ed.): The utilization approach to hypnotic suggestion. In: Elements and dimensions of an Ericksonian approach. New York (Brunner/Mazel), pp. 1–21.

Erickson, M. H., (2010): Clinical and therapeutic applications of time distortion. In: E. L. Rossi, R. Erickson-Klein a. K. L. Rossi (eds.): The collected works of Milton H. Erickson. V. 6. Phoenix, AZ (The Milton H. Erickson Foundation Press), pp. 265–292. [Dt. (2015): Klinische und therapeutische Anwendung der Zeitverzerrung. In: Gesammelte Schriften von Milton H. Erickson. Band 3. Die Veränderung sensorischer, perzeptueller und psychophysiologischer Prozesse durch Hypnose. Heidelberg (Carl-Auer), S. 365–397.]

Erickson, M. H. i E. L. Rossi (1996): Lutowy człowiek. Sopot (GWP). [Dt. (1991): Der Februarmann: Persönlichkeits- und Identitätsentwicklung in der Hypnose. Paderborn (Junfermann).]

Erickson, M. H. a. E. L. Rossi (2010): Literalness and the use of trance in neurosis. In: E. L. Rossi, R. Erickson-Klein a. K. L. Rossi (eds.): The collected works of Milton H. Erickson. V. 5: Classical hypnosis phenomena. Phoenix, AZ (The Milton H. Erickson Foundation Press), pp. 75–77. [Dt. (2015): Wörtlichnehmen und der Einsatz von Trance in der Psychotherapie. In: Gesammelte Schriften von Milton H. Erickson. Band 4. Untersuchung psychodynamischer Prozesse mittels Hypnose. Heidelberg (Carl-Auer), S. 131–135.]

Erickson, M. H. a. E. L. Rossi (2014): Hypnotherapy: An exploratory casebook. Phoenix, AZ (The Milton H. Erickson Foundation Press). [Dt. (2016): Hypnotherapie. Aufbau – Beispiele – Forschungen. Stuttgart (Klett-Cotta), 12. Aufl.]

Erickson-Elliot, B. A. a. R. Erickson-Klein (1991): Milton Erickson's increasing shift to less directive hypnotic techniques as illustrated by work with family members. In: R. L. Lankton, S. G. Gilligan a. J. K. Zeig (eds.): Views on Ericksonian brief therapy, process and action. Ericksonian Monographs no. 8. New York (Brunner/Mazel), pp. 106–116.

Esquivel, L. (2013): Przepiórki w płatkach róży. Poznań (Zysk i S-ka).

Fatland, E. (2014): Sowietstany. Warszawa (Grupa Wydawnicza Foksal). [Dt. (2017): Sowjetistan. Berlin (Suhrkamp).]

Feldman, L. B. (2001): Łączenie terapii indywidualnej i rodzinnej. Sopot (GWP).

Fhaner, S. (1996): Słownik psychoanalizy. Sopot (GWP).

Foucault, M. (1987): Historia szaleństwa w dobie klasycyzmu. Warszawa (PIW). [Dt. (1973): Wahnsinn und Gesellschaft. Eine Geschichte des Wahns im Zeitalter der Vernunft. Frankfurt/M. (Suhrkamp).]

Frankl, V. E. (1967): Psychotherapy and existentialism. New York (Washington Square Press).

Frankl, V. E. (1977). The unconscious god: Psychotherapy and theology. London (Hodder & Stoughton).

Garnier, R. (2007): Utilization approaches to enhancing teen-parents relationship. Vortrag im Rahmen des »X International Congress on Ericksonian Approaches to Hypnosis and Psychotherapy«, Phoenix, AZ.

Gauck, L. (2016): Hypnosystemische Beratung und Psychotherapie von Hochbegabten. Vortrag im Rahmen der »8. Kindertagung. Hypnotherapeutische und Systemische Konzepte«, Heidelberg.

Geary, B. B. (2001): Assessment in Ericksonian hypnosis and psychotherapy. In: B. B. Geary a. J. K. Zeig (eds.): The handbook of Ericksonian psychotherapy. Phoenix, AZ (The Milton H. Erickson Foundation Press), pp. 1–18.

Gilligan, S. (2002): The Legacy of Milton H. Erickson: Selected papers of Stephen Gilligan. Phoenix, AZ (Zeig, Tucker & Theisen).

Gilligan, S. (2012): Generative trance. The experience of creative flow. Bethel, CT (Crown House Publishing).

Gladwell, M. (2010): Poza schematem. Kraków (Znak).

Gottman, J. a. J. Gottman (2005): And baby makes three: Prevention of the cascade toward divorce. Vortrag in Rahmen der »5th Conference The Evolution of Psychotherapy«, Anaheim, CA.

Gottman, J. a. J. Gottman (2013): Toward the couples' treatment of infidelity. Vortrag im Rahmen der »7th Conference The Evolution of Psychotherapy«, Anaheim, CA.

Gottman, J. M. i N. Silver (2006): Siedem zasad udanego małżeństwa. Kraków (Wydawnictwo Uniwersytetu Jagiellońskiego).

Greenleaf, E. (2001): Transference/Countertransference. In: B. B. Geary a. J. K. Zeig (eds.): The handbook of Ericksonian psychotherapy. Phoenix, AZ (The Milton H. Erickson Foundation Press), pp. 93–111.

Greenleaf, E. (2015): The erickson way: telling stories where they belong. Referat im Rahmen des »12th International Congress on Ericksonian Approaches to Psychotherapy«, Phoenix, AZ.

Haley, J. (1977): Problem-solving therapy. San Francisco (Jossey-Bass).

Haley, J. (1985): A review of ordeal therapy. In: J. K. Zeig (ed.): Ericksonian psychotherapy. V. 2: Clinical applications. New York (Brunner/Mazel), pp. 5–23.

Haley, J. (1999): Interview with Jay Haley. *The Milton H. Erickson Newsletter* 19 (1).

Haley, J. (2003): What therapists have in common. In: J. K. Zeig (ed.): The evolution of psychotherapy. A meeting of the minds. Phoenix, AZ (The Milton H. Erickson Foundation Press), pp. 193–203.

Haley, J. (2005): Strategies of psychotherapy. Norwalk, CT (Crown House Publishing).
Haley, J. (2010): The art of being a failure as a therapist. In: M. Reichport-Haley a. J. Carlson (eds.): Jay Haley revisited. New York (Routledge), pp. 84–91.
Haley, J. (2012): Niezwykła terapia. Sopot (GWP).
Haley, J. (ed.) (1985): Conversations with Milton H. Erickson, M. D. V. 2: Changing Couples. New York (Triangle Press).
Haley, J. a. M. Richeport-Haley (2003): The art of strategic therapy. New York. (Brunner-Routledge).
Haley, J. a. M. Richeport-Haley (2007): Directive family therapy. New York (The Haworth Press).
Hammond, C. (ed.) (1990): Hypnotic suggestions and metaphors. New York (W. W. Norton & Company).
Hansen, E. (2014): Komunikacja hipnotyczna. Jak wzbogacić kontakt z pacjentami. *Psychoterapia* 3 (170): 79–92.
Havens, R. A. (ed.) (1996): The wisdom of Milton H. Erickson. Human behavior and psychotherapy. V. 2. New York (Irvington Publishers).
Hayley Klein, R. (ed.) (2010): Ericksonian terminology. An international glossary. Phoenix, AZ (The Milton H. Erickson Foundation Press).
Hogan, P. J. (Regie) (2003): Peter Pan. Universal Pictures, Columbia Pictures Corporation (Spielfilm).
Huflejt-Łukasik, M., W. Bąk, R. Styła i K. Klajs (2015): Zmiany w Ja w toku psychoterapii. *Zeszyty Psychologiczne* XVIII (3): 433–448.
Józefik, B. i R. Ulasińska (1999): Perspektywa rodzinna a rozumienie zaburzeń odżywiania się. In: B. Józefik (red.): Anoreksja i bulimia psychiczna. Kraków (Wydawnictwo Uniwersytetu Jagiellońskiego), s. 88–103.
Józefik, B. i B. Treger (2015): Terapia wielorodzinna dla rodzin z problemem domowej przemocy. *Psychoterapia* 1 (172): 47–57.
Kaczmarczyk, I. (2008): Wspólnota anonimowych alkoholików w Polsce. Warszawa (Eneteia).
Kamińska, K. (2013): Internetowa pomoc psychologiczna. *Psychoterapia* 2 (165): 99–113.
Kane, S. a. K. Olness (eds.) (2004): The art of therapeutic communication. The collected works of Kay F. Thompson. Williston, VT (Crown House Publishing).
Kępiński A. (1978): Poznanie chorego. Warszawa (PZWL).
Klajs, K. (2000): Możliwości i ograniczenia stosowania hipnozy w psychoterapii. Nowiny Psychologiczne 1, s. 5–9.
Klajs, K. (2011): Terapia ericksonowska. In: L. Grzesiuk i H. Suszek (red.), Psychoterapia. *Szkoły i metody, podręcznik akademicki.* Warszawa (Eneteia), s. 513–521.
Klajs, K. (2011): Zdrowie, choroba i kreatywność. In: W. Karolak, B. Kaczorowska (red.): Arteterapia. Od rozważań nad teorią do zastosowań

praktycznych. Łódź (Wydawnictwo Akademii Humanistyczno-Ekonomicznej), s. 21–27.
Klajs, K. (2016): Haley – twórca strategicznej terapii rodzin. *Psychoterapia* 2 (177): 17–28.
Klajs, K. i L. Lipman (2011): Terapia ericksonowska. In: L. Grzesiuk i H. Suszek (red.): Psychoterapia. *Szkoły i metody, podręcznik akademicki*. Warszawa (Eneteia), s. 283–297.
Klein, H. i I. Kogan (2007): Procesy identyfikacji i zaprzeczenie w cieniu nazizmu. *Psychoterapia* 4 (143): 17–25.
Kleszcz-Szczyrba, R. (2014): »Nikomu o tym nie mówiłam« – psychoterapia pacjentki z jąkaniem psychogennym. *Psychoterapia* 2 (169): 19–30.
Lampedusa, G. T. (2002): Gepard. Warszawa (Czuły Barbarzyńca). [Dt. (1975): Der Leopard. Frankfurt/M. (Suhrkamp).]
Lankton, S. (2001a): Jay Haley's impact on the rise of Ericksonian therapy. In: J. K. Zeig (ed.): The strategic therapy of Jay Haley. Phoenix, AZ (The Milton H. Erickson Foundation Press), pp. 59–83.
Lankton, S. (2001b): A goal-directed intervention for decisive resolution of coping limitations resulting from moderate and severe trauma. In: B. B. Geary a J. K. Zeig (eds.): The handbook of Ericksonian psychotherapy. Phoenix, AZ (The Milton H. Erickson Foundation Press), pp. 195–211.
Lichtenberg, P., R. Bachner-Helman, R. P. Ebstein a. H. J. Crawford (2010): Hypnotic susceptibility. In: E. L. Rossi, R. Erickson-Klein a. K. L. Rossi (eds.): The collected works of Milton H. Erickson. V. 5: Classical Hypnosis Phenomena. Phoenix, AZ (The Milton H. Erickson Foundation Press), pp. 325–351.
Loriedo, C. (2012): »From the technique to the person«. How to develop hypnotists' personal resources to activate therapeutic change. Vortrag im Rahmen des »XIX. International Congress of Hypnosis«, Bremen.
Loriedo, C. (2013): Hypnosis and family therapy. Vortrag im Rahmen des »MEISA Kongress«, Mabula, Republik Südafrika.
Lynn, S. J. a. J. W. Rhue (1991): An integrative model of hypnosis. In: S .J. Lynn a. J. W. Rhue (eds.): Theories of hypnosis. Current models and perspectives. New York (The Guilford Press), pp. 412–417.
Madanes, C. (2005a): Advanced strategies for working with couples. Vortrag im Rahmen der »The Evolution of Psychotherapy 5th Conference«, Anaheim, CA.
Madanes, C. (2005b): Our larger mission as therapists. Vortrag im Rahmen der »The Evolution of Psychotherapy 5th Conference«, Anaheim, CA.
Madanes, C. (2006): The therapist as a humanist, social activist and systemic thinker and other selected papers by cloé madanes. Phoenix, AZ (Zeig, Tucker & Thiesen).
Mazza, J. (2001): The making of a strategic therapist. In: J. K. Zeig (ed.): Changing directives: The strategic therapy of Jay Haley. Phoenix, AZ (The Milton H. Erickson Foundation Press), pp. 139–153.

McKenna, M. (2012): Mind/Body/Psyche/Skin – Using your mind to control skin. Vortrag im Rahmen des »XIX International Congress of Hypnosis«, Bremen.

Mellibruda, J. i Z. Sobolewska-Mellibruda (2006): Integracyjna psychoterapia uzależnień. Teoria i praktyka. Warszawa (Instytut Psychologii Zdrowia PTP).

Minuchin, S. (2007): Jay Haley: My teacher. *The Milton H. Erickson Newsletter* 27 (2): 4.

Moore, B. E. i B. D. Fine (1996): Słownik psychoanalizy. Warszawa (Jacek Santorski & Co).

Mrochen, S., K.-L. Holtz u. B. Trenkle (Hrsg.) (2015): Die Pupille des Bettnässers. Heidelberg (Carl-Auer), 8. Aufl.

Murstein, B. (1976): The stimulus-value-role theory of marital choice. In: H. Brunebaum a. J. Christ (eds.): Contemporary marriage. Structure, dynamics, theory. Boston (Little Brown), pp. 165–186. [zit. nach: B. Tryjarska (1995): Skrypty życiowe a konflikty jawne i ukryte w małżeństwie. Warszawa (Oficyna Wydawnicza Wydziału Psychologii Uniwersytetu Warszawskiego).]

Nałkowska, Z. (1994): Medaliony. Warszawa (Kama). [Dt. (1956): Medaillons. Berlin (Aufbau).]

Namysłowska, I. (1997): Terapia rodzin. Warszawa. (PWN).

Namysłowska, I. (2016): Między narcyzmem a żałobą – ostatni etap pracy terapeuty. Vortrag im Rahmen der »Konferencja Sekcji Naukowej Psychoterapii Polskiego Towarzystwa Psychiatrycznego«, Łódź.

Nemetschek, P. (2012): Couples therapy: A quarter of a million dollars. In: Ders.: Milton H. Erickson lives! A personal encounter. Phoenix, AZ (Milton H. Erickson Foundation Press), pp. 148–155. [Dt. (2011): Milton Erickson lebt!: Eine persönliche Begegnung. Stuttgart (Klett-Cotta).]

Nichols, M.P. a. R. C. Schwartz (1998): Family therapy. Concepts and methods. Boston (Allyn and Bacon).

O'Hanlon, W. H. (1993): Stopem po terapii krótkoterminowej. Poznań (Zysk i S-ka).

O'Hanlon, W. H. (2006): Pathways to spirituality. Connection, wholeness and possibility for therapist and client. London (W. W. Norton & Co).

Orwid, M. (2006): Przeżyć ... i co dalej. Kraków (Wydawnictwo Literackie).

Pajor, A. J., G. Broniarczyk-Dyła i J. Świtalska (2015): Satysfakcja z życia, poczucie własnej wartości oraz ocena zdrowia psychicznego u osób z tatuażem lub piercingiem. *Psychiatria Polska* 49 (3): 559–573.

Parsons-Fein, J. (2013): In the room with Milton H. Erickson, M. D. V. 6. New York. (Parsons-Fein Press).

Poradowska-Trzos, M. i D. Dudek (2007): Sieci społeczne pacjentów z chorobami afektywnymi. *Psychoterapia* 2 (141): 29–39.

Poradowska-Trzos, M., D. Dudek, M. Rogoż i A. Zięba (2007): Sieci społeczne pacjentów depresyjnych. *Psychiatria Polska* 41 (5): 651–663.

Racicka, E. (2013): Związki między zespołem nadpobudliwości psychoruchowej (ADHD) a otyłością – systematyczny przegląd literatury. *Psychiatria Polska* 47 (1): 89–102.
Reichport-Haley, M. a. J. Carlson (eds.) (2010): Jay Haley revisited. New York (Routledge).
Ritterman, M. (1987): Parsons-Fein J. interview with Michele Ritterman. *NYSEPH Newsletter* 3 (3).
Ritterman, M. (2005): Using hypnosis in family therapy. Phoenix, AZ (Zeig, Tucker & Theisen).
Rojek, K. i M. Opoczyńska-Morasiewicz (2014): Ciało, które znaczy i naznacza. Analiza fenomenologiczna doświadczania ciała przez osoby chorujące na anoreksję. *Psychoterapia* 1 (168): 35–46.
Rosen, S. (1997): Mój głos podąży za tobą. Terapeutyczne przypowieści Miltona H. Ericksona. Poznań (Zysk i S-ka).
Rossi, E. L. (1993): The psychobiology of mind-body healing. New York (Norton & Company).
Rossi, E. L. (2002): The psychobiology of gene expression. New York (Norton & Company).
Rossi, E. L. (2015): Bits or Qubits. How should we experience our consciousness. An introduction to the quantum dynamics of mind/gene communication and healing. Vortrag im Rahmen des »The XII International Congress on Ericksonian Approaches to Psychotherapy«, Phoenix, AZ.
Rossi, E. L. a. D. B. Cheek (1988): Mind-body therapy. Ideodynamic healing in hypnosis. New York (W. W. Norton & Company).
Rossi, E., R. Erickson-Klein a. K. L. Rossi (eds.) (2008a): The collected works of Milton H. Erickson, M. D. V. 2: Basic hypnotic induction and suggestion. Phoenix, AZ (The Milton H. Erickson Foundation Press). [Dt. (2015): Gesammelte Schriften von Milton H. Erickson. Band 2. Indirekte Suggestion und Gefahren der Hypnose. Heidelberg (Carl-Auer).]
Rossi, E., R. Erickson-Klein a. K. L. Rossi (eds.) (2008b): The collected works of Milton H. Erickson, M. D. V. 3: Opening the mind: Innovative psychotherapy. Phoenix, AZ (The Milton H. Erickson Foundation Press).
Rossi, E., R. Erickson-Klein a. K. L. Rossi (eds.) (2010a): The collected works of Milton H. Erickson, M. D. V. 5: Classical hypnosis phenomena 1. Phoenix, AZ (The Milton H. Erickson Foundation Press).
Rossi, E., R. Erickson-Klein a. K. L. Rossi (eds.) (2010b): The collected works of Milton H. Erickson, M. D. V. 6: Classical hypnosis phenomena 2. Phoenix, AZ (The Milton H. Erickson Foundation Press).
Rossi, E., R. Erickson-Klein a. K. L. Rossi (eds.) (2010c): The collected works of Milton H. Erickson, M. D. V. 7: Mind-body healing and rehabilitation. Phoenix, AZ (The Milton H. Erickson Foundation Press).
Rossi, E., R. Erickson-Klein a. K. L. Rossi (eds.) (2010d): The collected works of Milton H. Erickson, M. D. V. 8: General and historical surveys of hypnosis. Phoenix, AZ (The Milton H. Erickson Foundation Press). [Dt.

(2015): Gesammelte Schriften von Milton H. Erickson. Band 4. Untersuchung psychodynamischer Prozesse mittels Hypnose. Heidelberg (Carl-Auer).]

Rossi, E., R. Erickson-Klein a. K. L. Rossi (eds.) (2010e): The collected works of Milton H. Erickson, M. D. V. 10: Hypnotic realities. Phoenix, AZ (The Milton H. Erickson Foundation Press).

Rossi, E., R. Erickson-Klein a. K. L. Rossi (eds.) (2014a): The collected works of Milton H. Erickson, M. D. V. 11: Hypnotherapy: An exploratory casebook. Phoenix, AZ (The Milton H. Erickson Foundation Press).

Rossi, E., R. Erickson-Klein a. K. L. Rossi (eds.) (2014b): The collected works of Milton H. Erickson, M. D. V. 12: Experiencing hypnosis. Therapeutic approaches to altered states. Phoenix, AZ (The Milton H. Erickson Foundation Press). [Dt. (2015): Gesammelte Schriften von Milton H. Erickson. Band 2. Indirekte Suggestion und Gefahren der Hypnose. Heidelberg (Carl-Auer).]

Rottenberg, A. (2016): Andymateria. Co łączy malarstwo Stanisława Fijałkowskiego z twórczością Marka Rothko. Radio TOK FM am 07.07.2016. Warszawa.

Santorski, J. (2016): Zarządzanie gniewem w biznesie. Vortrag im Rahmen der »Konferencja 3. sekcji Polskiego Towarzystwa Psychologicznego i Polskiego Towarzystwa Psychiatrycznego«, Warszawa.

Schmidt, G. (2005): Einführung in die hypnosystemische Therapie und Beratung. Heidelberg (Carl-Auer), 8. Aufl. 2018.

Seligman, M. (2009): Advances in positive psychology. Vortrag im Rahmen der »The Evolution of Psychotherapy 6th Conference«, Anaheim, CA.

Short, D. (2001): Mandatory counseling: Helping those who do not want to be helped. In: B. B. Geary, J. K. Zeig (eds.): The handbook of Ericksonian psychotherapy. Phoenix, AZ (The Milton H. Erickson Foundation Press), pp. 333–351.

Short, D., B. A. Erickson a. R. Erickson-Klein (2005): Hope and resiliency. Norwalk (Crown House Publishing).

Signer-Fischer, S., T. Gysin, T. u. U. Stein (2009): Der kleine Lederbeutel mit allem drin. Hypnose mit Kindern und Jugendlichen. Heidelberg (Carl-Auer), 3. Aufl. 2014.

Simon, F. B. u. H. Stierlin (1998): Słownik terapii rodzin. Sopot (GWP). [Dt. (1984): Die Sprache der Familientherapie. Ein Vokabular. Überblick, Kritik und Integration systemtherapeutischer Begriffe, Konzepte u. Methoden. Stuttgart (Klett-Cotta).]

Steketee, G. (1997): Disability and family burden in obsessive-compulsive disorder. *Canadian Journal of Psychiatry* 42: 919–928.

Stewart, D., E. Robertson, C. Denis, S. L. Grace a. T. Washington (2003): Postpartum depression: Literature review of risk factors and interventions. Toronto (University Health Network Women's Health Program).

Sznajderman, M. (2016): Fałszerze pieprzu. Wołowiec (Czarne). [Dt. (2018): Die Pfefferfälscher. Berlin (Jüdischer Verlag im Suhrkamp Verlag), epub.]

Szwajca, K. (2016): Odrażający, brudni, źli. Agresywni, biedni, źle wykształceni u progu gabinetów psychoterapeutycznych. Vortrag im Rahmen der »Konferencja 3. sekcji Polskiego Towarzystwa Psychologicznego i Polskiego Towarzystwa Psychiatrycznego«, Warszawa.

Szymborska, W. (2012): Trudne życie z pamięcią. In: Dies.: Razem Tutaj. Kraków (Znak). [Dt. (2012): Nicht leicht mit der Erinnerung. In: Glückliche Liebe und andere Gedichte. Berlin (Suhrkamp), S. 55–56.]

Szymczyk, J. i L. Cierpiałkowska (2012): Umiejętności interpersonalne terapeutów a skuteczność psychoterapii indywidualnej – raport z badań. *Psychoterapia* 1 (160): 65–79.

Talarczyk, M. (2014): Psychoterapia indywidualna pacjentek z rozpoznaniem bulimii. *Psychoterapia* 2 (169): 51–59.

Torem, M. S. (2006): Treating depression: A remedy from the future. In: M. D. Yapko (ed.): Hypnosis and treating depression. Application in clinical practice. New York (Routledge), pp. 97–119.

Trenkle, B. (2000): Das zweite Ha-Handbuch der Witze zu Hypnose und Psychotherapie. Heidelberg (Carl-Auer), 4. Aufl. 2010.

Trenkle, B. (2009): Terapia rodzin. Vortrag im Rahmen eines Lehrworkshops im Polski Instytut Ericksonowski, Wrocław.

Trenkle, B. (2016): 3 Bonbons für 5 Jungs. Strategische Hypnotherapie in Fallbeispielen und Geschichten. Heidelberg (Carl-Auer).

Turyna, U. i S. Zaremba (2015): Ojciec »piersiujący« – wpływ na trudności jedzenia u dzieci. Ujęcie psychodynamiczne. *Psychoterapia* 3 (174): 15–23.

Tuwim, J. (2011): Cyganka oraz inne satyry i humoreski prozą, teksty kabaretowe i aforyzmy. Warszawa (Iskry).

Walker, W. (2001): Przygoda z komunikacją. Sopot (GWP).

Wall, T.W. (1991): Hypnotic Phenomena. In: W. C. Wester II, A. H. Smith Jr. (eds.): Clinical hypnosis. A multidisciplinary approach. Cincinnati, OH (Behavioral Science Center), pp. 57–72.

Waller, G. i in. (2011): Terapia poznawczo-behawioralna zaburzeń odżywiania. Warszawa (Mediapage).

Watkins, J.G a. H. H. Watkins (1997): Ego States. Theory and therapy. New York (W. W. Norton & Company).

Watzlawick, P., J. Weakland a. R. Fisch (1974): Change. Principles of problem formation and problem resolution. New York (W. W. Norton & Company).

Wohlleben, P. (2015): Das geheime Leben der Bäume: Was sie fühlen, wie sie kommunizieren – die Entdeckung einer verborgenen Welt. München (Ludwig).

Woźniakowska, I. (2006): Zastosowanie hipnozy w kontroli bólu – przegląd piśmiennictwa dotyczącego badań klinicznych oraz wybranych technik transowych. *Psychoterapia* 1 (136): 75–86.

Yapko, M. D. (1992): The psychological treatment of depression. London (Routledge).

Yapko, M. D. (1995): Essentials of hypnosis. New York (Brunner/Mazel).
Yapko, M. D. (1999): Hand-Me-Down Blues: How to stop depression from spreading in families. New York (Golden Books).
Yapko, M. D. (2000): Podstawy hipnozy. Sopot (GWP).
Yapko, M. D. (2006): Hypnosis and treating depression. New York (Routledge).
Yapko, M. D. (2007): Interview with Jay Haley. *The Milton H. Erickson Newsletter* 27 (2): 20–27.
Yapko, M. D. (2013): Kobieta, która powinna mieć depresję. In: J. A. Kotler i. J. Carlson: Mumia przy rodzinnym stole. Mistrzowie psychoterapii i ich najbardziej niezwykłe przypadki. Warszawa (Wydawnictwo Paradygmat), s. 125–136.
Zaleśkiewicz, T. (2011): Psychologia pieniądza. Referat im Rahmen des »XXIV Naukowy Zjazd Polskiego Towarzystwa Psychologicznego«, Katowice.
Zeig, J. K. (1991): Introduction: An application to be effective. Vortrag im Rahmen von »Hypnotherapy«, ZIST, Penzberg.
Zeig, J. K. (1994): Advanced techniques of utilization: An intervention metamodel and the use of sequences, symptom words, and figures of speech. In: J. K. Zeig (ed.): Ericksonian methods: The essence of the story. New York (Brunner/Mazel), pp. 295–314.
Zeig, J. K. (1997): Spotkania z Ericksonem. Sopot (GWP). [Dt. (2016): Einzelunterricht bei Erickson. Hypnotherapeutische Lektionen bei Milton H. Erickson. Heidelberg (Carl-Auer), 5. Aufl.]
Zeig, J. K. (2006): Confluence: The selected papers of Jeffrey K. Zeig. Phoenix, AZ (Zeig, Tucker & Theisen).
Zeig, J. K. (2007): A tribute to Jay Haley. *American Journal of Clinical Hypnosis* 50 (1): 5–9.
Zeig, J. K. (2014): The induction of hypnosis. An Ericksonian elicitation approach. Phoenix, AZ (The Milton H. Erickson Foundation). [Dt. (2015): Hypnotische Induktionen. Das Hervorrufen von Ressourcen und Potenzialen in Trance. Heidelberg (Carl-Auer).]
Zeig, J. K. a. B. B. Geary (2001): Ericksonian approaches to pain management. In: B. B. Geary a. J. K. Zeig (eds.): The handbook of Ericksonian psychotherapy. Phoenix, AZ (The Milton H. Erickson Foundation), pp. 254–255.
Zeig, J. K.; Munion, W. M. (2005): Milton H. Erickson. Sopot (GWP).

Über den Autor

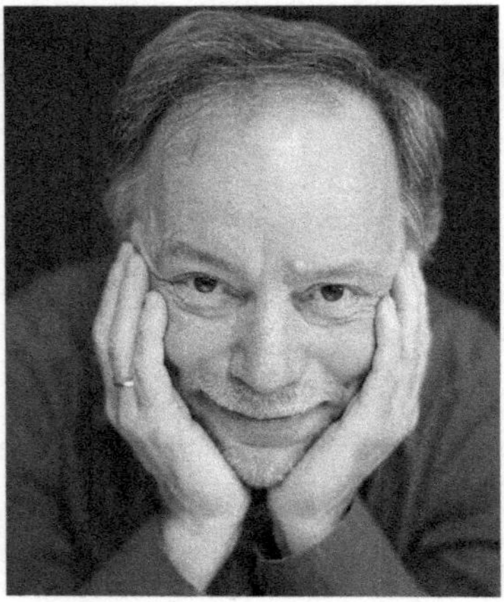

Krzysztof Klajs, Dipl.-Psych., ist Mitbegründer und Vorsitzender des polnischen Milton Erickson Instituts und einer der führenden Hypnotherapeuten in Europa. Er leitet die Sektion Psychotherapie der Polnischen Gesellschaft für Psychiatrie (PTP). Zusammen mit dem Rottweiler MEI organisiert er seit über 20 Jahren das internationale Trainings- und Supvervisions-Seminar in Wigry, Polen.

Gordon Emmerson

Ressourcen-Therapie

Die Einführung

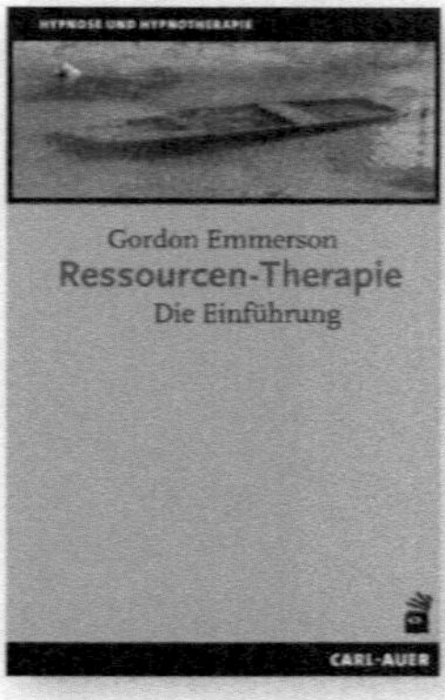

121 Seiten, Kt, 2019
ISBN 978-3-8497-0298-4
Auch als eBook erhältlich!

Die Ressourcen-Therapie ist eine hochwirksame therapeutische Methode. Wie die Ego-State-Therapie basiert auch die Ressourcen-Therapie nach Gordon Emmerson auf einem Teilemodell der Persönlichkeit. Sie gründet auf sorgfältigen diagnostischen Konzepten, ist durch breit angelegte klinische Erfahrung gestützt und bietet systematisch strukturierte Interventionen. Im Zentrum steht, dass spezifisch derjenige Persönlichkeitsteil während der Arbeit im Bewusstsein – und damit direkt adressierbar – ist, der Veränderung oder Entlastung braucht. Der Teil des „inneren Teams“, der Therapie aufsucht, der „Ich“ sagt und in diesem Moment im Bewusstsein ist (ein „Beobachter“ oder „Berichterstatter“), ist in der Regel nicht der Teil, der Hilfe oder Veränderung benötigt. Den Teil zu finden, um den es eigentlich geht, und diesen ins Bewusstsein zu bekommen, dazu dienen die Schlüsselkompetenzen der Ressourcen-Therapie.

In diesem Grundlagenbuch führt Gordon Emmerson in die zentralen Konzepte der Ressourcen-Therapie ein und beschreibt systematisch die Methoden und therapeutischen Interventionsschritte, die Aktionsparadigmen und „Pathologien“. Gordon Emmersons klare Diktion macht die Systematik gut nachvollziehbar, Tabellen verhelfen zu Übersicht und Orientierung. So eignet sich das Buch sowohl für das Selbststudium als Einsteiger wie zur Begleitung bei der klinischen Aus- und Weiterbildung.

Carl-Auer Verlag • www.carl-auer.de